国家卫生健康委员会"十四五"规划
全国高等学校
供基础、临床、预防、口腔医学类专业用

医学导论

Introduction to Medicine

第6版

主　　审｜文历阳
主　　编｜马建辉　闻德亮
副 主 编｜董健　赵杰　赵光

数 字 主 审｜文历阳
数 字 主 编｜马建辉
数字副主编｜曲波　杨文卓

人民卫生出版社
·北京·

图书在版编目（CIP）数据

医学导论 / 马建辉，闻德亮主编 . -- 6 版 .
北京 : 人民卫生出版社，2024. 7（2025. 1重印）.
（全国高等学校五年制本科临床医学专业第十轮规
划教材）. -- ISBN 978-7-117-36658-8

I . R
中国国家版本馆 CIP 数据核字第 20242FE560 号

人卫智网	www.ipmph.com	医学教育、学术、考试、健康，购书智慧智能综合服务平台
人卫官网	www.pmph.com	人卫官方资讯发布平台

医 学 导 论
Yixue Daolun
第 6 版

主　　编：马建辉　　闻德亮
出版发行：人民卫生出版社（中继线 010-59780011）
地　　址：北京市朝阳区潘家园南里 19 号
邮　　编：100021
E - mail：pmph @ pmph.com
购书热线：010-59787592　010-59787584　010-65264830
印　　刷：三河市宏达印刷有限公司
经　　销：新华书店
开　　本：850×1168　1/16　　印张：14
字　　数：414 千字
版　　次：2001 年 8 月第 1 版　　2024 年 7 月第 6 版
印　　次：2025 年 1 月第 2 次印刷
标准书号：ISBN 978-7-117-36658-8
定　　价：58.00 元
打击盗版举报电话：010-59787491　E-mail：WQ @ pmph.com
质量问题联系电话：010-59787234　E-mail：zhiliang @ pmph.com
数字融合服务电话：4001118166　E-mail：zengzhi @ pmph.com

编委名单

编　委 (以姓氏笔画为序)

马建辉　华中科技大学

王淑珍　中山大学

双卫兵　山西医科大学

厉　岩　华中科技大学

曲　波　中国医科大学

曲　巍　锦州医科大学

江　涛　安徽医科大学

杨文卓　同济大学

赵　光　齐齐哈尔医学院

赵　杰　大连医科大学

闻德亮　中国医科大学

徐忠信　吉林大学

彭厚鹏　武汉市卫生健康委员会

董　健　复旦大学

薄　红　哈尔滨医科大学

编写秘书 厉　岩（兼）

数字编委

新形态教材使用说明

　　新形态教材是充分利用多种形式的数字资源及现代信息技术,通过二维码将纸书内容与数字资源进行深度融合的教材。本套教材全部以新形态教材形式出版,每本教材均配有特色的数字资源和电子教材,读者阅读纸书时可以扫描二维码,获取数字资源、电子教材。

　　电子教材是纸质教材的电子阅读版本,其内容及排版与纸质教材保持一致,支持手机、平板及电脑等多终端浏览,具有目录导航、全文检索功能,方便与纸质教材配合使用,进行随时随地阅读。

获取数字资源与电子教材的步骤

① 扫描封底红标二维码,获取图书"使用说明"。

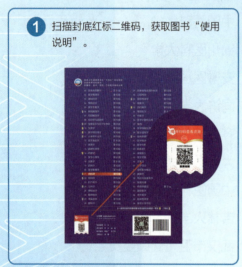

② 揭开红标,扫描绿标激活码,注册／登录人卫账号获取数字资源与电子教材。

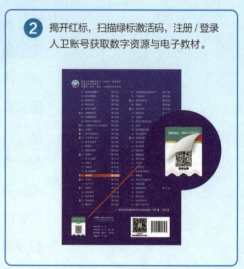

③ 扫描书内二维码或封底绿标激活码,随时查看数字资源和电子教材。

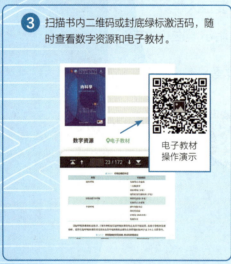

④ 登录 zengzhi.ipmph.com 或下载应用体验更多功能和服务。

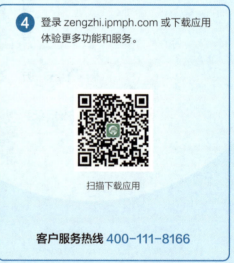

扫描下载应用

客户服务热线 400-111-8166

读者信息反馈方式

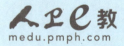

medu.pmph.com

　　欢迎登录"人卫e教"平台官网"medu.pmph.com",在首页注册登录后,即可通过输入书名、书号或主编姓名等关键字,查询我社已出版教材,并可对该教材进行读者反馈、图书纠错、撰写书评以及分享资源等。

序言

百年大计,教育为本。教育立德树人,教材培根铸魂。

过去几年,面对突如其来的新冠疫情,以习近平同志为核心的党中央坚持人民至上、生命至上,团结带领全党全国各族人民同心抗疫,取得疫情防控重大决定性胜利。在这场抗疫战中,我国广大医务工作者为最大限度保护人民生命安全和身体健康发挥了至关重要的作用。事实证明,我国的医学教育培养出了一代代优秀的医务工作者,我国的医学教材体系发挥了重要的支撑作用。

党的二十大报告提出到 2035 年建成教育强国、健康中国的奋斗目标。我们必须深刻领会党的二十大精神,深刻理解新时代、新征程赋予医学教育的重大使命,立足基本国情,尊重医学教育规律,不断改革创新,加快建设更高质量的医学教育体系,全面提高医学人才培养质量。

尺寸教材,国家事权,国之大者。面对新时代对医学教育改革和医学人才培养的新要求,第十轮教材的修订工作落实习近平总书记的重要指示精神,用心打造培根铸魂、启智增慧、适应时代需求的精品教材,主要体现了以下特点。

1. 进一步落实立德树人根本任务。遵循《习近平新时代中国特色社会主义思想进课程教材指南》要求,努力发掘专业课程蕴含的思想政治教育资源,将课程思政贯穿于医学人才培养过程之中。注重加强医学人文精神培养,在医学院校普遍开设医学伦理学、卫生法以及医患沟通课程基础上,新增蕴含医学温度的《医学人文导论》,培养情系人民、服务人民、医德高尚、医术精湛的仁心医者。

2. 落实"大健康"理念。将保障人民全生命周期健康体现在医学教材中,聚焦人民健康服务需求,努力实现"以治病为中心"转向"以健康为中心",推动医学教育创新发展。为弥合临床与预防的裂痕作出积极探索,梳理临床医学教材体系中公共卫生与预防医学相关课程,建立更为系统的预防医学知识结构。进一步优化重组《流行病学》《预防医学》等教材内容,撤销内容重复的《卫生学》,推进医防协同、医防融合。

3. 守正创新。传承我国几代医学教育家探索形成的具有中国特色的高等医学教育教材体系和人才培养模式,准确反映学科新进展,把握跟进医学教育改革新趋势新要求,推进医科与理科、工科、文科等学科交叉融合,有机衔接毕业后教育和继续教育,着力提升医学生实践能力和创新能力。

4. 坚持新形态教材的纸数一体化设计。数字内容建设与教材知识内容契合，有效服务于教学应用，拓展教学内容和学习过程；充分体现"人工智能＋"在我国医学教育数字化转型升级、融合发展中的促进和引领作用。打造融合新技术、新形式和优质资源的新形态教材，推动重塑医学教育教学新生态。

5. 积极适应社会发展，增设一批新教材。包括：聚焦老年医疗、健康服务需求，新增《老年医学》，维护老年健康和生命尊严，与原有的《妇产科学》《儿科学》等形成较为完整的重点人群医学教材体系；重视营养的基础与一线治疗作用，新增《临床营养学》，更新营养治疗理念，规范营养治疗路径，提升营养治疗技能和全民营养素养；以满足重大疾病临床需求为导向，新增《重症医学》，强化重症医学人才的规范化培养，推进实现重症管理关口前移，提升应对突发重大公共卫生事件的能力。

我相信，第十轮教材的修订，能够传承老一辈医学教育家、医学科学家胸怀祖国、服务人民的爱国精神，勇攀高峰、敢为人先的创新精神，追求真理、严谨治学的求实精神，淡泊名利、潜心研究的奉献精神，集智攻关、团结协作的协同精神。在人民卫生出版社与全体编者的共同努力下，新修订教材将全面体现教材的思想性、科学性、先进性、启发性和适用性，以全套新形态教材的崭新面貌，以数字赋能医学教育现代化、培养医学领域时代新人的强劲动力，为推动健康中国建设作出积极贡献。

教育部医学教育专家委员会主任委员
教育部原副部长

林蕙青

2024 年 5 月

全国高等学校五年制本科临床医学专业
第十轮 规划教材修订说明

全国高等学校五年制本科临床医学专业国家卫生健康委员会规划教材自1978年第一轮出版至今已有46年的历史。近半个世纪以来,在教育部、国家卫生健康委员会的领导和支持下,以吴阶平、裘法祖、吴孟超、陈灏珠等院士为代表的几代德高望重、有丰富的临床和教学经验、有高度责任感和敬业精神的国内外著名院士、专家、医学家、教育家参与了本套教材的创建和每一轮教材的修订工作,使我国的五年制本科临床医学教材从无到有、从少到多、从多到精,不断丰富、完善与创新,形成了课程门类齐全、学科系统优化、内容衔接合理、结构体系科学的由纸质教材与数字教材、在线课程、专业题库、虚拟仿真和人工智能等深度融合的立体化教材格局。这套教材为我国千百万医学生的培养和成才提供了根本保障,为我国培养了一代又一代高水平、高素质的合格医学人才,为推动我国医疗卫生事业的改革和发展作出了历史性巨大贡献,并通过教材的创新建设和高质量发展,推动了我国高等医学本科教育的改革和发展,促进了我国医药学相关学科或领域的教材建设和教育发展,走出了一条适合中国医药学教育和卫生事业发展实际的具有中国特色医药学教材建设和发展的道路,创建了中国特色医药学教育教材建设模式。老一辈医学教育家和科学家们亲切地称这套教材是中国医学教育的"干细胞"教材。

本套第十轮教材修订启动之时,正是全党上下深入学习贯彻党的二十大精神之际。党的二十大报告首次提出要"加强教材建设和管理",表明了教材建设是国家事权的重要属性,体现了以习近平同志为核心的党中央对教材工作的高度重视和对"尺寸课本、国之大者"的殷切期望。第十轮教材的修订始终坚持将贯彻落实习近平新时代中国特色社会主义思想和党的二十大精神进教材作为首要任务。同时以高度的政治责任感、使命感和紧迫感,与全体教材编者共同把打造精品落实到每一本教材、每一幅插图、每一个知识点,与全国院校共同将教材审核把关贯穿到编、审、出、修、选、用的每一个环节。

本轮教材修订全面贯彻党的教育方针,全面贯彻落实全国高校思想政治工作会议精神、全国医学教育改革发展工作会议精神、首届全国教材工作会议精神,以及《国务院办公厅关于深化医教协同进一步推进医学教育改革与发展的意见》(国办发〔2017〕63号)与《国务院办公厅关于加快医学教育创新发展的指导意见》(国办发〔2020〕34号)对深化医学教育机制体制改革的要求。认真贯彻执行《普通高等学校教材管理办法》,加强教材建设和管理,推进教育数字化,通过第十轮规划教材的全面修订,打造新一轮高质量新形态教材,不断拓展新领域、建设新赛道、激发新动能、形成新优势。

其修订和编写特点如下：

1. 坚持教材立德树人课程思政　认真贯彻落实教育部《高等学校课程思政建设指导纲要》，以教材思政明确培养什么人、怎样培养人、为谁培养人的根本问题，落实立德树人的根本任务，积极推进习近平新时代中国特色社会主义思想进教材进课堂进头脑，坚持不懈用习近平新时代中国特色社会主义思想铸魂育人。在医学教材中注重加强医德医风教育，着力培养学生"敬佑生命、救死扶伤、甘于奉献、大爱无疆"的医者精神，注重加强医者仁心教育，在培养精湛医术的同时，教育引导学生始终把人民群众生命安全和身体健康放在首位，提升综合素养和人文修养，做党和人民信赖的好医生。

2. 坚持教材守正创新提质增效　为了更好地适应新时代卫生健康改革及人才培养需求，进一步优化、完善教材品种。新增《重症医学》《老年医学》《临床营养学》《医学人文导论》，以顺应人民健康迫切需求，提高医学生积极应对突发重大公共卫生事件及人口老龄化的能力，提升医学生营养治疗技能，培养医学生传承中华优秀传统文化、厚植大医精诚医者仁心的人文素养。同时，不再修订第9版《卫生学》，将其内容有机融入《预防医学》《医学统计学》等教材，减轻学生课程负担。教材品种的调整，凸显了教材建设顺应新时代自我革新精神的要求。

3. 坚持教材精品质量铸就经典　教材编写修订工作是在教育部、国家卫生健康委员会的领导和支持下，由全国高等医药教材建设学组规划，临床医学专业教材评审委员会审定，院士专家把关，全国各医学院校知名专家教授编写，人民卫生出版社高质量出版。在首届全国教材建设奖评选过程中，五年制本科临床医学专业第九轮规划教材共有13种教材获奖，其中一等奖5种、二等奖8种，先进个人7人，并助力人卫社荣获先进集体。在全国医学教材中获奖数量与比例之高，独树一帜，足以证明本套教材的精品质量，再造了本套教材经典传承的又一重要里程碑。

4. 坚持教材"三基""五性"编写原则　教材编写立足临床医学专业五年制本科教育，牢牢坚持教材"三基"（基础理论、基本知识、基本技能）和"五性"（思想性、科学性、先进性、启发性、适用性）编写原则。严格控制纸质教材编写字数，主动响应广大师生坚决反对教材"越编越厚"的强烈呼声；提升全套教材印刷质量，在双色印制基础上，全彩教材调整纸张类型，便于书写、不反光。努力为院校提供最优质的内容、最准确的知识、最生动的载体、最满意的体验。

5. 坚持教材数字赋能开辟新赛道　为了进一步满足教育数字化需求，实现教材系统化、立体化建设，同步建设了与纸质教材配套的电子教材、数字资源及在线课程。数字资源在延续第九轮教材的教学课件、案例、视频、动画、英文索引词读音、AR互动等内容基础上，创新提供基于虚拟现实和人工智能等技术打造的数字人案例和三维模型，并在教材中融入思维导图、目标测试、思考题解题思路，拓展数字切片、DICOM等图像内容。力争以教材的数字化开发与使用，全方位服务院校教学，持续推动教育数字化转型。

第十轮教材共有56种，均为国家卫生健康委员会"十四五"规划教材。全套教材将于2024年秋季出版发行，数字内容和电子教材也将同步上线。希望全国广大院校在使用过程中能够多提供宝贵意见，反馈使用信息，以逐步修改和完善教材内容，提高教材质量，为第十一轮教材的修订工作建言献策。

主审简介

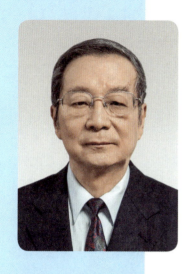

文历阳

男,1938 年出生于湖北省。华中科技大学同济医学院教授;原同济医科大学副校长。担任教育部、卫生部医学教育政策咨询委员会委员;教育部全国卫生职业教育教学指导委员会副主任委员;中国高等教育学会医学教育专业委员会顾问;教学管理研究会名誉理事长;国家医学考试中心专家委员会主任委员。

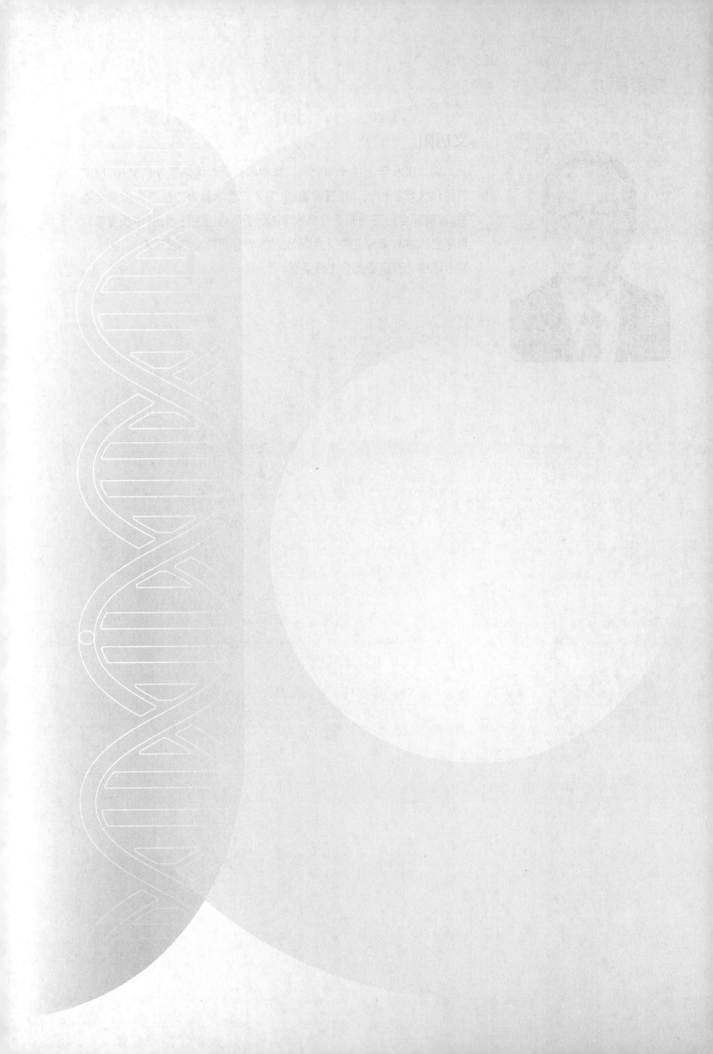

主编简介

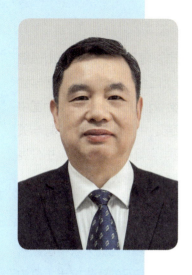

马建辉

　　男，1964 年出生于湖北省。现任华中科技大学党委副书记。目前担任教育部医学教育专家委员会委员，教育部临床医学专业认证工作委员会副主任委员，教育部高等学校专业设置与教学指导委员会委员，中国高等教育学会医学教育专业委员会副理事长，中华医学会理事会常务理事及医学教育分会委员会委员，湖北省医学会副会长及医学教育分会主任委员。

　　长期从事高等教育管理与研究工作，在创新医学教育人才培养模式等方面做了富有成效的工作。主持的"以问题为基础学习教学方法在医学教育中的改革与实践"获国家级教学成果奖二等奖，参与了中国《本科医学教育标准——临床医学（试行）》的研究和制定工作，参与了教育部高等学校教学评估和医学专业认证工作，发表高等教育研究论文数十篇，获国家级教学成果奖二等奖 2 项，省级教学成果奖 6 项。担任《医学导论》第 2、3 版编委，第 4、5 版主编。

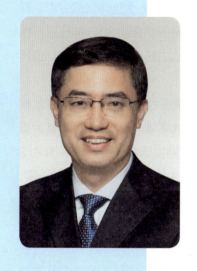

闻德亮

　　男，1966 年 1 月出生于辽宁省沈阳市。教授，博士研究生导师。享受国务院政府特殊津贴专家、第六届辽宁省优秀专家、第三批"辽宁特聘教授"。国家重点研发计划重点专项首席科学家。先后担任国务院教育督导委员会第十一届国家督学、国务院学位委员会第八届学科评议组（临床医学、医学技术）成员、教育部普通高等学校本科教学工作评估专家委员会委员、教育部高等学校临床医学类专业教学指导委员会副主任委员、教育部新医科建设工作组副组长、教育部临床医学专业认证工作委员会副主任委员等。

　　从事教学、科研、医疗工作 35 年，培养研究生 80 余名。全国高校黄大年式教师团队负责人，国家级一流本科课程负责人。作为主要完成人获得国家级教学成果奖二等奖 2 项。主持承担"十一五"国家科技支撑计划重点项目、国家重点研发计划重点专项、国家自然科学基金面上项目等 10 余项科研项目/课题。在国内外学术期刊发表学术论文 200 余篇，主编教材及专著 15 部。

副主编简介

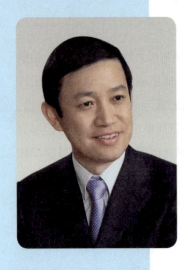

董　健

　　男，1965 年 5 月出生于浙江省杭州市。复旦大学附属中山医院骨科主任，二级教授，博士研究生导师，博士后合作导师。中华医学会科学普及分会候任主任委员，中国医师协会骨科医师分会委员，中国中西医结合学会骨伤科专业委员会副主任委员，中国康复医学会骨与关节康复专业委员会副主任委员。上海市医学会骨科专科分会副主任委员。中华系列杂志及 10 余本 SCI 杂志编委和审稿人。

　　从事医学教学工作 35 年。主持国家"863 计划"、国家自然科学基金等 38 项课题。在腰椎间盘突出症防治和脊柱肿瘤治疗领域居国内外领先地位，成果在国际权威杂志发表。以第一完成人获得国家科学技术进步奖二等奖等 10 余项奖励。获得国家卫生计生突出贡献中青年专家、中国好医生、上海市科技精英、上海领军人才称号，荣获"上海医学发展杰出贡献奖"。

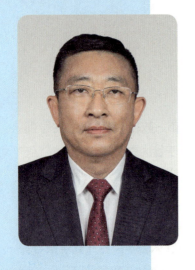

赵　杰

　　男，1964 年 5 月出生于黑龙江省。二级教授，博士研究生导师，享受国务院政府特殊津贴专家，辽宁省特聘教授，大连市优秀专家。现任大连医科大学党委副书记、校长，辽宁省医学会副会长，神经退行性疾病药物研发国家地方联合工程研究中心主任，辽宁省防治老年退行性疾病天然产物专业技术创新中心主任。

　　从事教学工作 34 年，主编、主审国家规划教材 3 部，获辽宁省教学成果奖一等奖 4 项。主持国家科技重大专项、国家自然科学基金重点项目等 10 余项。围绕神经退行性疾病药物研发，获国家发明专利 3 项、国际专利 5 项、实用新型专利 2 项；获中华医学科技奖三等奖 1 项，辽宁省科学技术进步奖 7 项；发表 SCI 收录论文 50 余篇。

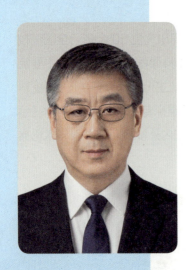

赵　光

　　男，1968 年 3 月出生于黑龙江省北安市。现任齐齐哈尔医学院院长、党委副书记，曾任哈尔滨医科大学党委常委、副校长，哈尔滨医科大学大庆分校校长，哈尔滨医科大学教务处处长。兼任中华医学会医学教育分会委员会委员、中国高等教育学会医学教育专业委员会常务理事、教育部本科教学工作审核评估和临床医学专业认证专家。

　　从事高等教育研究与管理工作 33 年。长期开展医学教育研究与管理等领域研究实践，先后荣获国家级、省级教学成果奖 19 项，承担和参与国家级、省级教学研究课题 24 项，发表高水平教育管理文章 37 篇。

前言

《医学导论》第5版教材，在坚持"三基、五性、三特定"原则的基础上，充分体现了科学性、系统性、导向性、针对性的特点，受到广大医学院校教师和学生的广泛好评，为第6版教材的编写工作奠定了坚实的基础。在此我们代表编委会对文历阳教授及第5版编写人员，特别是武汉大学王行环教授、大连医科大学孔英教授、安徽医科大学周典教授、成都医学院夏保京教授、杭州医学院郭永松教授、哈尔滨医科大学曹德品教授、吉林医药学院蔡建辉教授表示由衷的谢忱！

《医学导论》第6版是在前版的基础上修订而成，保持了前版的基本结构、基本内容和基本特点。在修订过程中，根据临床医学专业规划教材评审委员会对全国高等学校第十轮五年制本科临床医学专业规划教材修订的指导性意见，结合国际医学教育改革的最新发展、我国医学教育和卫生事业改革与发展的最新状态以及各学科领域的最新进展，力争重点体现以下内容：①现代医学教育"以学生为中心"的教育思想观念；②医学教育与卫生事业的紧密结合，强化医教协同；③医学教育教学改革与发展的趋势；④我国卫生事业和高等教育改革与发展的现状；⑤各学科领域的最新进展。

本版教材除纸质内容外，还有数字融合内容，希望对学生自主学习起到良好的作用。

在本书修订过程中，得益于主审的悉心指导，全体编写人员尽心尽责，从而按时完成了编写任务，保证了教材的质量。

由于我们编写能力有限，加之时间较仓促，本版教材的问题和失当之处在所难免，恳切希望各位同道和读者批评指正。

马建辉　闻德亮
2024年5月

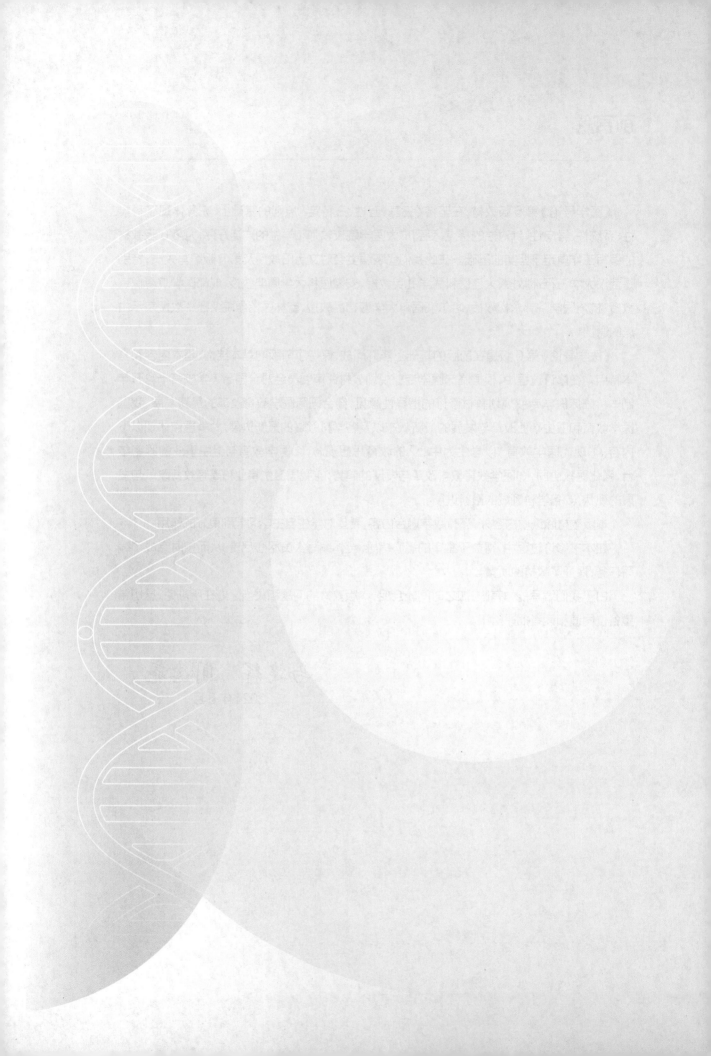

目录

第一篇

医学的起源与发展

什么是医学？古今中外不少的哲学家、医学家及其他科学家都有过不同的定义。其中定义较早的是中世纪伟大的阿拉伯医学家阿维森纳（Avicenna）。他在《医典》这部名著中给医学所下的著名定义是："医学是科学，我们从中学到：①人体的种种状态：在健康时，在不健康时；②通过什么方式：健康易于丧失，丧失健康时使之恢复健康。换言之，医学就是如何维护健康的技艺和健康丧失时使之恢复健康的技艺。"尽管阿维森纳对医学所下的定义写在数百年前，但对医学的本质还是阐述得较全面、较深刻的。这个医学定义的意义在于：①明确指出医学是科学，使医学彻底摆脱了中世纪盛行的宗教影响；②既指出了医学的科学性又指出了医学的实践性（技艺），使医学理论与实践紧密结合；③立足于"健康"而不是立足于"疾病"来阐明医学的内涵；④在基础医学和预防医学尚未形成之前，这个定义已包含了属于基础医学和预防医学的内容，孕育着基础医学、临床医学、预防医学和康复医学的结构体系。

在近代，人们也相继给医学下了许多定义。例如，苏联医史学家彼德罗夫指出："医学是一种实践活动，同时也是人们在各种条件下保持健康、预防和治疗疾病的一个科学知识体系。"英国《简明大不列颠百科全书》对医学的定义是："医学是研究如何维持健康及预防、减轻、治疗疾病的科学，以及为上述目的而采用的技术。"它基本上与阿维森纳的定义类似，并且有关预防疾病和促进康复的观念更加明确、精炼，但对医学的描述仍不够确切与全面。

医学的研究对象是人。因为人的自然属性，医学当然属于自然科学范畴，然而人又具有社会属性，人生活在社会中，社会的环境、经济、文化等因素对人类的健康和疾病有着重要的影响。我国《科学技术辞典》中对医学的定义是："医学是旨在保护和加强人类健康、预防和治疗疾病的科学知识体系和实践活动。医学与自然科学（生物学、物理学、化学）和社会科学有着密切联系，因为医学所研究的是与自然和社会相互联系着的人。"这一定义既概括了阿维森纳的医学定义中的基本内容，又表述了医学的本质属性，更充分地体现了现代医学模式的转变，反映了当今医学领域的内涵与发展。

综上，医学的发展史是人类对自身疾病与健康及其关系的认识史，也是一部伴随着社会生产的发展，由经验到科学，由低级到高级逐渐发展的历史。医学生应了解医学的发展规律，明确医学发展的方向，在汲取前人经验和教训的基础上，不断扩宽知识，加强实践，提升自身素质，为民众幸福、健康中国作贡献。

第一章 | 古代医学

医学在其漫长而又复杂曲折的发展过程中,大致经历了古代医学、近代医学和现代医学三个阶段。古代医学主要属于神灵主义医学模式和自然哲学医学模式的范畴。它的形成和发展伴随着人类生产力的提高和劳动分工的出现。宗教文化和文学也推动了古代医学的传播与交流。在古埃及,各地的神庙都设有医学校,有利于信众学医及交流。古印度的诗集(如吠陀)既是文学作品,也是医学书籍。这一时期,世界各地医学尽管呈现出不同的民族特色,形成不同的体系,但是仍然显示出人类认识的诸多共性。如很多文明都认为人体是由几大能量组成,而疾病则是能量之间的失衡所造成。另外,医巫不分。古代医学中的宗教和迷信色彩比较浓厚。如在古埃及,常把迷信与治病混为一谈,通过祈祷或请一些僧侣医生为病人治病,医学文献也多半出自僧侣之手。古代医学还带有浓重的阶级性。统治者拥有御医或其他职业医生专门为其治疗,还从法典(如古巴比伦法典)上确立统治者所享有的特权。由于受古代生产力及科学技术水平的限制,古代医学知识多来源于医疗实践经验的积累,并与当时的地理环境和社会需要相适应。人们开始试图用朴素的自然哲学思想解释人体和疾病现象,虽然大多数理论缺乏实验根据,并具有唯心主义和迷信思想,但这样的探索仍使医学理论从哲学中分支出来,推动了医学学科的出现。

第一节 | 原始医学

医学可以说是人类与生俱来的。自从有了人类就有了医和药。人类在以植物为生的长期生活体验中,根据自身的体验,逐渐了解了多种可食植物的营养价值,也认识了某些植物的毒性,以及某些植物的催吐、泻下和止痛的治疗作用。例如中国人发现大黄能泻下,麻黄能平喘、止咳;秘鲁人用金鸡纳治疗热病;石器时代的印第安人也能用百余种草药。有人认为,茄科植物是最早被认识的止痛药。我国古代称药物为"本草",欧洲古代称药物为"drug"(即干燥的草木),都有力地说明了人类最早使用、最早认识的药物是植物。

火的使用和打制石器的发明,使人类增加了食物的来源,改善了居住条件,提高了狩猎和自身防护能力,并由生食变为熟食。熟食使人类获得更多的营养,促进了食物的消化和吸收,减少了消化道疾病的发生。人类在认识了肉类食物的营养价值的同时,也逐渐发现了一些动物的内脏(如肝脏)、血液和骨髓等可以治疗某些疾病,开始了动物药的应用。

随着狩猎和畜牧业的发展,人类积累了不少简陋的创伤救护疗法,例如对骨折、脱臼等损伤的治疗。另外,部落之间或氏族间经常发生殴斗,死伤在所难免,也促进了创伤外科和外伤救治法的发展。例如,用草药敷贴、烧灼或压迫方法止血等。在原始社会末期,又逐渐创造了断肢术、阉割术、穿颅术等外科手术,并相继发现和发明了许多适合外伤治疗的外用药物。牧人在饲养动物的生产过程中,亦发现了一些植物对动物的作用,从而加深了对植物药的认识。据希腊史学家的记载,牧人米拉姆皮发现了藜芦(一种具有催吐、杀虫作用的药物)。

随着矿物的开采及金属冶炼技术的发展,人类又发现一些矿物质的治疗作用;又由于长期在矿泉中沐浴,体会到矿泉的疗效,确立了矿物药的地位。

在治疗工具方面,基本上是生产与生活用具。例如骨、角、甲壳等物常被用来切开脓肿。陶器和黏土器的发明,也为原始药物的制备和炮制药物提供了新工具,使药效得以提高。

可以看出,原始医学的起源是人类在同疾病斗争的过程中,不断地对自身和环境有所认识而逐渐发展起来的。但原始人对疾病的认识是带有超自然性的,认为"恶灵"附体或者恶行所致,因此,治疗方法主要是除"灵"、献祭等超自然性行为和环境中取得的药物结合治疗。如利用燧石工具进行环锯术是已知最早的手术,用来减轻颅骨凹陷性骨折导致的压力,或治疗癫痫,或是驱除病人脑中"恶灵"。原始社会的发展,特别是生产工具的发明和改进又进一步促进原始医学水平的提高,并为古代医学的产生打下了基础。

第二节 | 古代东方医学

古代东方国家是人类文明的摇篮,主要是指位于黄河流域的古代中国、尼罗河流域的古埃及、印度河流域的古印度,以及两河(西南亚幼发拉底河和底格里斯河)流域的美索不达米亚。这些国家比其他国家较早地从原始社会过渡到奴隶制社会,经济文化水平领先,其医学理论和传统深远地影响着地区的其他国家乃至整个人类文明。

一、中国古代医学

中华民族是世界上最古老的民族之一。距今五千年前,聪明勤劳的中国人已经在生产、生活及与疾病作斗争的过程中,积累了一定的医药学知识,处于古代医药学发展的前列,并辐射到周边国家,成为其民族传统医学理论的基础。由中国古代医药学知识发展起来的中医学已成为世界科技之林的一块瑰宝,为人类的医药学发展作出了杰出贡献。

夏商西周时期,从出土的甲骨文中可以看出商朝人对人体已有一定的认识。甲骨文包含有大量的象形、会意文字。该时期人们对人体的认识,是处在一个以直观的外部形态为主,并已由表入里,认识到内脏器官的某些结构,由局部认识开始而涉及人身整体及其生理活动的一些现象,反映了商周时期的医学对解剖与生理的认识日益深化。

春秋时期(公元前770—公元前476年,是属于东周的一个时期)和战国时期(公元前475—公元前221年,是东周后期至秦统一中原前)的中国医药情况主要从文献资料中去了解。一是出土医书中记载的药物,如阜阳汉简《万物》所载药物,马王堆帛书《五十二病方》所载药物,从这两部文献看,战国时期已经发现了众多药物,而且对药物的性味功能有了初步认识。二是《山海经》等书籍对药物的论述,还有约在这一时期成书的非医药专著,如《管子》《离骚》《吕氏春秋》《礼记》《尔雅》等,也都从不同的角度论及了不少的药用植物、动物、矿物等。春秋战国时期,随着用药知识的积累,逐渐由使用单方过渡到使用复方,并且不断探索组方的原则和理论,显示出方剂学已经萌芽。冠以中华民族先祖"黄帝"之名的巨著、中国传统医学四大经典著作之一的《黄帝内经》对方剂理论和组方配伍原则作出了出色的归纳总结,对后世医学发展有很大的影响。

秦汉是中国医学史上承前启后、继往开来的发展时期。有神医之称的华佗(145—208年)创制麻沸散施行外科手术。有医圣之称的张仲景(150—215年,一说154—219年)著述《伤寒杂病论》,论述了外感热病和内科杂病等辨证论治方面的理论与实践,建立了辨证论治的基本规范,确立了四诊、八纲、脏腑、经络、三因、八法等辨证论治的基本理论,被历代医家奉为圭臬。《神农本草经》简称《本经》,是现存最早的中药学专著,作者不详,约成书于秦汉时期,对历代本草学和方剂学发展有着深远的影响。

三国两晋南北朝时期,战争连绵、社会动荡,民族融合、文化交流,临床医学迅速发展,各科诊治经验进一步充实。该时期问世的医方书籍近200种,在内科、外科、骨伤科、妇儿科以及各种急救处理等方面均有很大进步。作为诊断学和针灸学的基础理论和实践推向规范化的代表,晋朝王叔和(201—280年)的《脉经》和魏晋间皇甫谧(215—282年)的《针灸甲乙经》等著作,对后世产生了深远影响。本时期本草著作达70余种,最有影响的是南北朝时期的陶弘景(456—536年)的《本草经集注》。雷敩(生卒之年不详)所撰《雷公炮炙论》是我国现知药物炮制的最早专著。本时期在玄学思想影响下,服石之风盛行,使炼丹术迅速发展,由此既引起许多新的疾病的产生,也推动了药物学的发展。

隋唐时期特别是唐代,是中国封建社会的鼎盛时期,医药文化绚丽纷呈,医药学思维活跃,内外交流频繁。国家的统一,交通的发达,促进了民族医药文化的融合,如唐代文成公主、金城公主入藏,带去大批医书、药物等,对藏医学的形成和发展产生重要影响。唐代从中央到地方形成了较为完整的医学教育体系,吸收外国留学生入学,如日、朝留学生来华,中国医学对日、朝医学的形成和发展产生了重要作用。中外医学交流得到发展,如在唐代医学著作中有明显的印度医学的影响。这一时期,对每一类疾病和每一证候的病因、病理、临床表现在更深的层次提高了认识,治疗的针对性更强也更为有效。唐代先后编纂的《广济方》《广利方》得到颁行,对普及医药知识、促进卫生事业发展起到了良好作用。

金元时期战争频繁,疫病广泛流行,过去对病因、病机的解释和当时盛行的经方、《局方》等医方,已不能适应临床需要,当时一些医家产生了"古方不能治今病"的思想。刘完素、张元素、张从正、李杲、王好古、朱震亨等医学家相继兴起,他们从实践中对医学理论作出新的探讨,阐发各自不同认识,创立各具特色的理论学说,形成了以刘完素(约1110—1200年)为代表的河间学派和以张元素(生卒之年不详)为代表的易水学派,展开了学术争鸣,延续至明清两代,开拓了中医学发展的新局面。

清前中期的医学发展局面错综复杂。一方面,中医学传统的理论和实践经过长期的历史检验和积淀,至此已臻于完善和成熟,无论是总体的理论阐述,抑或临床各分科的实际诊治方法,都已有了完备的体系,而且疗效在当时的条件下是卓著的。另一方面,由于长期的闭关自守,浓厚的尊经风气使这一时期的医学停滞于既有的"完美"。西医传入的势头在清初之后不久就低落下来,新鲜的知识和观念没有机会进入中医社会,这种冲击直到清晚期才真正到来。

二、古埃及医学

埃及是最早出现阶级和奴隶制的国家之一。大部分有关医学的史料都记录在以"纸草文"(papyrus)书写的纸草文献中。所谓的纸草文就是书写在一片片草本植物根茎上的文字。现存的用纸草文书写成的医书有五六种,都是以发现者的名字来命名的。其中著名的卡亨(Kahun)纸草文约写于公元前2000—公元前1800年,主要记载妇科资料;史密斯(Smith)纸草文约写于公元前1700年,是介绍外科知识的文献;埃伯斯(Ebers)纸草文约写于公元前1550年,是医学通论。上述的纸草文中,既记载了数百种药物,例如吸入药、止咳药、熏蒸药、坐药及灌肠药等的作用,且常把一些动物的分泌物和其身体的一部分作为药物;又记录了一些带有迷信色彩的咒文和法术。

古埃及人迷信,认为人死亡后,如果把其尸体保存下来,则可使其灵魂回归。因此,约在公元前3000年,便实行尸体干化法,即清除尸体内除心脏以外所有脏器,并用香料等药物涂抹在尸体里面,然后使尸体风干,即为"木乃伊"。这对于认识人体结构有较大的帮助,而且现代人可利用木乃伊研究古代人所患的一些疾病,如动脉硬化、肿瘤、关节炎等。此外,木乃伊的存在说明古埃及人在尸体保存、防止尸体腐烂方面已具有较科学的知识,值得后人深入研究。

在古埃及,随着宗教文化的兴起,宗教与非宗教的医学经验常混杂在一起。神庙不仅是祭祀的地方,也是哲学、医学活动中心。各地的神庙也设有医学校,较著名的是设在希利奥利斯(Heliopolis)的伊姆霍泰普神庙的医学校。公元前6世纪,许多希腊人、犹太人、腓尼基人、波斯人等都来此学习。因此,古埃及的医学不仅辐射到中亚,也深刻地影响着后来古希腊罗马的医学。

三、古印度医学

古印度传统的医药文化对南亚各国产生着重要影响,并成为独特的体系仍活跃在今天的印度。

古印度的医学记载,可追溯到吠陀时期(约公元前2000—公元前1000年)。共有《梨俱吠陀》《娑摩吠陀》《耶桑吠陀》和《阿闼婆吠陀》四种吠陀（Veda，意指知识），其中《梨俱吠陀》最早被撰写，是赞颂神的诗集，但也提及药用植物、麻风病和结核病。《阿闼婆吠陀》则是巫祝及祭祀的诗集，其中除记载攘除灾害的礼仪外，也记录了77种病名及创伤毒虫的病例，以及治疗这些疾病的有关草药，还提及兽医学、解剖学、妇人病和保健术等。

除上述四种吠陀外，还有四种续吠陀，是四种吠陀的续集。其中《阿输吠陀》（Ayur-veda）记载了相当数量的药物和对疾病的诊治经验，提出了较系统的医学理论，首次将医学分为8科：①拔除医方，包括拔除异物、敷裹绷带等外科治疗；②利器医方，指用利器治疗头部五官等疾病；③身病医方，类似现代的普通内科；④鬼病医方，意指精神病，印度人认为精神病是受鬼困扰的结果；⑤小儿方，涉及为胎儿、幼童、产妇的治疗；⑥解毒剂论；⑦长寿药科；⑧强精药科。所以，《阿输吠陀》被视为古印度的圣学之一，婆罗门教也定其为学习的三十二明之一。

在《阿输吠陀》中阐述了一种关于健康与疾病的三体液（prabhava）学说，即气、胆、痰必须均衡才能维持人体的健康。此外，还要有七种成分（dhatu），即乳糜（消化之食物）、血、肉、脂、骨、骨髓和精。此后，三体液学说又增加了血液这一要素，成为四体液学说，但其基本理论没有改变。从医学发展的角度来看，三体液学说是可以与中国传统医学的五行学说及希腊的四要素学说相媲美。

在古印度，医生最早是僧侣们兼职的，那时正处于神医学的医学时期，人们认为只有僧侣与神最接近，所以只有他们才有资格为众生解除病痛。后来随着医学的发展，渐渐地出现了一批专门从医的人，他们的工作经验和实际操作技术都比僧侣们强。久而久之，医生这一职业就独立出来，但医生的地位也就从最高层婆罗门级降到吠舍级，仅强于奴隶。由于毒蛇多，印度还有专门治蛇咬伤的医生。

四、古巴比伦和亚述的医学

美索不达米亚亦称两河流域，巴比伦和亚述曾是建立在这片肥沃土地上的国家。巴比伦和亚述约在公元前3000年末到公元前2000年初，建成为奴隶制国家。

巴比伦和亚述的占星术，与医学密切相关。所谓占星术，即认为天体的变化和星体的运行，与人体的疾病和祸福的发生都有关系。并认为人体的构造符合天体的运行。这种人体是小宇宙的观点，与我国古代的有关观点十分相似。现代的科学知识提示，太阳黑子的变化会影响地球上流行病的暴发，从而表明，天体与人体之间的变化可能存在某种微妙的关系。因此，要以一分为二的观点对待古人提出的问题。

古巴比伦和亚述非常重视肝脏的作用，认为肝脏是人体最重要的器官，并用于占卜（肝卜）。他们也认为肝脏是非常神圣的物品，常以动物肝脏作为祭祀用品，并把陶器制成肝脏模型。

公元前1800年，汉谟拉比王（Hammurabi，约公元前1792—公元前1750年在位）制定、颁布的《汉谟拉比法典》，其中有不少条文涉及医疗活动，规定了医生行医治病时应得的报酬及在医疗事故中应负的法律责任。例如该法典的第218条规定：如医生用青铜刀给自由民割治，造成病人死亡或致眼损伤者，则应罚以断指之罪。第219条规定：如医生用青铜刀治疗奴隶而致死亡时，应赔偿一个奴隶。法典中还体现出统治者保护其阶级的私心。例如规定，如果盲目或死亡者为绅士时，则将医生的两手切落作为惩罚。此外，法典中还规定了割舌、挖眼、断肢甚至处死等惩罚方式。

巴比伦和亚述的医生分类与埃及的情况相似，一种是僧侣医生，通过咒文和祈祷为病人治病；另一种是有治病经验的医生，由平民担任。另外，医生还分为内科和外科医生。

第三节 │ 古代西方医学

一、古希腊的医学

谈及西方历史，则"言必称希腊"。回顾西方医学史，也绕不开希腊。古代希腊位于欧洲南部的巴尔干半岛的南端。约在公元前 7—公元前 6 世纪,古希腊就从原始社会进入奴隶制社会。这使当时的唯物主义哲学得到很大的发展,涌现出一批敢向神灵医学(即将医学技艺和知识委之于神)挑战的无神论者。例如哲学家德谟克利特(Demokritos,约公元前 460—公元前 370 年)是原子论的创始人,提出物质由极小的、看不见的、不可再分的微粒组成。并指出:"人们用祷告向神求健康,而不知道自己拥有保持健康的方法。"又如哲学家恩培多克勒(Empedocles,约公元前 495—公元前 435 年)反对神创造宇宙一切的观点,提出一切物体都是由火、空气(风)、水和土(地)等四种元素按不同数量比例混合而成,与我国的五行学说相似。他也是一位著名的医生,认为骨骼是由两分水、两分土和四分火混合而成。汗和眼泪是由一部分血液变来的,因为这部分血液在温度作用下流动性较大、更精细,所以能够外流。

另一位与生物学和医学有重要联系的是古代著名思想家亚里士多德(Aristotle,公元前 384—公元前 322 年)。他对生物学有较深入的研究,在其著作《自然之阶梯》中,早已提出类似达尔文进化论的观点。后世生物学的发展,可以说是以他的一些发现为基础的。亚里士多德解剖过不少动物的尸体,较详细地以图介绍动物的内脏和器官,是最早的解剖图谱的制作者。

古希腊有众多的医学学派,其中科斯学派最具影响力,原因是该学派拥有古希腊医学的代表人物希波克拉底(Hippocrates,约公元前 460—公元前 370 年)。希波克拉底出生于科斯岛的医生世家,是一位博学多才的医生,被誉为西方医学之父。他和他的学生将"四元素"(火、空气、水和土)论发展为"四体液病理学说"。他认为血、黏液、黄胆汁和黑胆汁这四种体液决定有机体的生命,而每一种液体又与一定的"气质"相适应,每一个人的气质决定于其体内哪种液体占优势。如"热"是血的基础,来自心,如果血占优势,则属于多血质。四种液体平衡,则身体健康,反之则多病。

希波克拉底的主要著作《希波克拉底文集》,它的出现标志着医学成为一门独立的学科。当然它也是目前研究古希腊医学的最重要典籍之一。书中涉及面广,既论述医生的道德修养,行医的经典格言,又对医学技术及某些疾病的发病过程等均有较详细的记载。例如,书中的《誓词》铿锵有力:"尊敬我师如同父母,祸福与共。""我竭力忠实为病人筹算,严禁对病人的一切毒害与妄为。""不论何人所请,新局面不投以毒害药物,亦不作此种授意。""我以虔敬高洁为怀,施行医术终生,决不自己操作截石术(译注:膀胱结石切开术),而委托此为业者(译注:熟练的专业匠人)。"无论进入谁家,始终以病人安危为念,远避不善之举。"我必严守业务上获知的见闻以及有关人们私生活方面的秘密,不予外传。我恪守此誓,愿终生以我术广施惠泽,永享生活、技艺的欢乐与世人的尊敬。如有违此誓,请赐以相应的处罚。"书中的"箴言论",经典格言屡见不鲜,如生命短、医术长;学说如没有实验做基础,就等于无根之花。

书中较详细地记载了外科关于骨折、脱臼、头部损伤等方面的治疗。还观察到一侧脑损伤可引起对侧肢体麻痹。如左侧大脑受损,右侧肢体麻痹。脑卒中的高发年龄是 40~60 岁;黄疸病人发生肝硬化,提示预后不良。文集中也记录了数百种药物,包括藻粟、曼陀罗花、天仙子、鼠李皮等。

总的说来,作为古希腊罗马文明重要组成部分的古希腊医学前承古埃及,同时,它将医学理论与自然哲学联系起来,对于后世西方医学以及世界医学的发展有着深远的影响,被公认为是现代医学的重要渊源之一。

二、古罗马的医学

古罗马主要是指意大利半岛及其周围岛屿。约在公元前 510 年,罗马在意大利半岛建立了共和国。罗马时代的医学发展,和古代希腊的医学有密切联系。公元前 2 世纪,罗马征服了希腊后,使许多希腊医生涌入罗马,他们带来了高超的医术和丰富的医学经验,使罗马医学有了长足的进步。

罗马帝国的建立及长年累月的征战,使军队不得不设立专门的机构收容伤兵和患病士兵,并给予相应治疗。这些机构后来发展为军医院。以后又逐渐出现了专门为达官贵人服务的医院及带有慈善性质的公共病院。

古罗马较重视公共卫生,修建了城市的水道(用于从城外向城内输送饮用水)、下水道和浴场,并禁止市内埋葬。

在古罗马众多的著名医学家中,有一位在医学成就上仅次于希波克拉底的医生,他就是盖伦(Galen,约129—216年)。在盖伦时期,罗马医学达到高峰。

盖伦原籍希腊,14岁开始学习数学和哲学,17岁学医,曾师从著名解剖学家萨提拉斯(Satgrus)和希波克拉底学派的斯特拉托尼克斯(Stratonics)等不同学派的医学家。他曾当过角斗士的医生,从事过护理工作。32岁时来到罗马,由于医术精湛,被聘为御医。

盖伦除从事医疗工作外,还对解剖学和生理学做了许多研究,被誉为最早用实验方法研究动物生理功能的实验生理学大师。他在离断脊髓实验中,首次用实验证实了脊髓的节段性功能。他的实验结果表明,在第一、第三椎骨间切断脊髓,动物立即死亡;在第三、第四椎骨间切断脊髓,会导致呼吸停止;在第六椎骨以下切断脊髓,造成胸部肌肉麻痹;在颈下方切断脊髓,只引起下肢、膀胱和肠道瘫痪。盖伦对解剖学很重视,有关研究也较为深入。他在猿的解剖中证明,胃壁、肠壁、动脉壁和子宫壁等不是均匀同质的,而是分层的;肌肉内有结缔组织和神经分支,而不单是一种肌肉物质。

在治疗方面,盖伦除继承希波克拉底学派的观点外,更重视药物治疗。他有自己的专用药房,利用植物药制成丸剂、散剂、硬膏剂、浸剂、煎剂、酊剂、洗剂等各种剂型的制剂,储备待用。迄今,为了纪念他,药房制剂仍被称为"盖伦制剂"。他还证明草药中既含有利于治病的有效成分,也含有应该去除的有害成分。

本章思维导图

尽管盖伦写过颇多著作,有较丰富的医学经验,特别是在解剖生理学方面,成就超过希波克拉底,被认为是16世纪以前解剖学和生理学的最高权威;但是他的朴素唯物主义观点中夹杂有"目的论"的观点,即认为自然界中的一切都是有目的的,人的构造也是由于造物者的目的而设的。这种天定命运的说法,后来被中世纪经院哲学所利用,被奉为教条,妨碍了科学和医学的进步。

本章目标测试

(王淑珍)

第二章 | 近代医学

纵观医学的发展历程，自从有了人类、有了疾病，就有了医和药，不同文明和文化发展出了各自独特的医学传统，其中一些在一定程度上仍然存在于现代医学的某些形式中。随着社会和科学的发展，特别是生产工具的发明和改进，进一步促进医学水平的提高，使我们对疾病的认识更加深入，为有效防治疾病提供依据。

5—15 世纪这一时期处于古代和近代之间，被称为中世纪（middle ages）。中世纪的欧洲，由于封建割据、政治分裂、战争频繁和宗教极权，使生产停滞、城市萧条，科学和医学的发展也极其缓慢，是医学的黑暗时期。这一时期鼠疫和麻风病在欧洲流行，死者众多。为了控制鼠疫，1370—1374 年，意大利在港口加强检疫，严禁病人入境，开创了世界"海港检疫"的先河；为了预防麻风病的传染扩散，设立了隔离医院。上述两项预防传染病的重要措施，是中世纪欧洲医学对世界医学的重要贡献。

随着欧洲文艺复兴的开始，以后的 400 年为近代医学时期。这一时期的医学知识和技术不断进步，对疾病的认识和诊疗能力得到了显著提高，为现代医学的发展奠定了坚实的基础。

第一节 | 近代医学的发展

一、15—16 世纪的医学

在 15 世纪末 16 世纪初，哥伦布发现新大陆（1492 年），迪亚士发现好望角（1488 年），麦哲伦环绕地球一周（1519—1522 年），使人们眼界开阔，地理知识增多，不仅为新兴的资产阶级开拓了市场，加快了资本主义的发展，也增加了药物的来源。当时从东方传入欧洲的药物有鸦片、樟脑、松香及许多其他药物；从美洲传入欧洲的药物有金鸡纳、愈创木和可可果等。

资本主义的兴起，使意大利首先形成了资产阶级的知识分子。他们反对宗教迷信的束缚，敢于向封建教会挑战。他们一方面传播新文化，另一方面竭力钻研和模仿古希腊文化，因此此时期被称为"文艺复兴"。文艺复兴运动再现了古代文明，使古希腊时期以希波克拉底为代表的医学遗产在被忘却一千多年以后又复兴；创造了资产阶级的古典文学和艺术，文艺复兴时期的医学为近代自然科学提供了现实和理论基础。

同一时期，在东方文明中，诸多中国医学大师总结前人经验，承前启后，诞生了如《内科摘要》（1529 年）、《古今医统大全》（1556 年）等医学著作。李时珍（1518—1593 年）更是穷搜博采，历经三十年，三次易稿而成《本草纲目》这一医学巨著，也孕育了近代自然科学。

（一）医学观念的更新

在文艺复兴运动中，医学界同其他领域一样，也兴起开拓创新，反对传统陈规旧习的运动。其中帕拉塞尔苏斯（Paracelsus，1493—1541 年）医生是这个时期最具代表性的人物之一。

帕拉塞尔苏斯出生于瑞士，是一位医生兼化学家。在巴塞尔大学任教期间，他打破用古老的拉丁文写作和授课的旧习惯，率先用当时通用的德语来写书和讲演，使医学易为大众所接受，这是一项伟大的改革。他反对理论脱离实际，指出："没有科学和经验，谁也不能当医生。"教学时，他在病人床边讲授，而不是在课堂上。他敢于向墨守成规、盲目崇拜的恶习挑战，公开焚毁了盖伦和阿维森纳的著作。他嘲笑经院哲学的医生,说他们:"终生在炉边坐拥书城,而乘在一只愚蠢的船上。"

帕拉塞尔苏斯注重用矿泉水治疗疾病,这与他特别重视化学有关。他提倡应用化学品,如铅、硫黄、铁、砷、硫酸铜甚至汞剂作为药物,对应用汞剂治疗梅毒起了积极作用。他提倡用鸦片剂和酒制浸膏,反对中世纪以来复杂的处方,主张简化处方。

(二)人体解剖学的建立

科学的人体解剖学是由一批科学家首先在意大利建立的,代表人物是维萨里(Vesalius,1514—1564年)。他29岁在意大利帕多瓦大学教授解剖学时出版了《人体结构》一书,书中有大量精美的解剖学插图。这本书奠定了解剖学的科学基础,在医学史的历史地位中至今无人可超过。在科学的解剖学与古老的盖伦体系的激烈论战中,维萨里被迫辞去了帕多瓦大学的职务,应召分别任查理五世、菲利普二世的御医。尽管其对人体结构的研究受到反动势力的攻击,但他的革新精神和先进方法,却促进了人体解剖学和近代医学的发展。

(三)外科学的改革

中世纪时,医生是分等级的。外科医生的地位比内科医生低得多,而且又再分二等。不同等级的医生所穿的衣服及法律地位也不相同。事实上,当时不少具有较丰富的临床经验和实际操作技能的外科医生,处于较低的地位。法国的理发师医生、军医巴累(Pare A.,1501—1590年)就是这样的医生。他根据长期的外科实践,改革了传统的外伤疗法。他用软膏代替沸油处理火器伤;用结扎法取代烧灼法进行止血。他做过异位胎儿倒转术,提出过人造假肢和关节的设想。他不懂拉丁文,于是顶着传统压力,用他本国的文字法文写成专著《创伤治疗》。巴累用自己精湛的医术和创新精神,促进了外科学的发展,提高了外科医生的地位。

(四)传染病新见解的提出

文艺复兴时期,内科学没有太大的进步。除有关医学书籍增多以外,内科学的一个较大进步就是对传染病提出新见解。1546年,意大利医生夫拉卡斯托罗(Fracastro G.,1483—1553年)在他的名著《论传染和传染病》一书中,把传染病的传染途径分为3种:第一种是单纯接触,如疥癣、麻风病等;第二种为间接接触,如经衣服、被褥等传染;第三种为远距离传染。他认为传染病是由一种能繁殖的微小"粒子"引起的,这种想法与19世纪后期的细菌学观点非常相似。此外,夫拉卡斯托罗是把梅毒命名为Syphilis的第一人,该名称沿用至今。

文艺复兴时期的医学发展受到古希腊和古罗马医学的重新发现和研究的影响,并与人文主义思潮相结合,主要成就是建立了人体解剖学。它标志着医学从古代的传统观念和经验逐渐转向科学方法和实证研究的时代,在很大程度上推动了医学的发展和现代医学的崛起。文艺复兴时期的医学家们对人体结构、疾病机制和治疗方法的研究奠定了现代医学的基础,并为后来的医学领域的进展和创新奠定了重要的基础。

二、17世纪的医学

17世纪(医学发展的关键时期),随着社会的变革,新兴资产阶级为了发展工商业,提倡宽容,促进了当时自然科学的兴起和发展,出现了伽利略和刻卜勒等一批杰出科学家,在此环境下17世纪的医学也得以发展进步。例如帕多瓦大学的教授桑克托留斯(Sanctorius,1561—1636年)所设计的最早的体温计和脉搏计是根据伽利略的发明而加以改制的。波义耳(Boyle,1627—1691年)对化学研究的贡献推动了医学化学的进步。

(一)哈维发现血液循环

哈维(Harvey,1578—1657年)出生于英国,先在剑桥大学攻读医学专业,后到意大利帕多瓦大学学习,师从著名解剖学家法布里修。回国后被任命为伦敦解剖学校的教授,曾任伦敦皇家学会会员、英王詹姆斯一世和查理一世的御医。

哈维博学多才,既从事临床治疗工作,也十分重视基础实验研究,特别是有关血液循环的问题。

在他以前的许多学者,诸如盖伦、达·芬奇、塞尔维特(Servet,西班牙人)、法布里修等人,虽然对血液循环都进行过一些研究,提出过不同的观点与看法,但对体内的血液是怎样循环以及心脏与静脉瓣的功能等问题没有确切论述。

为探讨血液循环的真正通路,哈维首先应用活体解剖的实验方法,并应用度量的概念,精确地计算出每分钟心搏出血量和每小时心搏出血量。经过反复的动物实验和计算分析,哈维认为血液绝不可能来自饮食,也不可能滞留在体内组织而不返回心脏。所以他明确指出:"生物体内的血液是循环地推动,而且不息地运动的。心脏以其搏动造成动作和功用,推动血液循环是心脏的运动及收缩的唯一目的。"

哈维于 1628 年发表了名作《心血运动论》(*The Movement of the Heart and the Blood*)。在这本仅有 67 页的著作里,哈维以实验结果修正了旧观念,把前人关于心脏和血液的错误理论暴露无遗。他在书中论述到:"无论从理论及实验方面都已证明血液因心室的动力流经肺脏,心脏将血输送到身体各部,继之从肌肉中的小孔渗入静脉,先自小静脉搏汇到大静脉,最后流到心房。"此书的面世标志着血液循环理论的建立。恩格斯对哈维的发现作出这样的评价:"由于哈维发现血液循环,而把生理学确立为一门学科。"

如同当时的一切新发现一样,哈维的发现不可避免地遭到保守势力的讥笑和打击。爱丁堡大学的一位教授嘲笑说:"以前的医生不知道血液循环,但也会治病。"巴黎大学的教授们长期拒绝承认哈维的发现。人们诽谤他,说他是疯子。对此哈维早有预料,以坦荡的胸怀,顽强的斗志面对保守势力的攻击。

真理终究是真理。随着时间的推移,哈维关于血液循环的理论最终得到公认和支持。

(二)显微镜的应用

显微镜是在 17 世纪初出现的,伽利略是最早使用显微镜的人,但由于他制造的显微镜的放大倍数小,应用价值不大。直到英国人虎克(Hooke R.,1635—1703 年)和格鲁(Grew N.)、意大利人马尔皮基(Malpighi M.,1628—1694 年)、荷兰人列文虎克(Leeuwenhoek Anton Van,1632—1723 年)等对显微镜的进一步研究和改善,才使显微镜的应用有了新的突破。

马尔皮基在 1661 年应用显微镜证实了毛细血管的存在,这一发现填补了哈维血液循环理论中留下的空白。此外,马尔皮基发现了肾脏中的马尔皮基小体,观察了肝、脾、肾等脏器的组织学结构,还研究了生物体内的红细胞,因而马尔皮基被视为组织学的创始人。荷兰业余科学家列文虎克致力于显微镜的研究,收集了 250 个显微镜和 400 多个透镜,阐明了毛细血管的功能,补充了红细胞形态学的研究,观察了精子和肌肉组织;更为有意义的是,他在观察蝌蚪的尾巴时,发现了红细胞从毛细血管中流过的过程。

由于显微镜的应用,人们能从微观上观察到动物体内的微细结构,开阔了视野,为 19 世纪细胞学的建立打下了良好的基础。

(三)近代临床医学之父西登哈姆

在 17 世纪,不少医生热衷于解剖学和生理学的研究,而忽视了临床治疗,似乎忘记了医生的职责。针对这种现象,西登哈姆(Sydenham T.,1624—1689 年)医生指出:"与医生最有直接关系的既非解剖学之实习,也非生理学之实验,乃是被疾病所苦之病人。故医生的任务首先要正确探明痛苦之本质,也就是应多观察病人的情况,然后再研究解剖、生理等知识,以导出疾病之解释和疗法。"当时像西登哈姆这样十分重视临床医学的医生不多,大多数医生常常依靠符咒等迷信手段来治疗疾病。西登哈姆强调临床医学的呼吁,赢得了人们的支持,医生们开始回到病人床边,从事临床观察和研究。由于西登哈姆对推动临床医学发展的贡献,他被誉为近代临床医学之父。

另外,西登哈姆非常重视人体本身的抗病能力。1666 年,他在《对热性病的治疗法》一书中强调,无论致病因素对身体多么有害,人体内总有一种自然抵抗力,可将这种致病因素驱出体外,以恢复健康。他的这种观点与古希腊医学之父希波克拉底的"自然治愈力"学说非常吻合。

三、18 世纪的医学

18 世纪(第一次工业革命时期)是近代医学发展的重要时期,一些关键的科学观念和医学实践开始出现,医学开始从传统的观念和治疗方法转向更加科学化和实证的方向。病理解剖学的进展、疫苗接种的发现以及医学教育的改革都为后来医学的发展奠定了基础。这个时期的许多理论和实践成果对现代医学仍然具有重要的影响,并为后来的医学发展奠定了基础。

(一) 机械唯物主义对医学的影响

机械唯物主义萌芽于文艺复兴时期,它是一种比古代朴素唯物主义更高级的唯物主义。机械唯物主义是以反对神学和经院哲学为己任的哲学,它的产生和发展是科学技术不断进步的表现。在 17 和 18 世纪,自然科学的研究首先是从最简单的运动形式——机械运动,即力学开始的。牛顿的力学将这一研究推进到顶峰。当时的科学家习惯用力学定律来解释一切自然现象,这使自然科学带有机械论的色彩。

尽管机械唯物主义具有机械的、形而上学的性质,但它对西方医学的影响深远。特别是 18 世纪法国的许多机械唯物主义者都是医生。马克思谈到机械唯物主义学派时曾说过:"这个学派是从列鲁医生开始,在卡巴尼斯医生时达到它的顶峰。拉美特利医生是其中心。"

(二) 建立病理解剖学

人体解剖学在 18 世纪已发展到十分完善。凡是肉眼能看得到的正常器官,几乎解剖无遗。通过大量的尸体解剖,解剖学家和外科医生除加深对正常器官的认识外,还结合死者的病史认识到疾病过程中器官的异常变化,标志着病理解剖学研究的开始。为病理解剖学的建立作出杰出贡献的是意大利人莫干尼(Morgagni G. B.,1682—1771 年)。他是意大利著名的解剖学教授,也是临床医生。他发现一些生前有咳嗽、咳痰、咯血等症状的病人,死后的肺脏常有异常改变。他在《论疾病的位置和原因》这本杰作中指出,所有疾病的发生都有一定的定位,脏器变化是疾病的真正原因。他把尸解发现的"病灶"与临床症状联系起来,从中找出产生疾病的原因,这种思想对其后的整个医学界有极大的影响,西医诊断学从此重视找"病灶"。莫干尼也就成为病理解剖学的创始人。

(三) 发明叩诊法

叩诊法的发明是一个十分有趣的故事。发明人是奥地利医生奥恩布鲁格(Auenbrugger L.,1722—1809 年)。他的父亲是位酒店的老板。幼年时,奥恩布鲁格常看到父亲用手指敲击大酒桶,根据敲出的声音推测桶内的储酒量。这种敲击测酒量法既实用又方便。后来,奥恩布鲁格当了医生,对通过叩击胸壁能否发现胸部病变这项研究很有兴趣。他借鉴父亲的做法,用手指末端轻叩胸壁,然后通过仔细比较叩击声音的变化和不同,判断有无疾病。经过反复的实践和验证,他终于发明了沿用至今的叩诊法,并于 1761 年发表了论文《由叩诊胸部而发现的不明疾病的新考察》。但直至 19 世纪,临床上才应用推广了他的叩诊法。

(四) 开展临床教学

17 世纪以前,欧洲的医校没有实施临床教学。学生在医校读书,只要成绩及格就可领到毕业证书。17 世纪中叶,荷兰的莱顿大学开始实行临床教学。18 世纪,临床教学兴盛起来,莱顿大学在医院设立了用于临床教学的教学病床,使医学生有了医学实践的环境。当时世界上最著名的临床医学家布尔哈夫(Boerhaave H.,1668—1738 年)博学多才,临床教学经验丰富,教学方式新颖。他充分利用教学病床开展床边教学。他在病理解剖之前,充分给学生提出临床症状与器官病理改变的关系,开创了临床病理讨论会(CPC)的先河,促进了临床教学的开展。

(五) 发明牛痘法预防天花

1980 年,世界卫生组织宣布,天花在全世界范围内已被消灭。这是人类依靠自己的智慧和力量战胜的第一种传染病。为此作出丰功伟绩的人就是英国乡村医生詹纳(Jenner E.,1749—1823 年)。在 18 世纪,由中国经阿拉伯国家,再传入欧洲的种人痘法已被用来预防天花,收到一定的效果。詹纳在总结前人经验的基础上,发明了种牛痘预防天花的方法。这项发现一是得益于中国种人痘预防天花的启发;二是得益于挤牛奶女工患过牛痘后,不会再染上天花的说法。他在老师亨特(英国著名医生)的鼓励下,在 1788—1796 年,呕心沥血地开展牛痘法的研究。他于 1796 年把牛痘接种在一名儿童身上,两个月后,又给儿童接种天花病毒,结果这名儿童没有发病。詹纳终于发明了比接种人痘更安全的种牛痘法,并发表了著名论文《关于牛痘的原因及其结果的研究》。

四、19 世纪的医学

19 世纪(第二次工业革命时期),资本主义国家已进入成熟发展时期。继英国完成产业革命之后,西方各主要资本主义国家如法、德、俄、美等国也相继完成产业革命。资产阶级革命和产业革命促进了社会发展和生产关系变革,大大提高了生产力,从而促进了自然科学的发展。这一时期的物理学、光学、电学、化学、生物学和医学等均有长足的进步,其中进化论、细胞学说、能量守恒和转化定律被恩格斯称为 19 世纪自然科学的三大发现。下述部分介绍欧洲医学的主要进展。

(一)细胞学和细胞病理学

由于显微镜的不断改进(1823 年复式接物镜、1830 年无色镜片、1886 年油浸装置等),使人们对动植物体内的微细内部结构有了进一步的认识。植物学家施莱登(Schleiden M. J.,1804—1881 年)发现许多植物细胞内含有细胞核,认识到细胞核是细胞的重要组成部分。生物学家施旺(Schwann T.,1810—1882 年)认为动植物的组织都是由细胞构成,不过动物的细胞比植物细胞复杂得多;复杂动物体内的每一部分都是由单一细胞组成的。1839 年,他发表了《关于动植物结构和生物相似性的显微研究》一文,建立了细胞学说。

光学显微镜技术的发展和细胞学说的建立,促进一些学科分化出新的学科,如细胞病理学等。18 世纪建立的病理解剖学只是对器官的病理形态作了较详细的描述,提出病灶的概念。而 19 世纪德国的病理学家魏尔啸(Virchow R.,1821—1902 年)却从细胞水平开展病理学研究,提出细胞病理学。他认为细胞的形态改变和功能障碍是一切疾病的基础,并指出了形态学改变与疾病过程和临床症状之间的关系。他在代表作《细胞病理学》中,把人体比喻成一个国家,人体细胞就是这个国家的公民,疾病是外界因素影响人体的结果;又指出机体的病理就是细胞的病理。虽然细胞病理学从细胞的角度充实和发展了形态病理学,但是它片面强调局部变化,而忽视了病理现象是一个发展过程,这是机械唯物论的一种反映。

(二)比较解剖学和胚胎学

比较解剖学是 19 世纪的一门新兴学科,法国的曲维尔(Cuvier G.,1779—1832 年)率先开展这方面的研究,他对脊椎动物与无脊椎动物的解剖结果进行了系统的比较。受他的影响,英、德、美各国都先后有了比较解剖学家,开展异体同功(如蝴蝶的翅膀与蝙蝠的翼)、异体同源(如蝙蝠的翼和狗的前肢)等方面的研究。

胚胎学在 19 世纪有了较大的发展,成为一个明确的学科。德国人贝尔(Baer K.,1792—1876 年)对胚胎学的研究有很深的造诣。他提出"胚层说",认为除极低等的动物外,一切动物的发育初期都产生叶体的胚层,随后由胚层发育成动物器官。他的胚胎学专著《动物的发育》奠定了胚胎学基础。

(三)药理学

由于化学技术的进步,在 19 世纪,已能把一些植物药的有效成分提取出来。例如 1806 年从鸦片中提取出吗啡;1817 年从吐根中提取出叶根碱;1818 年从马钱子中提取出士的宁;1819 年从金鸡纳树皮提取出奎宁(quinine);1821 年从咖啡中提取出咖啡因(caffeine)等。19 世纪初,布克海姆(Buchheim,1820—1879 年)在德国建立了第一个药理实验室,出版了第一本药理教科书,标志着独立的药理学科的建立。19 世纪中叶,已能人工合成一些药物。

人们在取得上述成效以后,以临床医学和生理学为基础,以动物实验为手段,开始探讨药物的性能、作用及其作用机制,从而建立了实验药理学。

(四) 诊断学的进步

19 世纪,诊断学进步的一个表现是诊断手段和辅助诊断工具的多样化。其中叩诊法的推广和应用以及听诊法的发明,成为 19 世纪初诊断学的两大进步。

正如上述,叩诊法是由奥恩布鲁格发明的,由于受到保守派医生的轻视,未能在 18 世纪推广应用。直到 19 世纪初,法国医生高尔维沙尔(Corvisart,1755—1821 年)经 20 年研究后,对叩诊进行推广,促进了其在临床上的应用。

听诊的发明者是法国病理学家、医生雷奈克(Laennec R.,1781—1826 年)。他从古希腊医学的代表人物希波克拉底的著作中得到心肺可以听诊的启发后,潜心研究听诊法。开始时他通过耳朵在胸部直接听诊,后来研制听诊器,先用纸制作,后来用木制作。他用听诊器对许多病人进行间接听诊,并详细记录了有关心肺听诊的微小变化。为了验证听诊的科学性,雷奈克又解剖了许多尸体,分析解剖结果与听诊结果及临床症状之间的关系,积累了大量听诊知识,为不断改进听诊法打下基础。1819 年,他发表了《间接听诊法》一文,提出可以通过听诊协助诊断心脏和肺脏的疾病。

辅助诊断方法的多样性体现在:血压和体温测量及体温曲线等在临床上的应用,特别是体腔镜的发明和应用,如喉镜、膀胱镜、食管镜、胃镜和支气管镜等,使体腔内的治疗成为可能,也为临床诊断提供了客观依据。

在化学检验诊断方面,能通过化学分析方法测定血液成分的变化,丰富了诊断手段。此外,在临床化验中还有物理诊断法(如尿和血液的冰点)及化学诊断法(如氢离子浓度测定)等。

至 19 世纪末和 20 世纪初,由于微生物学和免疫学的发展,临床诊断方法更丰富。

(五) 细菌学

19 世纪的细菌学研究硕果累累,法国的巴斯德(Louis Pasteur,1822—1895 年)和德国的科赫(Robert Koch,1843—1910 年)是众多细菌学家中的佼佼者。

巴斯德博学多才,不仅是法国著名的自然科学家、化学家,也是一位杰出的细菌学家。他发明了能消灭酒中微生物的巴氏消毒法,即把酒加热到约 60℃,持续 20~30 分钟。这样既杀死了致酒发酵的微生物,又不使酒因高温而蒸发。

巴斯德于 1881 年研制成功减弱炭疽杆菌毒力的疫苗,这是经典免疫学的雏形。与此类似,他在晚年时研制出狂犬病疫苗,有效地预防了狂犬病的发生并及时注射疫苗而救活了一名被疯狗咬伤的儿童梅斯特。

科赫在细菌学上的一项重要贡献是于 1882 年发现了结核分枝杆菌。并在 1905 年获得诺贝尔生理学或医学奖。

(六) 免疫学的进步

免疫的起源很早。中国的种人痘预防天花以及 18 世纪詹纳发明的牛痘接种法都可以说是免疫学的先驱。但是自动免疫和被动免疫模式的建立是从 19 世纪开始的。这两种免疫也称为特异免疫,因为它们是针对特定的病原体或是其产生的毒素而使机体产生免疫效应,达到防病或治病的目的。巴斯德把毒力减弱的炭疽杆菌注射到健康的牛羊,预防发生炭疽病,这是属于自动免疫。1890 年贝林(Behring E. A.)和北里柴三郎用白喉抗毒素防治白喉,使白喉病人的死亡率大幅度降低,这是被动免疫。他们用被动免疫的方法防治白喉的成功,使其他学者很兴奋,希望以类似的方法防治其他一些疾病。但只在破伤风等疾病的防治上如愿以偿。由于贝林和北里柴三郎防治白喉的突出贡献,他们于 1901 年成为诺贝尔生理学或医学奖的首次获得者。

此外,梅契尼柯夫(Metchnikoff E.,1845—1916 年)在发现白细胞的吞噬作用及乳酸杆菌抑制肠道内有害细菌产生的作用等方面均作出了杰出的贡献。

(七) 外科学的进步

19 世纪中叶,由于解剖学的发展,麻醉法和无菌法的进步,促进了外科学的发展。

首先是麻醉法的发明。19 世纪中叶,氧化亚氮(又称笑气)、乙醚、氯仿先后在临床上被用作全身麻醉药,提高了止痛和手术效果,这是外科学的一大进步。在这些全身麻醉药被发现不久,人们又在寻找仅使手术部位失去感觉而不影响全身知觉的麻醉药。1884年,维也纳医生科勒(Koller C.)成功地在眼、鼻等部位的手术应用可卡因(cocaine)作为局部麻醉药。以后美国人科宁(Corning L.)把可卡因注射到脊椎管内,发现可使下半身的感觉丧失,减轻了病人的痛苦。

手术无菌法的研究也是一个从实践到理论的过程。匈牙利产科医生塞麦尔威斯(Semmelweis L. P.,1818—1865年)虽然不知道什么是微生物,但是他凭着实践和经验,有效地预防了产褥感染。他发现由医学生接生的产妇的死亡率比由医生和护士接生的高得多,原因是医学生们常常在上完解剖课后,没有洗干净手就去给产妇接生。因而他认为产褥感染主要是由于接生医生的手不干净引起的。于是塞麦尔威斯提议,从1847年5月中旬起,病房医生在检查孕妇或产妇之前,都要用漂白粉溶液清洗双手,并用刷子仔细刷洗手指甲。这项简单的措施实行了2个月,就使病房的产褥感染死亡率骤降。1861年,塞麦乐威斯发表了关于产褥感染的病因和预防的论著,介绍了预防产褥感染的办法。

英国外科医生利斯特(Joseph Lister,1827—1912年)对伤口感染的认识比塞麦尔威斯的深刻得多。他从巴斯德有关发酵是由微生物引起的理论中得到启发,提出了"伤口的腐烂和分解过程,是由微生物引起"的见解,猜想败血症等疾病是由微生物引起的。1865年,他将苯酚消毒法应用于复杂的骨折手术中获得成功。他还用苯酚消毒手术台、手术室及伤口等,大大地降低了创伤化脓症的发生率和手术后的死亡率,但是还没有完全解决伤口感染的问题。直到1886年,德国人别格曼(von Bergmann E.,1836—1907年)采用热压消毒器进行消毒,外科才真正进入无菌手术时代。

(八)预防医学的兴起

18世纪开始,人们已开始重视预防医学,特别是英国产业革命以后,城市人口集中、卫生环境恶化,促使预防医学向群体疾病防治迈进了一步,但是实施的程度和范围很有限。到了19世纪,预防医学进入了环境卫生阶段。人们关注对流行病学和环境卫生学方面的调查研究,例如英国于霍乱大流行期间,开展对该病传染来源的调查,显示霍乱的传染媒介是饮用水。于是从保证水源清洁着手,防止霍乱进一步蔓延。当时的一些社会事业家也深入到工人阶层,了解他们的生活和工作状况,并把搜集到的资料向社会公布,促使社会卫生改善。1856年,英国的大学率先开设了公共卫生课程,使预防医学从医学中独立出来。

德国的公共卫生学家佩腾科费尔(Pettenkofer M.,1818—1901年)在公共卫生学方面开展了许多研究。他探讨了空气、土壤对人体健康的影响;研究了住宅的通气和暖气设施;发明了测定大气中二氧化碳含量的方法等。他著有《卫生学指南》一书。

19世纪的下半叶,研究职业病的劳动卫生学、研究食品的食品卫生学、食品营养学等也相继建立。由于19世纪对环境卫生的重视及改进,有人把此阶段的预防医学工作称为第一次卫生革命的重要组成部分。

(九)护理学

19世纪,弗利德纳(Filedner T.,1800—1864年)夫妇在德国的莱茵河畔建立了一间小医院。医疗实践使他们认识到护理的必要性,于是让医生指导护士学习护理知识,提高护理质量。英国人南丁格尔(Nightingale F.,1820—1910年)曾在这家小医院学习过有关的护理知识。回到英国后,她到过不少的医院了解护理工作情况,并写了一本书。在1854年爆发的克里米亚战争期间,南丁格尔组织了32名护士参加了战地救护,赢得了士兵和英国政府的好评。1860年,南丁格尔通过募捐设立了以她名字命名的南丁格尔基金,并成立护士学校正式培养专职护士。南丁格尔有一句名言:"人生要像蜡烛一样,燃烧自己,照亮别人。"

南丁格尔向世人展示了护理工作在医学中的重要性,提高了护士的地位,使护理学被确立为一门科学。受南丁格尔的影响,1873年美国设立了第一所护士学校。

(十)X射线的发现

1895年11月8日,德国物理学家威廉·康拉德·伦琴(Wilhelm Conrad Röntgen,1845—1923年)在

实验室中进行射线实验,意外发现不同于可见光的辐射光,他给这种射线命名为"X 射线"。后来他把妻子的手放在一块感光板上方,用这种射线照射,获取了世界上第一张 X 射线照片,照片上骨骼清晰可见,而软组织几乎看不到。6 周后,伦琴发表论文,题为《新型射线》。伦琴的发现引起了轰动,能够观察人体内部的意义是划时代的。不到 1 年,苏格兰格拉斯哥的一家医院便设立了世界上第一个放射科,并拍出首批 X 射线照片。

19 世纪末发现的 X 射线,医学影像自此进入新时代。医生们首次无须外科手术即可观察人体内部,这是医学诊断的革新。

(十一) 阿司匹林的问世

1828 年,慕尼黑大学药物学教授约瑟夫·布赫纳从柳树皮中提取了少量化合物,将其命名为水杨苷。1829 年,法国化学家亨利·勒鲁(Henri Leroux)进一步改善这一过程,提取出晶体形态的水杨苷,验证了它的解热镇痛疗效。1853 年,法国化学家夏尔·弗雷德里克·热拉尔(Charles Frederic Gerhardt,1816—1856 年)发现了水杨酸分子结构,并首次用化学方法合成水杨酸,然而该化合物不纯且不稳定导致无人问津。1876 年,苏格兰邓迪皇家医院的医生约翰·麦克拉根(John Maclagan)在《柳叶刀》上发表了首个含有水杨酸盐类的临床研究,该研究发现水杨苷能缓解风湿病病人的发热和关节炎症。1897 年德国化学家费利克斯·霍夫曼(Felix Hoffmann,1868—1946 年)通过修饰水杨酸合成了高纯度的乙酰水杨酸,乙酰水杨酸很快通过了对疼痛、炎症及发热的临床疗效测试。1899 年费利克斯·霍夫曼等人研发合成的乙酰水杨酸化合物被注册为"阿司匹林"(aspirin)。至此,阿司匹林作为非处方止痛药问世。在阿司匹林发明后的 50 年中,它是世界上销量最高的止痛药,在市场上占据主导地位。

第二节 | 近代医学的特点与启示

近代医学经历了 400 年漫长的发展时期。它伴随着社会制度的变革、生产力的发展、自然科学的进步、社会发展的需要等而不断发展和完善。有的学科从无到有,有的从较原始发展到较高级,有的从较肤浅发展到较深入,其中有不少的发明是开创性的,填补了这一时期医学科学的空白,为随后的现代医学发展打下了基础。同时科学化与专业化的医学体系也为医学的发展起到了一定的启示作用,使医学研究更加深入,医学发展更加迅速,进一步推动了医学的发展。

一、近代医学发展的奠基石

1. **解剖学的进展** 近代医学的奠基石之一是对人体解剖学的深入研究。通过对尸体的解剖研究,医学家们获得了对人体结构和器官功能的更准确的认识。这为疾病的诊断和治疗提供了重要基础。

2. **实证主义的应用** 近代医学强调实证主义的方法,即通过科学观察、实验和数据分析来获取医学知识。医学家们开始运用科学方法研究疾病的原因、机制和治疗方法,以提供更可靠和有效的医疗护理。

3. **疾病流行和公共卫生的关注** 近代医学开始关注疾病的流行和公共卫生问题。医学家们开始研究传染病的传播途径、流行病学特征和预防措施,并推动卫生政策和公共卫生实践的发展。

4. **药物研发和治疗创新** 近代医学见证了许多重要药物的发现和应用。疫苗、抗生素、麻醉剂等药物的研发和广泛应用为疾病的治疗带来了重大突破,提高了病人的生存和生活质量。

5. **医学教育和专业化的发展** 近代医学见证了医学教育的发展和专业化的兴起。医学院开始提供系统化的医学教育,培养专业的医生和医疗人员。这促进了医学知识的传播和标准化的医疗实践。

这些共同为近代医学的发展提供了基础,并为现代医学的研究、实践和教育奠定了坚实的基础。它们推动了医学从经验主义向科学化和证据导向的转变,促进了医学的专业化和专科化,为公共卫生和疾病控制提供了重要支持,同时也为药物研发和治疗创新打开了新的大门。

二、近代医学发展的动力

1. **科学和技术进步**　自然科学的发展和技术的快速进步为近代医学提供了强大的推动力。新的研究方法、实验技术和医疗设备的出现,使医学家能够更深入地研究疾病的机制、诊断方法和治疗手段。例如,显微镜、X 射线等技术的应用,大大拓展了医学的视野和能力。

2. **传染病的流行和控制**　近代医学在面对各种传染病的流行时,不得不积极探索预防和控制的方法。传染病的流行推动了疫苗和抗生素的研发,同时也催生了公共卫生的兴起。为了保护公众健康,医学界开始关注卫生政策、卫生教育和疫苗接种等方面的发展。

3. **医学教育的改革**　近代医学教育的改革为医学发展提供了强大动力。医学院的建立和医学教育的改革使得医学知识的传播更加系统化和标准化。通过提高医学教育的质量和培养专业的医生,医学界能够更好地满足社会对医疗护理的需求。

4. **社会需求和人口健康的关注**　人们对健康和医疗的需求推动了近代医学的发展。随着人口增长和城市化的加剧,人们对医疗服务的需求不断增长。为了满足人们对健康的关注,医学界不断寻求新的治疗方法、药物和医疗技术。

5. **医学研究的国际合作**　近代医学的发展受益于国际的合作和交流。医学研究者之间的合作和信息共享,加速了医学知识的传播和进步。国际组织、学术期刊和会议等平台为医学界提供了交流和合作的机会,推动了医学的全球化发展。

这些动力因素共同推动了近代医学的迅速发展。科学技术的进步、传染病的流行、医学教育的改革、社会需求的增长以及国际合作的推动,使得医学界能够不断创新、提高医疗水平并为改善人类健康作出重要贡献。

三、近代医学发展的桥梁

在古代医学发展时期,虽然埃及、印度、中国、巴比伦、希腊以及罗马等的医学都流传到附近的一些地区和国家,但这仅仅是一种简单的学术渗透形式,各国的医学家与科学家之间没能进行任何交流与合作。在文艺复兴时期,拉丁语是权威的语言,只有在讲拉丁语的大学才设有高等医学教育和科学教育,这限制了医学和科学的发展。一些先进的国家已意识到要发展医学和科学技术,必须进行国际的医学交流。英国生理学家哈维对血液循环的惊人发现,几乎同时在英国和德国被公众传播,并很快就在欧洲展开广泛的大讨论。化学家波义耳的成果凝聚着集体的智慧,他所在的研究团体经常聚集在一起,互相交流经验,公开自己的实验过程,互相启发,寻找科学的实验方法和合理的实验结论。由于各国之间交流频繁,新发明和新发现迅速在各国之间传播,例如化学家波义耳的科研成果几乎同时传到意大利。

另外,由于交通运输日益发展,阿拉伯和南美洲国家与欧洲国家之间的药用植物交流也日益增多,丰富了药物的品种,提高了治疗效果。

1864 年,国际红十字会在瑞士成立,一方面宣扬国际人道主义,另一方面也促进了国际的医学交流及国与国之间的互相支持。

正是这些国际的交流与支持,促进了近代医学的发展,构成了近代医学发展的桥梁。

（薄　红）

本章思维导图

本章目标测试

第三章 | 现代医学

从 20 世纪 40 年代开始,以原子能、电子计算机、空间技术、生物工程等领域的发明和应用为主要标志的信息技术、新能源技术、新材料技术、生物技术先后问世,形成了以信息控制技术为本质的第三次科技革命。它推动了医学与现代科学技术的紧密结合,特别是物理学、化学、生物学技术、工业技术、网络信息技术和人工智能(AI)等在医学中的应用,使医学在基础理论研究、临床疾病的诊断和治疗及预防等各方面都发生了深刻的变化,包括了医学观念的变化、医学模式的转变、医学各学科的分化和综合、医学研究技术的改进、医学科学的社会化趋势等,形成了现代医学体系。

第一节 | 现代医学的形成与发展

在第三次技术革命的带动下,20 世纪的医学技术也发生了三次革命。第一次在 20 世纪 30 年代到 50 年代。1935 年,磺胺被证实具有杀菌作用,在 20 世纪 40 年代实现人工合成磺胺类药物,促进了医药化工技术的快速发展;第二次世界大战期间带有通气和搅拌装置的大型发酵罐的产生,开启了大规模生产青霉素的历史,开辟了抗生素化学治疗细菌感染性疾病的新时代。第二次医学技术革命发生在 20 世纪 70 年代。最重要的标志是计算机体层成像(CT)和磁共振诊断技术的发明和应用,能快速、准确地检测出早期肿瘤和许多早期的病变。这是一次诊断学技术的革命,开创了无创性诊断的新思路。第三次医学技术革命发生在 20 世纪 70 年代后期,科学家运用遗传工程技术先后制备了生长抑制素、人胰岛素、生长激素、干扰素、乙型肝炎疫苗等多种生物制品,开拓了"蛋白质类药物"的生物学治疗新概念。

综上所述,现代科学技术的迅猛发展,极大地推动了现代医学的进步,使现代医学技术具有高科技的特色。在现代医学技术领域中,并不是全部以医学理论为基础的,它主要建立在现代科学技术的基础上,出现一大批以满足医学发展需要为目的的工程技术,例如人工器官、各种自动分析仪、医学图像的计算机处理、医用光导纤维技术等,标志着高科技是医学技术发展的重要基础与强大动力。

以下介绍现代医学的一些主要进步。

一、药物学与治疗学的飞跃

1910 年,化学家埃尔利希(Ehrlich P.,1854—1915 年)与细菌学者秦佐八郎从近千种有机砷化合物中筛选并研制出治疗梅毒有效的新胂凡纳明(简称 914),使长期流行的梅毒得到控制,开创了化学疗法,推进了化学药物的研究。1928 年,细菌学家弗莱明(Fleming A.,1881—1955 年)发现青霉菌的代谢物即青霉素具有抑制葡萄球菌、链球菌等多种细菌的作用,被广泛用于治疗多种细菌感染性疾病。1935 年,化学家多马克(Domagk G.,1895—1964 年)发现氨苯磺胺具有杀死葡萄球菌的作用。20世纪 40 年代又实现了人工合成磺胺类药物,从此开辟了人工合成具有高效杀菌作用但对人体无害的药物的新途径。1944 年,生物化学家和微生物学家瓦克斯曼(Waksman S. A.,1888—1973 年)证实链霉素能显著地杀死结核分枝杆菌,使链霉素成为沿用至今的抗结核药。随后又先后研制了金霉素、四环素、土霉素等多种抗生素。目前,在临床上可供应用的抗生素达百余种,使感染性疾患得到有效的治疗,降低了死亡率。因此,化学疗法的建立,抗生素的发现、应用和发展是 20 世纪药物学和治疗学的重大进步。

近些年来，药物学得到飞速发展，新型药物不断涌现，抗肿瘤药、抗精神病药、抗高血压药、抗组胺药、抗肾上腺素药等药物极大改变了相关疾病的治疗状况。胰岛素、各种细胞因子等生物药物广泛应用于临床。结构生物学的发展促进了药物研发从大规模筛选向靶向药物设计发展。药物的临床应用推动了药效学的发展，阐明了许多药物作用的分子机制，也促进了分子生物学的发展。缓释技术、纳米材料等新技术新材料的出现，改变了传统药物治疗的给药方式。药物学与治疗学的发展，正以前所未有的方式影响人类的生活和健康。

二、分子生物学的发展

分子生物学（molecular biology）是从分子水平来研究生命现象的科学，其核心是通过对生物大分子（主要是蛋白质和核酸）的结构和功能、合成的基本过程、分子间相互作用及基因表达调控的分子机制来阐明生命现象的本质，其内容可大致分为三个部分：①生物大分子的结构与功能；②分子遗传学基础；③生物膜的结构与功能。

分子生物学的概念最早由洛克菲勒基金会的 Warren Weaver 于 1938 年提出，但直到 1953 年，分子生物学家沃森（Watson J. D.）和克里克（Crick F. H. C.）以及物理学家威尔金斯（Wilkins M. H. F.）发现并阐明了 DNA 的双螺旋结构模型，奠定了分子生物学的基础，并分享了 1962 年的诺贝尔生理学或医学奖。随着多种聚合酶的发现、遗传密码子的破解，DNA 复制、RNA 转录和蛋白质合成的机制得到初步阐明，逐步建立和完善了遗传信息传递的中心法则，即遗传信息从 DNA 传递至 RNA，再传递至多肽。在此期间，我国科学家在世界上首次用化学方法合成了牛胰岛素，美国科学家也合成了含有 206 个核苷酸的 DNA 大分子，体现了分子生物学发展的重要成果。20 世纪 70 年代反转录酶和限制性内切酶等工具酶的发现，使得基因重组和基因工程技术得以建立。利用这些技术，可以在酵母、植物和动物体内生产药用蛋白。20 世纪 80 年代初临床开始应用基因工程技术，通过基因置换、基因修正、基因修饰、基因失活、引入新基因等手段，对患病个体靶细胞中的基因缺陷进行纠正或补偿，达到治疗疾病的目的，开创了基因治疗和基因诊断的时代。转基因和基因敲除也是基因工程技术发展的结果。随着非编码 RNA 的深入研究、高通量测序技术和 CRISPR/Cas9 等基因编辑技术的发展，分子生物学的研究日益渗透到生物学和医学的各个领域，推动了神经分子生物学、发育分子生物学、分子免疫学、分子药理学、分子遗传学、分子病理学等新兴学科的发展和交叉。

分子生物学最重要的标志性成果之一就是破译人类全部遗传信息，完成人类全基因组的测序工作；对疾病基因和功能基因的研究将成为今后研究的重点。值得注意的是，由于分子生物功能的体现者是蛋白质，而蛋白质有其自身特有的活动规律，所以仅从基因的角度进行研究是远远不够的。为此，1994 年有人首先提出"蛋白质组"的概念，旨在研究细胞内表达的全部蛋白质的组成、定位、结构、表达模式（修饰形式）、功能和相互作用等，以便更深入地认识生命活动规律。

三、免疫学的发展

免疫学是研究生物体免疫现象的原理和规律的一门生物及医学基础学科。19 世纪病原菌的发现和疫苗的研制推动了免疫学的进展，主动免疫、被动免疫和抗体产生的侧链学说等理论都取得了重大的突破。但是，由于受到抗感染免疫概念的影响，人们对机体免疫的认识仍比较片面，对应答及能否产生免疫耐受等问题仍不了解。随着免疫学研究的不断进展，直到 20 世纪这些问题才得到阐释。

1907 年，多纳特（Donath）和兰德茨坦纳（Landsteiner）在阵发性血红蛋白尿病人中发现了抗自身红细胞的抗体；1938 年，多梅什克（Domeshek）又发现了自身免疫性溶血性贫血病例。这些研究表明免疫应答并不仅仅是机体对外源性抗原的特有反应，机体还存在自身免疫。1942 年，孔斯（Coons）发明了能测定血清自身抗体的免疫荧光技术，进一步推动了自身免疫的研究。

1945 年，欧文（Owen）在异卵双生的两只小牛体内，发现存在抗原性不同的两种血型细胞，其在彼此体内不引起免疫应答，这是一种天然耐受现象。为了解释这种在胚胎早期接受同种异型抗原刺激,但不产生免疫应答而出现免疫耐受现象,1949 年,伯纳特(Burnet)从生物学角度提出了宿主淋巴细胞有识别"自己"和"非己"的能力的假说。1953 年,麦德微尔(Medawer)成功地进行了人工免疫耐受实验。他观察到,当把一种纯系小鼠的淋巴细胞注入另一种遗传性不同的纯系胚胎鼠内,后者出生后可接受供体的皮肤移植而不出现移植排斥反应。在人工诱导免疫成功的启发下,1959 年伯纳特(Burnet)又提出了关于抗体形成的克隆选择学说。

20 世纪中叶,人们对细胞免疫与体液免疫有了较全面系统的认识。克隆选择学说提出后,T、B 淋巴细胞迅速被发现。20 世纪 70 年代中期,单克隆抗体技术的发明,掀起了免疫学研究的热潮。随着对淋巴结、脾、骨髓等免疫器官的认识,胸腺又被确认为中枢免疫器官。

免疫与炎症、自身免疫、肿瘤等疾病密切相关,人们提出通过增强或抑制免疫应答来治疗疾病,称为免疫治疗。嵌合抗原受体 T 细胞免疫治疗(chimeric antigen receptor T cell immunotherapy,CART)疗法在血液系统恶性肿瘤领域取得了显著的疗效。其治疗原理是通过对嵌合抗原受体进行基因工程改造,以促进 T 淋巴细胞表达,从而实现肿瘤细胞靶向抗原识别并杀伤肿瘤细胞。2017 年 8 月,CART 疗法 CTL019(tisagenlecleucel-T)获得美国食品药品管理局(FDA)批准上市,用于治疗儿童、青少年复发或难治性 B 细胞急性淋巴细胞白血病,这给困境中的白血病病人带来一线曙光,也为肿瘤的免疫治疗展现了光明的前景。肿瘤免疫检查点(immune checkpoint)疗法的问世,提高了晚期癌症治愈的可能性,也拉开了肿瘤免疫治疗的新时代。未来,免疫疗法可能成为肿瘤治疗的常规手段,有着广阔的应用前景。

目前,免疫学已成为生物学、医学的重要基础学科之一,正从整体水平、细胞水平向分子水平、基因水平发展,并逐渐形成了免疫生物学、免疫化学、免疫病理学、肿瘤免疫学、分子免疫学、移植免疫学和免疫遗传学等分支学科。

四、医学遗传学的发展

医学遗传学是研究人类疾病与遗传的关系,研究人类遗传病形成的机制和遗传方式、诊断、治疗、预后、复发危险和预防的科学,是医学与遗传学相结合的交叉学科。医学遗传学早期受孟德尔、摩尔根经典遗传学的指引,对遗传病的来源及传递方式作了朴实的描述。21 世纪初,随着染色体制备技术和观察方法的建立与不断完善,生物化学理论和实验手段的发展,人类细胞遗传学和生化遗传学才迅速成长。

回顾现代遗传学的发展,可被划分为三个时期。

1. **细胞遗传学时期(1900—1939 年)** 虽然早在 1865 年,奥地利孟德尔(Mendel G. J.,1822—1884 年)在豌豆杂交实验中,发现了遗传分离规律和自由组合规律,包括遗传因子"颗粒性"概念,但当时未受重视。直到 1900 年,欧洲的三名生物学家各自重新发现了孟德尔定律,才奠定了遗传学的发展基础。此时已初步建立了染色体遗传理论。

2. **遗传学从细胞水平向分子水平过渡时期(1940—1952 年)** 这一历史时期主要以微生物作为研究对象,采用生化方法探索遗传物质的本质及其功能。1941 年比德尔(Beadle)等通过对链孢霉的生化遗传的经典研究,提出"一基因一酶"假说,对基因的功能进行了初步探索;1944 年艾弗里(Avery)等研究肺炎双球菌转化实验,证明遗传物质是 DNA 而不是蛋白质;1952 年赫尔希(Hershey)等通过同位素示踪法观察噬菌体感染细菌的实验,再次确认 DNA 是遗传物质。这些研究也为分子遗传学的发展奠定了基础。

3. **分子遗传学时期(1953—)** 1953 年,沃森(Watson J. D.)和克里克(Crick F. H. C.)提出了 DNA 双螺旋(double helix)结构模型。1961 年,雅可布(Jacob)和莫诺(Monod)提出了操纵子学说,促进了基因表达调控研究。20 世纪 70 年代,在分子遗传学的基础上,又建立了体细胞遗传学和遗传工程学。20 世纪 80 年代,应用重组 DNA 技术,开展了基因诊断学研究。基因诊断的深远意义不仅在于解决临床诊断上的疑难问题,还在于能较深刻地揭示某些严重疾病的发病机制,例如冠心病、肿瘤、糖尿病、原发性高血压、精神分裂症等已被认为与遗传有密切关系。

20世纪的基因工程取得了巨大进展，其中转基因动植物和克隆技术是重要的里程碑。转基因技术使得动植物可以获得新的性状；而1996年英国克隆羊成功，克隆羊多利的诞生揭开了世界迈向生命科学时代的序幕。

近年，医学遗传学最重要的成果之一就是在人的基因组中发现了癌基因和抑癌基因。当体内的抑癌基因或癌基因发生突变、缺失等遗传学缺陷，便会引起细胞分化机制紊乱，形成肿瘤，这为开展肿瘤基因治疗提供了重要的理论依据。人们可以从基因分子水平上调控细胞中缺陷基因的表达，或以正常基因来替代缺失基因等方式治疗肿瘤。基因治疗还可应用于遗传病、免疫缺陷等疾病的治疗。

医学遗传学的突破不仅推动了分子生物学的发展，也为遗传病和一些严重疾病的防治以及优生优育开辟了新途径。目前，利用基因工程技术生产的药物，如细胞因子、新型乙型肝炎疫苗、胰岛素等在临床治疗上起到了重要的作用。

五、器官移植与人造器官

临床上，一些病人常常由于某器官严重受损而影响生活质量甚至危及生命。因此，器官移植已成为治疗这些疾病的重要手段，并成为现代医学发展最快的领域之一。

早在1933年，异体角膜移植成功。1954年，美国的医生首次成功进行孪生兄弟间肾移植。随后，由于血管显微外科技术的进步、离体器官保存方法的改进以及免疫抑制剂的发展等，器官移植出现了新的飞跃，先后进行了肝移植（Starzl，1963年）、肺移植（Hardy，1963年）、胰腺移植（Lillehei，1966年）和心脏移植（Barnard C. N.，1967年）。进入20世纪80年代后，器官移植的疗效大为提高。1989年，世界首例肝心肾移植手术在美国匹兹堡大学开展，经过21.5小时的努力，医生为病人成功实施了世界首例心脏、肝脏和肾脏多器官移植手术。目前，在器官移植研究的基础上，细胞移植（如肝、脾、脑细胞等）、胚胎器官移植和转基因器官移植已成为移植学中的新热点。其中造血干细胞移植近20年来取得了较大的进展，成为临床治愈多种血液病的有效策略之一。

人工器官（artificial organ）是基于人工材料所构建的可部分或全部代替人体生理器官结构与功能的部件。1945年，荷兰学者柯尔夫（Kolff W. J.）研制了人工肾，人工肾由透析器及透析液组成，可允许低分子物质如电解质、葡萄糖、水及其他代谢废物（如尿素）等通过，血细胞、血浆蛋白、细菌、病毒等则不能通过，从而调节机体电解质、体液和酸碱平衡，维持内环境的相对恒定，主要应用于急、慢性肾衰竭和急性药物、毒物中毒的临床治疗等。1953年，人工心肺机、人工低温术在体外循环心内直视术获得成功。目前，多种人工制造的器官已经成功地用于临床，较为著名的人工制造器官包括人工肾、人工心脏、人工肺、人造子宫、人工晶状体、人工耳蜗、人工喉等，这些人工器官能够实现替代或部分修复病人病损器官功能，从而在不同程度上提高了病人的生存率，挽救了病人的生命，改善了病人的生活质量。

在生物医用材料和移植体方面，特别是医用高分子材料有了飞速的发展，大量基于生物组织工程学原理的心脏瓣膜、心脏起搏器、人造皮肤、人造血管、人造骨骼等研制日臻完善，并在临床治疗中得以广泛应用。2017年，世界首个3D打印柔性心脏在瑞士诞生。近年来人造器官的研究飞速发展，美国生物学家、诺贝尔奖获得者吉尔伯特预测，在未来50年内，人类将可能基于再生医学和组织工程技术培育出所有人体器官的人造器官。人造器官将是21世纪具有巨大潜力的高技术产业，将可能解决器官移植供体短缺的瓶颈问题，为器官衰竭的病人带来福音，也必将产生巨大社会效益和经济效益。

六、医学模式的转变

医学模式（medical model）是对健康观和疾病观的一种高度哲学的概括。医学模式的核心是医学观，是医学科学和卫生发展的历史总结，是以研究医学的属性、结构、功能及发展规律来指导医学实践活动和医学科学发展，并逐步形成的对医学总体特征的认识。

从理论上说,医学产生后,医学模式也随之产生。从近代医学时期到 20 世纪 70 年代以前,占统治地位的医学模式是生物医学模式(biomedical model),是由自然哲学医学模式演变成机械论医学模式后发展而形成的。

生物医学模式把健康看作是宿主、环境和病因三者之间的动态平衡,认为当宿主的抵抗力降低、环境变化、致病因子的致病能力增强时,导致这种平衡破坏便会发生疾病;而每一种疾病都可以从器官、细胞、生物大分子上找到可测量的形态和/或化学变化,并确定其生物的和/或物理的特定原因,从而采取相应的治疗手段。

在生物医学模式的推动下,近代医学进入了实验医学时代。在形态学方面,促进了从系统、器官、组织、细胞和生物大分子水平上对人体结构和生理、病理过程的深入研究;在功能学方面,从定性研究发展到精确的定量研究;在应用自然科学研究成果方面,加强了医学与现代科学新技术(特别是计算机、电子学、光学技术等方面)的紧密结合,促进了医学技术的进步,大大地提高了临床诊断和治疗水平。

尽管生物医学模式是近代医学研究的一个重要标志,然而,必须同时看到这种模式受"还原论"和"心身二元论"的影响,有很大的片面性和局限性:①仅仅从生物学的角度去研究人的健康和疾病,只注重人的生物属性,忽视了人的社会属性;②在临床上只注重人的生物功能,而忽视了人的心理功能及心理社会因素的致病作用;③在科学研究中较多地着眼于躯体的生物活动过程,很少注意行为和心理过程;④思维的形式化往往是"不是、就是"(不是病,就是健康)。因而对某些功能性或心因性疾病,无法得出正确的解释,更无法得到满意的治疗效果,这样就必然不能阐明人类健康和疾病的全部本质。且随着社会的进步,科学技术的飞速发展,当疾病谱、死因谱和病因等都发生了很大变化的时候,生物医学模式忽视人的社会属性、心理因素、行为因素以及忽视整体的变化等内在缺陷而妨碍了现代医学的发展。

正是在这种状况下,1977 年,美国罗切斯特大学精神病学和心身医学教授恩格尔(Engel G. L.)在《科学》(Science)杂志上发表了一篇题为《需要新的医学模式:对生物医学的挑战》的文章,率先提出生物医学模式应转变为生物-心理-社会医学模式(bio-psycho-social medical model),他的这一新颖观点受到世界各国医学家的关注。恩格尔指出,传统的生物医学模式只根据病人身体检查和检验参数是否偏离正常值来诊治疾病,而忽视了心理和社会因素对这些参数的影响。

事实上,心理因素、社会因素对人体的健康和疾病的发生有着重要的影响。例如许多精神疾病,多由心理刺激和社会因素而引起,较难检测到明显的神经生理和生物化学方面的改变;又如第二次世界大战期间,伦敦每遭一次空袭后就出现大批消化性溃疡和急性消化道出血的病人。因此,恩格尔指出:"生物医学逐渐演变成生物-心理-社会医学是医学发展的必然。"他还指出:"为了理解疾病的决定因素,以及实现合理的治疗和卫生保健的目标,医学模式必须考虑到病人、病人生活的环境和生活因素,以真正消除疾病的破坏作用。"

由于生物-心理-社会医学模式是一种从生物学、心理学和社会学因素相统一的整体水平来理解人类健康和疾病防治的新医学模式,因此,生物医学模式向生物-心理-社会医学模式的转变,标志着以健康为中心的医学科学已迈进一个崭新的发展时期,促进了社会医学、医学社会学和整体医学的建立和发展。

社会医学的形成是医学科学的一次革命。社会医学立足于生物-心理-社会医学模式,主要研究社会因素与健康的保持及增进的关系;研究社会因素与疾病的产生、发展、治疗和预防的社会措施。目前,社会医学的基本思想已渗透到疾病预防、治疗、康复和医学教育的各个环节。

七、传染病的新动态

20 世纪对重大急性传染病的防治取得了显著成效:天花绝迹,麻疹、脊髓灰质炎等得到控制,传染病的发病率及病死率下降,城乡的疾病谱和死因谱明显改变。但是,人类与病原微生物的斗争永无止境,我们对国内外传染病的新动向不可掉以轻心。其主要表现在下述几个方面。

一方面,新的严重的传染病时有发生。近半个世纪以来,新发现的传染病已达数十种。人类免疫缺陷病毒(human immunodeficiency virus,HIV)感染者超过 7 000 万人,其中 4 040 万人被它夺去了生命;埃博拉出血热以及中东呼吸综合征等对人类健康和生命的威胁已超出所在地区;禽流感已波及人类;人们对严重急性呼吸综合征(SARS)的流行仍然记忆犹新。另一方面,一些古老的传染病仍然在全球蔓延。全球约 20 亿人感染了结核分枝杆菌,每年数百万人被诊断为活动性结核病,近百万人被它夺去生命。古老的结核病与新疾病艾滋病的双重感染对人类造成了更大危害。另外,每年有 50 万儿童死于疟疾,加之耐药性的存在,防治疟疾仍然是人类面临的重要公共卫生问题。在中国,梅毒已卷土重来,人畜共患的布鲁菌病的流行已超出传统的流行地区,阻断血吸虫病等寄生虫病的传播尚需作出不懈的努力。

此外,传染病菌对抗生素产生耐药性。抗生素等抗菌药物的问世,开辟了抗生素化学治疗的新时代,但不合理的使用甚至滥用抗生素促进了病原菌产生耐药性。多重耐药的结核分枝杆菌,使结核病的治愈率下降,病死率增高。每年约 70 万人死于致命的耐药菌感染。为了对付耐药菌,采取了联合使用多种药物并延长给药时间的办法,这使医疗费用成倍增加。耐药菌特别是"超级细菌"感染已成为当今人类健康的重大威胁。对包括传染病在内的感染性疾病的防治,值得高度重视。

八、医学影像学的发展

医学影像学是物理学、数学与电子计算机信息处理和图像重建技术相结合的产物,包括多种断层扫描技术,其应用范围涉及放射学、超声诊断和核医学等学科领域。医学影像学的发展使医学进入一个崭新的阶段。小至不到 1cm 的病灶已不难发现,甚至某些器官的血流、代谢也可以在活体情况下获得动态显示。医学影像学已成为恶性肿瘤、心血管疾病的重要诊断手段。

医学影像学诊断技术的最大发展始于 1972 年出现的电子计算机体层成像(computed tomography,CT),CT 图像的最大优点是其密度分辨力极高,可以显示常规 X 射线影像无法显示的器官和病变,因此,病变的检出率及诊断的准确率较高。

与此同时,磁共振成像(magnetic resonance imaging,MRI)被广泛应用于临床,与 CT 相比,MRI 没有放射性损害,可以直接得到任意方位截面图像,容易显示 CT 无法检查出的某些疾病。MRI 的另一个最突出的优点是软组织分辨力高。

同时,超声诊断技术的发展也日新月异。20 世纪 50 年代初,A 型超声诊断法开始应用于临床;20 世纪 70 年代,B 型快速成像法兴起;20 世纪 80 年代初脉冲及彩色 D 型超声研制成功,显像方式从最初的黑白双稳定型、灰阶体层型发展到高对比实时超声。目前,超声诊断技术已朝着超声波 CT、介入性超声、超声全息和 F 型超声方面迈进。

超声诊断的特点是无损伤,对内脏及软组织鉴别有充分特长,可用于探测内脏或肿块的大小、形状、厚度、深度以及组织的物理特性(如液体、实性、含气等),并可检测心脏及血管的功能和活动规律等。

放射性核素诊断在临床诊断疾病方面占有重要的地位。放射性核素示踪技术已在医学上应用40 多年,揭示了体内和细胞内理化过程的秘密,相比形态学诊断具有一定的优点。

单光子发射计算机化断层显像和正电子发射断层显像(PET)在放射核医学上的应用大大促进了放射核医学的发展。前一技术把所有方向的放射性核素强度投影记录,并根据这些投影建立放射性核素浓度分布的图像,用来测定心肌梗死的范围、脑扫描等。PET 是集核物理、核化学、核医学和计算机等多学科的新影像技术。与其他诊断技术不同的是 PET 所显示的是器官的功能,而不仅是器官的形态,因此又称为"生理与生化的体层扫描"。PET 是目前最先进的核医学显像设备,但由于其图像分辨力低、缺乏解剖学细节,故结合几种影像学设备优势的融合设备应运而生,如 PET-CT 和 PET-MRI。它们结合了 CT/MRI 具备高分辨力、可提供解剖信息、器官灌注功能等优点,与 PET 能提供细胞代谢、酶受体和基因表达等信息的优势有机整合于一体,在肿瘤鉴别、病灶查找、靶区定位、确定分级、治疗效果评估以及心脑疾病等方面有重要指导作用,并越来越多地应用于肿瘤学、神经病学、脑科学等临床及基础研究。随着21世纪基因组学、蛋白质组学、生物化学等学科的发展,作为分子医学的组成部分,于20世纪90年代初,分子影像学(molecular imaging)应运而生。20余年来,分子影像学以惊人的速度向前发展,主要表现在以下几个方面。

1. 在细胞水平,用分子成像活体示踪影像探针标记的细胞,已成功用于如动脉粥样硬化病变内的炎性细胞浸润和细胞移植治疗中移植干细胞(如间充质干细胞、胰岛干细胞)在活体内的迁移、分化等生物学行为的显示。

2. 在分子水平,通过标记能与靶组织特异性识别并能与之结合的某种分子,通过PET、CT、MRI或光学等手段,在影像学上动态观察疾病的发生、发展过程,从而有助于疾病发病机制及病理生理学方面的研究。具体可涵盖:细胞异常代谢、细胞表面受体表达异常、细胞凋亡、酶活性改变以及肿瘤血管生成等。

3. 在基因水平,运用报告基因成像,可间接反映目的基因的表达情况,并可实现对靶基因治疗的活体分子影像学检测,可广泛应用于各种肿瘤的发生、生长、转移等生物学行为的基础研究。

近年来,分子影像成像除了可用于研究肿瘤的基因表达、监测基因治疗,还可用于优化肿瘤病人治疗药物的个体化研究等。在心血管分子成像领域,分子成像在血栓形成、动脉粥样硬化和心功能不全方面也得到成功运用。分子影像技术有着巨大的潜力,将为疾病的精准医疗、个体化医疗提供广阔的应用前景。

随着精准医疗时代的来临,计算机、脑科学和人工智能的飞速发展,大数据时代对图像的冲击,使得放射组学或放射基因组学(radiogenomics)随之出现。放射组学或影像组学是指从CT、MRI及PET等医学影像图像中高通量地提取并分析大量高级和定量的多种影像学特征,其核心是通过提取三维感兴趣区(region of interest,ROI)内的高维度特征数据来定量表述病变的属性。

随着影像特征数据的规范管理和高效利用、计算机仿真技术的不断发展,放射组学结合人工智能、大数据整合,未来将在反映疾病的病理生理基础、评估肿瘤预后和基因标记个性化医疗中扮演越来越重要的角色。

第二节 | 现代医学的特点

一、医学分科专门化

随着现代高新科学技术在医学上的应用,研究手段更加新颖,分析更加精确,研究更加深入,产生了许多新的概念、新的理论、新的医学技术及新的研究方向。于是,现代医学分科越来越精细,专业化程度越来越高。

现代医学的分科主要有2种基本形式。

1. **纵向分化** 即在原有学科的基础上建立子学科,例如病理学分化出细胞病理学、分子病理学和超微病理学等。

2. **横向分化** 即在原有学科的基础上对同层次的各个领域分别进行单独研究,形成独立的分支学科,例如外科学分化出普通外科学、神经外科学、胸外科学、心血管外科学、泌尿外科学、骨外科学和烧伤整形外科学等。内科学分化出心血管内科、消化内科、肾内科、呼吸内科、血液内科、内分泌科等。目前,医学各学科的分化仍在继续,这是现代医学不断发展的一个重要标志,有利于加深对人体功能与疾病的发生、发展的认识,提高对疾病的防治水平。

二、医学发展国际化

从某种意义来说,所谓现代医学是指世界的医学,没有人种、国界之分,已成为全球共享的宝贵财富。医学发展趋向国际化是现代医学的一大特点。医学杂志的发行是推进医学发展国际化的动力之一。20世纪以来,世界各国大大增加了医学杂志的数量及发行量,其中英文医学杂志已成为国际医学信息交流的重要来源。通过各种类型、各个学科、不同文字的医学杂志交流,各国医务人员、医学教育家、科研人员获取了大量最新的医学科学信息,开阔了视野,促进了医学新技术、新理论、新知识的应用和交流。

与医学杂志的作用相似,各种国际会议也是推动医学国际化的另一动力。自从1867年在法国巴黎举行第一次国际医学会议以来,各种国际医学会议逐渐增多。另外,国际性的医学会,如结核病学会、生理学会、疼痛学会、热带病学会及其他专科学会也相继成立。这些学会定期组织的学术活动也进一步推动了国际医学科学交流。

为了表彰为医学科学作出杰出贡献的科学家,根据瑞士化学家诺贝尔(Nobel A.,1833—1896年)的遗愿,20世纪设立了诺贝尔生理学或医学奖。1901年以来,几乎每年都有学者获此殊荣,这从另一个侧面反映了现代医学的创新和发展,并推动了医学的进步。

三、医学技术逐渐现代化

现代医学的另一个特点是:以医用工程学和生物工程学为主要内容的医学技术革命,促进了医学研究、疾病的诊断、治疗和预防水平的提高。

在基础医学研究方面,由于医学技术的进步,医学认识从细胞水平推进到分子水平。例如X射线衍射技术和磁共振的发明和应用,使人们能进一步研究生物大分子的结构与功能;放射性核素标记和荧光标记技术,为研究活细胞表面及内部代谢过程提供了有效的工具;各种高性能显微技术,如扫描电镜、扫描航向电镜、分析电镜等为分子生物学的问世打下了技术基础。目前,正应用分子生物学和生物工程技术揭示遗传信息的传递、基因的微细结构以及基因表达产物的相互作用机制,并能有目的地分离出基因,未来有望能用健康的基因代替病态和受损的基因以治疗遗传病和某些血液病。

在临床诊断技术方面,自动化分析仪器可在3分钟内检测出血、尿常规检查的各项结果,自动微生物诊检仪能直接从临床标本中检查出特殊的细菌;心电图、超声心动图、脑电图、肌电图仪器等的应用,为心脑血管疾患、肌肉神经疾患提供了无创性的诊断手段;计算机体层成像(CT)与磁共振能够快捷、较准确地探测出早期肿瘤和组织器官的其他许多早期病变;各种医用内镜可对食管、胃、十二指肠、胆管、腹腔、膀胱、子宫、鼻咽、支气管、心脏、声带、关节等进行较精细的检查。

在治疗技术方面,外科手术方法与新技术结合,形成了现代外科技术。例如人工心肺机、长效抗凝剂及人工低温术的应用开拓了心脏外科技术的新领域,使手术治疗不同类型的心脏病成为可能;用基因工程技术生产出人胰岛素、干扰素、乙型肝炎疫苗等多种生物制品,使长期沿用的药物疗法发生根本的变革,为"蛋白质类药物"开辟了一条崭新的治疗途径;无痛无血的激光手术刀、超声波手术刀,甚至机器人已应用于外科手术,既降低了手术创伤,又提高了手术精度和安全性;在放射治疗中,通过应用计算机使治疗方案的设计更合理,治疗靶向的位置更准确,从而提高疗效。人工智能(AI)在医学领域的应用非常广泛,包括AI病理学、AI辅助诊断、自动化手术、计算机视觉、图像分析和机器学习等。

综上所述,医学技术的现代化为医学的发展提供了新手段和方法,医学技术若不与高科技紧密结合,就不可能使现代医学取得突破性的进展。

四、医学学科交叉渗透产生新学科

医学科学在不断分化的同时,各学科之间又不断地互相渗透与融合,形成新的边缘学科,这是现代医学的又一显著特点。人的各种组织、器官、系统的结构虽然不同,功能各异,但是它们之间相互作用、相互影响、相互调节,这就决定了医学内部各学科、医学与其他相关学科之间必然相互渗透、相互结合。另外,由于学科越分越细,不可避免地产生了专业的局限性,限制了对生命过程和疾病过程的全面深入研究。因此,医学多学科之间、医学与其他学科之间交叉渗透、综合是现代医学发展的需要与必然。

医学多学科的综合,主要有三种途径:①医学内部学科间的相互交叉渗透,形成新的边缘学科。例如免疫学与遗传学相互渗透、综合,形成免疫遗传学,研究免疫系统(immune system)的结构和功能,以及识别个体间的遗传差异(如血型、表面抗原等),作为遗传规律分析、输血、器官移植(organ transplantation)、亲子鉴定的理论基础。由于这种相互渗透、综合反映了相关学科的最新进展与成就,往往会产生新的重大突破,因而边缘学科被称为学科的生命点。②与自然科学相互渗透、综合。例如化学与医学相互渗透、综合产生了生物化学;数学与医学交叉、渗透产生了卫生统计学。③与人文社会科学彼此渗透。由于社会的不断进步,医学高新技术的发展(器官移植、克隆技术等),使医学面临着社会因素和心理因素对健康的影响、医学道德和法律等众多的问题,从而促进了人文社会科学与医学的相互渗透,产生了新的边缘学科,例如社会医学、医学社会学、医学伦理学和医学法学等。

第三节 | 现代医学发展的启示

一、临床必须与预防相结合

20世纪,传统的生物医学模式转变为生物-心理-社会医学模式。如果要控制疾病的发生、发展和转归,单靠控制生物、理化因素很难达到此目的,还必须控制心理、社会因素。这给医学界一个重要的启示就是医学服务必须从注重治疗延伸到预防,从生理延伸到心理,从技术活动延伸到社会活动,从医院内延伸到医院外。现代医院必须在病因预防、疾病潜伏期预防、临床预防中发挥作用,医生也必须在日常医疗工作的各个环节中树立预防观念、贯彻预防措施、完成预防任务。今后,医院应该在提高诊治水平的同时,扩大其服务范围,从技术上、管理上、配置上成为社会预防医学的服务和指导中心。

二、技术的转移与综合是医学技术发展的主要动力

前述的大量事实足以证明,现代医学之所以能跃上新高峰,一个主要因素是医学技术的发展。促进医学技术的发展主要有两大因素:一是技术转移,即某一高新技术从别的领域向医学科学转移。例如激光技术、计算机技术及光纤技术等在医学上的应用,均是技术转移的体现。另外,技术转移还体现在掌握专业技术的人才加入医学科研队伍,加快了医学与其他学科的交叉、融合与渗透,更新了医学技术。二是技术综合,形成一种新的医学技术。例如有学者将胰岛素与抗体之间的免疫反应和放射性核素技术结合起来,发明了放射免疫测定技术,使这种技术既有放射技术的高度灵敏性,又有免疫反应的高度特异性,成为一种新型的超微量检测技术。

三、既要重视延长寿命又要重视生命质量

当今,由于医学技术的进步,许多在以前无法救治的病人,在先进的医疗设备、有效的药物的救治下,都存活下来。然而,这背后隐藏着一个不容忽视的现实:部分幸存者虽然得以生存,但却处于极度痛苦的状态,生命质量堪忧。在追求长寿的同时,也不要忽略对生命质量的追求。生命质量有别于生存质量与生活质量,它是后两者的基础。因此,医学科学要综合考虑个体生命不同阶段的生命质量问题,特别是老年人的生命质量问题;还要考虑如何应对由于滥用药物导致生命质量退化、如何合理使用延长呼吸和心搏的先进设备与药物等问题。

第四节 | 21 世纪医学的发展趋势

21 世纪是生命科学、信息科学的世纪,也必将是生命科学与信息科学融合、交汇发展的世纪。作为生命科学最重要组成部分并与诸多学科相汇合的医学科学的发展趋势如何,这是全世界普遍关注的问题。据预测,21 世纪的医学将进入高科技时代,医学的理论和技术将有更大的发展,从根本上解除危害人类的最严重的疾病的威胁。健康需求猛增,人们对健康长寿、健身健美、社区和家庭医学服务的需求越来越大,以强调优化生存环境、提高生命质量和增进身心健康为重点的第三次卫生革命方兴未艾。以下简述 21 世纪医学的重要发展趋势。

一、分子生物学将成为新世纪医学发展的龙头

现代医学的发展史揭示,分子生物学技术的进展成为医学的重大前沿课题如肿瘤治疗、脏器移植、组织器官再生等向前发展的不可替代推动力;分子生物学在新世纪将继续成为医学发展的带头学科。

(一)人类基因组计划和后基因组时代

自从 1953 年由沃森(Watson J. D.)和克里克(Crick F. H. C.)发现了生命的遗传物质、基因的载体——DNA 双螺旋结构以后,揭开了人类基因研究的序幕。1990 年美国正式启动“人类基因组计划”(Human Genome Project,HGP),即以测定人类基因组序列、对所有基因结构和功能进行鉴定和作图的国际合作研究。基因组(genome)是组成一个机体遗传信息的全部核苷酸序列。人类的基因组一共约有 30 亿碱基对(base pairs,bp)。人类基因组计划最终将绘制出 4 张图谱,即得到遗传图谱、物理图谱、序列图谱和转录图谱,从分子水平上揭示出人体的奥秘。2002 年 2 月 12 日,历时 10 载、耗资 27 亿美元的人类基因组计划终于以人类基因组序列图提前绘制完成告一段落,已完成的序列图覆盖了人类基因组区域的 99%,精确率高达 99.9%。基因组计划的完成有助于人类认识许多遗传疾病及癌症的致病机制;人类基因组遗传信息的解码是个体化医疗和精准医疗的物质基础,为基因诊断、基因治疗、疾病易感基因的识别等提供准确的“参考书”,深深地影响了现代医学的发展。

后基因组时代到底从何时算起至今仍无定论,基因组时代与后基因组时代就其研究手段、研究内容本身存在着交叉、重叠,没有严格的界限。目前,普遍将 Collins F. 宣布人类基因组序列图绘制成功,人类基因组计划的所有目标全部实现的 2003 年 4 月 14 日作为后基因组时代的标志。该阶段所面临的主要问题是揭示基因组内核苷酸序列所蕴藏的生物学功能和意义,阐明由基因组内基因编码产生的蛋白质的功能,即以基因和基因产物的结构和功能研究以及以开发应用为主要研究方向的阶段。人们将开展组织器官特异性的基因表达、基因表达与调控、基因结构与功能等方面的研究。

(二)蛋白质组计划

Proteome(蛋白质组)一词源于 protein(蛋白质)与 genome(基因组)两词的组合,是由澳大利亚学者 Wilkins 和 Williams 于 1994 年首次提出。蛋白质组被定义为一个基因组、一个细胞或组织或一种生物体所表达的全部蛋白质的结构和功能。2001 年 2 月,*Nature* 和 *Science* 杂志在公布人类基因组序列草图的同时,分别发表了“And Now For the Proteome”和“Proteomics in Genomeland”的评述与展望,对蛋白质组学研究发出了时代呼唤。蛋白质组学(proteomics)则是指应用多种技术手段来研究蛋白质组的一门新兴学科,其研究内容主要包括两方面:一是表达蛋白质组学,指在整体水平上研究生物体蛋白质表达的变化;二是功能蛋白质组学(functional proteomics),主要研究蛋白质的细胞定位、修饰、相互作用等,以揭示基因和蛋白质的功能,阐明相关疾病的分子机制。

中国科学家团队于 2002 年在国际上率先提出了“人类肝脏蛋白质组计划”,并提出了蛋白质组“两谱”(表达谱、修饰谱)、“两图”(连锁图和定位图)、“三库”(样本库、抗体库和数据库)的科学目标,获得国际学术同行的认同与响应。这是第一个人体组织/器官的蛋白质组研究计划。美国、加拿大、欧盟、日本、韩国等国家和地区都已将蛋白质组学作为优先支持发展的领域,相继启动各具特色的大

型蛋白质组学研究计划。如日本启动了"蛋白质 3000 计划"（Protein 3000 Project），在结构蛋白质组研究项目上已投入 7 亿美元的研究经费。近年，蛋白质组学技术已在对癌症、阿尔茨海默病等人类重大疾病的临床诊断、治疗和发病机制以及新药物的开发等领域显示出十分诱人的应用前景。蛋白质组学研究必将成为 21 世纪生命科学研究的前沿和支柱。

二、再生医学将促进 21 世纪的医疗革命

再生医学（regenerative medicine）是指利用生物学和工程学的理论与实践方法，创造出原本功能丢失或损害的组织和器官，使其具备正常组织和器官的结构和功能。全世界每年约有上亿人遭受不同形式的组织器官创伤，人们对于各种用于移植的组织器官需求巨大。再生医学就是一门研究组织器官受损后修复和再生的学科。而干细胞（stem cell）则是再生医学的基础和核心，因为干细胞即人体的起源细胞，具有自我更新和多向分化的能力。所谓自我更新，即细胞通过有丝分裂产生的两个子代细胞仍具有分裂前的增殖和发育潜力；所谓多向分化，即具有向多种细胞发育的潜力。由受精卵发育分化而成的干细胞，最初形成原始胚胎干细胞，然后分化增殖为能形成人体各组织的全能干细胞，并逐步分化为亚全能、多能干细胞，最终分化为具有特定功能的组织专能干细胞。例如在造血组织中，存在血液、血管和间质 3 种组织的干细胞，分别称为造血干细胞、血管干细胞和间质干细胞。目前，干细胞疗法已成为生物医学的基础研究与临床研究的热点课题。2009 年，美国一家生物技术公司开展了世界上首例基于人胚胎干细胞的临床试验。该公司首先把人胚胎干细胞分化成运动神经元，再将这些细胞移植到瘫痪病人体内，并观察这些细胞能否恢复损伤的脊髓功能。近年，也有研究人员把由人胚胎干细胞分化成的视网膜细胞或心肌细胞分别应用于视力障碍的病人或心脏病病人的临床研究。值得注意的是，经过几十年的发展，造血干细胞移植已成为血液恶性疾病等人类疾患的一种规范化治疗手段，引领了整个干细胞临床应用的潮流。鉴于再生医学的诱人前景及干细胞技术的飞速发展，人们有理由相信干细胞治疗将会为人类许多目前难治之病，如神经退行性疾病（帕金森病、阿尔茨海默病等）、脑梗死、糖尿病、肾病综合征等，提供有效的治疗途径。

三、医学与众多学科融合发展为疾病诊断与治疗带来新突破

自 20 世纪 30 年代开始，物理学、化学的新概念和新方法被大量地引入生物学和医学，使生物学和医学有了长足的进步和发展。21 世纪的医学将更广泛地与自然科学、社会科学、工程技术和信息技术等多学科交叉渗透，呈现高度综合的趋势，其交汇融合的结果将会产生一些崭新的学科及高新的疾病诊治技术。例如，生物信息学是基于生物学与数学、物理学、化学以及计算机科学等诸多学科交叉发展而成，是随着基因组测序数据迅猛增加和蛋白质组计划实施而逐渐兴起的，其核心是基因组信息学和蛋白质组学。生物信息学的发展，极大地促进了分子生物学的发展。

在诊断方面，由于基因芯片（gene chip，又叫 DNA 微阵列，芯片上集成着数以万计的寡核苷酸、基因组 DNA 或 cDNA 等生物分子作为探针，可对样品的基因表达谱进行快速定性和定量分析）等高新技术的应用，可通过对个体基因组的分析，全面检测出与遗传因素和遗传性有关的疾病，并做到可靠预测、早期发现和准确诊断；各种内镜和导管技术等无创或低创性直视检查将深入到人体各个脏器和部位，获得精确的形态、功能和病理诊断；生物技术将提供多种多样的、敏感性和特异性都非常高的检测试剂，检测有关疾病的性质和程度；医学影像学发展，如 X 射线、CT、MRI、超声及核医学等技术以及相关设备的迅速发展，使得形态与功能共同成像，诊断与治疗兼而有之，成为临床常用手段之一；新型的电子计算机等人工智能（artificial intelligence，AI）技术将在远程会诊、计算机视觉、图像分析、机器学习以及自动化手术、AI 辅助诊断中发挥重要作用。在治疗方面，免疫反应这一器官移植的最大难题将被攻克，甚至可以实现异种移植和自体体外培养移植；基因治疗将有望被广泛应用，不仅可以治疗由基因缺陷与变异而引起的疾病，例如先天性疾病、恶性肿瘤等，还可以通过基因重组与修正，改造人体的生理，甚至是心理功能；在外科方面，将通过内镜或机器人完成许多手术，手术创伤将

降低至最低限度;应用遗传工程生产的"蛋白质类药物"逐渐增多,开辟了一条崭新的防治途径。精准的个体化医疗将不再是梦想。值得重视的是,纳米技术(nanotechnology)是指在细小到 0.1~100nm 尺度的物质进行制备、研究和工业化,以及利用纳米尺度物质进行交叉研究和工业化的一门综合性的技术体系,它将会在医学领域内有宽广的应用开发前景,如生物芯片、生物传感器。纳米生物学(nanobiology)将会促进基础医学理论的深入发展;利用纳米技术制成的"生物导弹"可导向定点给药,将肿瘤杀灭在萌芽状态;纳米细胞修复器可用于修复细胞内的各种病变,如线粒体、细胞核的病变。纳米晶体分子(nanocrystal molecule)以生物分子生成纳米量级的晶体,将导致声、光、电、磁、热等性能呈现新的特性,如在双链 DNA 分子表面制备多层金原子纳米晶体分子,形成超分子聚合物,可用于测试病毒 DNA 的存在。

四、预防医学发展将促进卫生革命

预防医学(preventive medicine)是从医学分化出来的一个独立学科群。预防医学以人类群体为研究对象,应用生物医学、环境医学和社会医学的理论,研究疾病发生的分布规律以及影响健康的各种因素,制订预防措施和对策,以达到预防疾病、促进健康和提高生命质量的目的。

以前,健康的标准只要求不生病。20 世纪 50 年代以后,世界卫生组织对健康的定义是:"健康是一种身体上、精神上、社会适应上完好的状态,而不仅是没有疾病和虚弱。"这打破了传统的健康观念,要求从身心健康的角度去审视健康。新的健康观使预防医学的任务发生了相应的改变。现在,预防医学已不仅仅是为预防而预防,而要求治疗与预防相结合,预防为主;求助与自助相结合,自我保健为主;医学与社会相结合,社会为主;生理与心理相结合,心理为主。

21 世纪的预防医学必然在防治结合、预防与保健相结合的基础上,向以增强体质、提高生命质量和人口素质为主的方向发展,体现社会大卫生战略,推动第三次卫生革命。另外,预防医学将在分子生物学和生物技术的促进下,生产出高效安全的新型预防药物以及多种高效疫苗;将根据基因图谱分析等先进方法和技术预测疾病,并采取相应的预防措施。总之,21 世纪将为疾病的预防开辟新纪元。

五、老年医学将成为新世纪的重要医学课题

由于社会进步、经济的发展以及现代医学技术的创新,人类的寿命明显延长。根据世界卫生组织报告,2015 年全球人类平均寿命 71.4 岁。由于人类平均寿命的延长,加上出生率下降,就全球范围而言,早已进入人口老龄化社会。1995 年,65 岁以上的老年人占全球总人口的 6.5%,2015 年已达到 8.5%,预计到了 2050 年,65 岁及以上人口将占全球总人口的 17%。因此,除老龄化带来的一系列社会问题外,老年医学已经成为 21 世纪医学研究的重要课题。目前,对人体老年性变化、老年病的防治以及老年人卫生与保健等领域的研究有较大进展,但对衰老机制还缺乏深刻的了解,尚不能有效地控制、延缓衰老。据专家估计,21 世纪将会掌握抑制衰老过程的医学技术,对衰老过程进行控制将会有重大突破。老年医学是全面了解老年人躯体、认知、情绪、功能、社会支持等方面的情况,有针对性地预防和治疗老年相关的疾病,最大限度地维持和恢复老年病人的功能状态。

六、全科医学

全科医学(general practice)又称家庭医学(family medicine),是一个面向个体、家庭与社区,整合了临床医学、预防医学、康复医学以及医学心理学、人文社会学科相关内容于一体的综合性医学专业学科;其专业领域涉及各种年龄、性别、各个器官系统以及各类疾病。其主旨强调以人为中心、以家庭为单位、以整体健康的维护与促进为方向的长期负责式照护,并将个体与群体健康照护融为一体。

全科医学诞生于 20 世纪 60 年代,是西方国家通科医生在长期实践经验的基础上,综合了现代生物学、临床医学、行为科学和社会科学的学科成果,用以指导医生从事基层医疗保健第一线服务的知识技能体系。

1968 年美国家庭医疗委员会成立,于 1969 年成为美国第 20 个医学专科委员会,全科医学也成为与内科、外科并列的临床二级学科。这对全科医学学科建立是一个重要的里程碑。这一学科于 20 世纪 80 年代后期传入中国,1993 年 11 月中华医学会全科医学分会成立,标志着我国全科医学学科的诞生。

七、系统生物学与系统生物医学

系统生物学(systems biology)是通过计算机运算、数学分析和建模等方法研究复杂生物系统组成成分(如基因、RNA 和蛋白质等)的构成,以及在特定条件下这些组分间相互关系的学科。它不同于以往仅仅关心个别的基因和蛋白质的分子生物学,系统生物学是在基因组学、蛋白质组学、转录组学和代谢组学等大规模测定技术以及生物信息学快速发展到一定高度以后发展起来的,是生物医学发展中多学科融合的一种必然性结果,被认为是"21 世纪医学和生物学的核心驱动力"。系统生物学的基本工作流程包括四个阶段:首先是对选定的某一生物系统的所有组分进行了解和确定,描绘出该系统的结构,包括基因相互作用网络和代谢途径,以及细胞内和细胞间的作用机制,以此构造出一个初步的系统模型;第二步是系统地改变被研究对象的内部组成成分(如基因突变)或外部生长条件,然后观测在这些情况下系统组分或结构所发生的相应变化,包括基因表达、蛋白质合成和相互作用、代谢途径等的变化,并把得到的有关信息进行整合;第三步是把通过实验得到的数据与根据模型预测的情况进行比较,并对初始模型进行修订;第四步是根据修订后的模型的预测或假设,设定和实施新的改变系统状态的实验,重复第二步和第三步,不断地通过实验数据对模型进行修订和提升,目标就是要得到一个理想的模型,使其理论预测能够反映生物系统的真实性。

系统生物医学(system biomedicine)是系统生物学的医学应用研究,采用组学生物技术、计算机数学建模和基因生物技术等规模化、系统化与高通量化研究生物医学的学科,包括生物系统理论和系统生物技术在生物医学研究中的应用。系统生物医学直接以临床面临的重大科学问题为切入点,在系统理论指导下,把人体作为一个系统来进行研究,借鉴反向工程学的思路,采用"自下而上"的研究策略,通过大规模提取反映人体系统特性的各类生物信息和数学建模,深入研究基因组信息与环境信息在人体水平上的相互作用。系统生物医学不仅可以描述和预测生物结构、功能、表型、行为、作用途径、网络模型和整个生命活动的路线图,而且可以模拟疾病发生、发展的过程,指导疾病筛查与诊断、预防和治疗、发展和设计新的药物,为引领现代医学进入 3P 医学,即预防性(preventive)医学、预测性(predictive)医学和个性化(personalized)医学的时代作出贡献。我国传统中医学所提倡的阴阳平衡和辨证论治的思想正与系统生物学和系统生物医学的论点不谋而合。中医在治病用药过程中强调整体平衡和阴阳平衡,而不局限于一个疾病、一个细胞或一个分子。如对传染病治疗的指导思想是在强调祛邪的同时更强调扶正;在中药的使用上重视配伍,讲究不同手段和不同用药方法的结合;中医学所提出的"君臣佐使"的概念则是一个完整的系统论的思想。

八、微创外科

微创外科(minimally invasive surgery,MIS)是通过微小创伤、微小入路甚至是无创的自然腔道,将手术器械、物理能量或化学药剂送入人体内部,完成对人体内环境稳定状态下手术目标的灭活、切除、修复或重建等外科手术操作,从而以达到治疗目的的外科技术分支。

狭义的微创外科特指腹腔镜外科,即通过连接镜头的摄像系统和特制腹腔镜器械进行的外科手术。在其发展过程中有几个重要节点:1910 年由瑞典医生 Jacobaeus 发明了近代的气腹机及观察镜;1938 年由匈牙利医生 Veress 发明了气腹针并沿用至今,是安全有效地建立气腹的方式;1963 年德国 Semm 医生发明了腹腔镜下的基本手术器械;而 1987 年法国 Mouret 医生首次完成腹腔镜下胆囊切除术,标志着腹腔镜手术时代的开始。

广义的微创外科是指腔镜外科和内镜外科。它包括一切小切口及微小创伤的外科治疗手段,如胸腔镜、关节镜、椎间孔镜、经皮肾镜、输尿管镜及各种介入技术等,几乎覆盖到所有的外科专业。相对于传统开放手术而言,微创外科成为一种外科的思维方式与哲学。其飞速发展受益于观念、器械的更新。20世纪60年代,开放手术视野良好,切除干净,被认为是解决外科问题尤其是治疗肿瘤的金标准术式。近年来,得益于循证医学的发展,大样本数据证明了许多腹腔镜手术的疗效可以达到甚至超过开放手术,且手术安全性更高,病人的术后并发症更少,恢复更快。

如果说微创外科是外科技术的皇冠,那么机器人外科则是皇冠上的明珠。从2001年起,美国达芬奇手术机器人投入临床使用。与标准腹腔镜相比,手术机器人的优点体现在3D视野,坐姿手术,过滤无效操作,器械多角度的自由活动范围等,其操作更为精细,设计更符合人体工学要求。近几年来,全世界机器人手术的业务量迅猛发展。机器人外科与人工智能技术结合,将成为未来微创外科发展的主要方向之一。

微创外科的问世绝非偶然。病人创伤小、恢复快,节省大量人力物力,社会、经济效益满足了社会发展的需要。手术机器人微创技术的出现,是精准医学与高科技发展相结合的必然结果。

手术学发展的总体趋势是器官移植、组织替代与微创技术。微创技术将由小创伤代替大创伤,无创伤方法代替有创伤。人类终将由微创外科进入无创外科时代。

九、循证医学

随着20世纪后半叶疾病谱的改变、全球医疗资源有限且分布不均、医疗模式的改变、临床流行病学等方法学的发展和信息化技术的实用化,循证医学(evidence-based medicine,EBM)在这种背景下诞生。循证医学自其提出就是一个系统化的理念,迄今最广为接受的定义是:慎重、准确和明智地应用当前所能获得的最佳的研究证据,同时结合医生的个人专业技能和多年的临床经验,并考虑病人的价值和愿望,将三者完美结合制订出病人的治疗措施。2014年Gordon Henry Guyatt进一步完善循证医学的定义为"临床实践需结合临床医生个人经验、病人意愿和来自系统化评价和合成的研究证据",该定义明确了何为"最佳的研究证据"。从定义可以看出,"证据"及其质量是实践循证医学的决策依据,专业技能和经验是实践循证医学的基础,充分考虑病人的期望或选择是实践循证医学的独特优势。

实践循证医学的步骤为五步:提出问题,查找证据,评价证据,应用证据和后效评价。循证医学的研究方法包括原始研究、二次研究和转化研究这三类研究方法。原始研究方法包括病因及危险因素研究、诊断性试验及筛查研究、治疗性试验研究、预后研究、不良反应及危害研究、病人生存质量研究、制定研究的报告规范、证据分级及推荐强度标准研究、方法学质量评价工具的研发和卫生经济学研究,亦有学者将卫生经济学研究归类在转化研究中。二次研究是相对原始研究而言的,它是指对一系列的原始研究结果进行再次研究、综合和创新。二次研究的方法主要包括系统综述和Meta分析。转化研究方法包括临床实践指南、临床路径、临床决策分析、卫生技术评估、循证卫生决策研究和知证卫生决策工具。

四川大学中国循证医学中心创始人李幼平研究员认为循证医学应遵循"基于问题的研究、遵循证据的决策、关注实践的结果和后效评价、止于至善"原则。当下,循证医学已经发展为循证科学(evidence-based science,EBS),在各个领域得到了广泛的研究、传播与应用,如循证教育学、循证司法与犯罪学、循证生态学、循证天文学、循证情报学等。

十、转化医学

转化医学(translational medicine)是将基础医学研究和临床治疗连接起来的一种新的思维方式。建立在基因组遗传学、组学芯片等基础上的生物信息学,同系统医学理论与自动化通信技术之间的互动密切,加快了科学研究向工程应用转变的产业化过程,应用于医药学也将导致基础与临床之间的距离迅速缩短。转化医学意味着整个医学模式的转变。这种新的医学模式是将预测、预防、早期干预和个体化治疗作为将来临床医学发展的方向。

转化研究(translational research)是开展转化医学的具体路径,可分为 T1 型和 T2 型。T1 型是指通过对发病机制的新认识,从实验室研发新的诊断、治疗和预防的方法以及应用到临床前期,即"从实验台到病床",是将基础研究应用到临床前期或者临床研究,主要解决基础研究成果如何进行转化的问题。T2 型是指将临床研究的结果应用于日常的临床实践和卫生决策中,即将研究证据在循证基础上的应用推广,主要解决如何在疾病的临床及预防方面进行应用推广的问题。

如何有效转化到临床?循证医学在此中发挥着不可替代的作用。循证实践是转化医学的一个重要步骤,属于转化医学的第二阶段(T2),转化的手段是通过实施临床实践指南和临床路径,将临床干预研究最终应用到临床诊疗决策中。有学者认为循证临床实践是最大的转化医学。

十一、精准医学

长期以来,人们已习惯了针对同一种疾病按照相同的剂量服用同样的药物。但科学的发展已经使人们认识到,药物反应(包括疗效和毒性)存在着极大的个体差异。因此,了解此类个体差异的机制,对于临床合理用药和新药开发均具有重要的意义。个体化医学(personalized medicine)就是在这种背景下被提出的,是指根据每个人的疾病基因组信息进行疾病风险预测和疾病治疗,即个体化医疗。

精准医学(precision medicine)是一种将个人基因、环境与生活习惯差异考虑在内的疾病预防与处置的新兴方法,是以个体化医疗为基础、随着基因组测序技术快速进步以及生物信息与大数据科学的交叉应用而发展起来的新型医学概念与医疗模式。其本质是通过基因组、蛋白质组等组学技术和医学前沿技术,对大样本人群与特定疾病类型进行生物标志物的分析与鉴定、验证与应用,从而精确寻找到疾病的原因和治疗的靶点,并对一种疾病不同状态和过程进行精确分类,最终实现对疾病和特定病人进行个性化精准治疗的目的,提高疾病诊治与预防的效益。与个体化医学相比,精准医学更重视"病"的深度特征和"药"的高度精准性;是在对人、病、药深度认识基础上,形成的高水平医疗技术。目前,精准医学的短期目标为治疗癌症。癌症精准医学计划希望进一步借助基因组测序和信息分析,来解释癌症药物抗性的原因,阐明癌症基因组的异质性,解析癌症复发和转移的机制,建立癌症联合用药新的应用指南等,最终形成对癌症精确诊断、分子分型、治疗应答预测的标志物等一套精准医学指标。

在新的医疗发展体系下,精准医学必然成为发展的大趋势,也逐渐成为现代医学中难以替代的新方向。

十二、医学整合

医学整合的概念最早在 20 世纪 70 年代由美国学者恩格尔提出,他认为医学模式应该从单纯的生物医学模式转化为生物-心理-社会医学模式,也就是生物医学与行为科学、社会科学的整合。医学整合的基本内容是"立足于生物-心理-社会等各种学科,认识疾病和健康不仅应从生物学的变量来测定,而且必须结合心理、社会因素来分析综合,并且必须从生物的、心理的、社会的水平采取综合措施来防治疾病、增进健康"。医学整合是医学发展适应于整体化趋势的反映,也是推动医学模式转变的本质要求。

医学整合的出发点,是将人、人体生命、身与心、疾病与健康的知识视为一个系统,而不是彼此隔离、互不相关的专业学科或知识片段。医学整合的目标是充分发挥医学的科学、人文价值潜能,使医学协调、均衡、科学地发展,以适应医学发展的内在需要,满足社会对医学和卫生保健服务的需求。

目前从医学科学发展和卫生体系变革的视角出发,医学整合主要包括九个方面:①学科之间的整合,主要是指基于医学门类下的分支学科的整合,如公共卫生与临床医学、临床医学与预防医学、人文学科与医学的整合等;②卫生保健服务的整合,主要是指从改善和提高人群健康的角度,在医疗、预防、保健、康复服务和健康促进等方面的整合,如通过初级卫生保健整合基本医疗、预防卫生保健服务和公共卫生服务,全科服务与专科服务的整合等;③服务体系与组织结构层面的整合,如基本卫生保健服务体系与二、三级医疗卫生服务体系及机构的整合,医疗机构的纵向整合与横向整合等;④服务理念与服务模式的整合,如建立"以病人为中心"和将病人与疾病作为一个整体来考虑的理念,以改善健康为卫生系统最终目的,通过人文、精神、心理和社会医学与生物医学的整合提供整体化服务的模式;⑤医学技术和干预的整合,即不同医学技术之间、干预措施之间的整合,包括诊疗技术、预防保健干预技术、保健康复技术等方面的整合,如对慢性病、出生缺陷采取多学科诊治的融合和综合干预等;⑥服务提供部门的整合,主要是指对不同的医疗卫生服务提供部门的整合,如在基本医疗卫生服务中整合公立、私立部门;⑦管理体制的整合,主要涉及卫生系统内部管理职能、管理体制之间的整合,以及卫生系统与其他相关部门的整合;⑧医疗卫生资源的整合;⑨医学教育的整合,为培养大批具有创新能力的复合型医学人才,进行必要的医学教育整合是至关重要的。

医学整合可以促进医学系统各组成部分的相互作用、相互联系,增进了彼此互动、功能协同,产生"1 加 1 大于 2"的"非加和"效应,由此形成系统整体性,这将有助于实现"卫生保健是安全的、有效的、及时的、公平的和以病人为中心的"基本理念。

本章思维导图

但是,我们也应清醒地看到,医学整合是医学的重新建构和再造,在医学整合理念和实践的磨合中,各学科、各组织将会出现新的不平衡,整合后的医学与外部环境在不同方面和不同层次上也会产生新的问题甚至矛盾或冲突,所以,医学整合将是医学发展的一种长期态势。

本章目标测试

(赵 杰)

第四章 | 中医学的形成与发展

战国至秦汉时期,《黄帝内经》《神农本草经》和《伤寒杂病论》等中医名著相继问世,标志着中医学的理论体系初步形成。此后,历代医家不断总结临床实践经验,使中医理论体系逐步完善发展。中医学在发展中形成了多个专科。中华人民共和国成立以来,国家重视中西医结合医学的发展,优势互补,促进了现代医学的繁荣。

第一节 | 中医学的基本理论

中医学(traditional Chinese medicine,TCM)的理论体系是一种自成系统的医学理论体系,以古代朴素唯物论的辩证法思想为基本方法,研究及论述中医学的基本知识、基本理论及基本规律。中医学的理论体系主要由阴阳五行、藏象、经络、病因病机、诊法辨证、治则治法以及预防养生等部分组成。

一、阴阳五行学说

阴阳学说是古人在解释宇宙万物本原和联系的尝试中产生的。阴阳学说认为世界统一于物质,世界的本原是物质性的元气。元气分为阴气和阳气两大类,阴气与阳气的相互作用产生了万事万物。但是,阴阳并不代表某种具体的事物,只是一种属性概念,如明亮、温热称作阳,晦暗、寒凉称作阴。在《易经》中,阴阳学说已经形成,用以观察自然现象,说明万物对立统一的两个方面及其相互转化的关系。战国时期的医家在认识人体的过程中引用并发展了阴阳学说,用以说明人体的生理、病理现象,并指导诊断与治疗,从而使阴阳学说成为中医理论体系的重要组成部分。

所谓五行,即金、木、水、火、土五种基本物质元素及其运动变化。它们之间存在着相互生化、相互制约的关系:金生水,金克木;木生火,木克土;水生木,水克火;火生土,火克金;土生金,土克水。《黄帝内经》利用五行之间相生、相克的变化规律来解释人体的生理、病理现象,指导诊治疾病和判断预后。

《黄帝内经》指出"阴平阳秘,精神乃治,阴阳离决,精气乃绝""阳胜则热,阴胜则寒",认为人体在生理情况下阴阳是相对平衡的,一旦平衡失常,就会出现病变。而五行生克制化则用以说明脏腑的相互关系,如肺金制约肝木、肾水制约心火、脾土生万物、肾水滋肝木等。

阴阳学说和五行学说虽然同为中医学理论体系的重要组成部分,但两者仍有不同的渊源,各有自己的特殊研究领域,所以仍然是两种学说。作为一种哲学思想,阴阳学说是中国古代的一种对立统一理论,认为宇宙万物均存在两种对立的力量,即一方面存在阴性特征,另一方面存在阳性特征,它们交感互藏、对立制约、互根互用、相互转化,由此衍生出自然界。五行学说是研究事物内部以及事物之间的关系,用以补充阴阳学说。

二、藏象学说

脏腑,是中医学对内脏的总称,包括五脏(肝、心、脾、肺、肾)、六腑(胆、胃、大肠、小肠、膀胱、三焦)和奇恒之腑(脑、髓、骨、脉、胆和胞宫)。藏象学说以五脏为中心,探讨人体各脏腑、组织器官的生理功能、病理改变及其相互影响。古人将脏腑学说称之为"藏象",以"藏"代表"脏"字,"象"是代表外在的征象和比象。《黄帝内经》中最早出现脏腑一词,如《素问·阴阳应象大论》指出,"人有五脏,化五气""生喜怒悲忧恐",反映当时的中医学已掌握粗浅的解剖学和生理学知识。

藏象学说的形成主要包括三个方面：①解剖学基础：早在公元前一千四百年已有耳、目、口、鼻等多种人体器官的名称记载。《难经·四十二难》更明确指出"肾有两枚，重一斤一两……肝独有两叶"。清代的王清任在其所著的《医林改错》中还描绘了脏腑的图形。所有这些对脏腑的形态学方面的认识，都是通过对人尸体解剖而获得的。②生理和病理基础：《黄帝内经》指出"心主血脉""肝藏血""肺主气""肾主水""大肠主传导糟粕""胃为水谷之海"等，反映当时对心、肝、肾、肺、胃和大肠的生理功能已有朴素的认识与了解。东汉医家张仲景在其所著的《伤寒杂病论》中更明确指出脏腑功能失调是疾病发生和转归的重要因素。③丰富的临床经验：在长期的临床实践中，历代医家在应用理、法、方、药时密切联系脏腑，提高了治疗效果，表明藏象学说对指导临床实践具有重要作用。

但是，中医学所指的脏腑，其名称虽然与现代医学的相同，但其生理作用和病理生理的内涵则不完全相同。例如，中医学认为，肾主骨，生髓，主水，主纳气，肾藏精，开窍于耳，其华在发等，与现代医学认识的肾不是一样的概念。

三、经络学说

经络学说是中医学理论体系的重要组成部分，对阐明人体的生理、病理以及指导临床诊断与治疗均具有重要意义。《灵枢·经别》中指出："夫十二经脉者，人之所以生，病之所以成，人之所以治，病之所以起，学之所始，工之所止也，粗之所易，上之所难也。"《医学入门》亦指出："医而不知经络，犹人夜行无烛。"

经络系统主要由十二经脉、十二经别、奇经八脉、十五络脉、十二经筋、十二皮部等组成。

中医学认为，经络有运行气血，联系人体上下内外表里、脏腑器官和各种组织，调节平衡，对抗外邪，保护机体等作用。

四、病因病机

《黄帝内经》中对病因的论述已比较全面，不仅论述了风、寒、暑、湿、燥、火的性质及致病特点，也很重视情志变化，即喜、怒、忧、思、悲、恐、惊的致病作用。同时，还重视饮食不节、房劳过度等致病因素。

《金匮要略》中将病因归为三类："一者，经络受邪入脏腑，为内所因也；二者，四肢九窍，血脉相传，壅塞不通，为外皮肤所中也；三者，房室、金刃、虫兽所伤。以此详之，病由都尽。"这为宋代陈无择系统化、理论化地创立三因学说奠定了基础。

中医对病机即病变的机制也早有描述。《黄帝内经》强调内因，即正气的强弱在疾病发生发展中的作用。"正气存内，邪不可干""邪之所凑，其气必虚"，已成为中医的警句名言。

五、诊法与辨证

中医的诊法包括望诊、闻诊、问诊、切诊四诊。通过四诊可了解病人的病史、症状、体质、病因等，继而进行综合分析，对疾病的性质、病变部位、邪正虚实等作出较客观的判断，为治疗提供依据。

中医学的一个特点是整体观念，中医诊法不是孤立地看待每一诊法所获得的临证资料，有时甚至采用"弃脉从症"的诊断方法。同时，诊法还结合季节、气候、地理、节令、性别和职业差异等情况。

经过历代的总结和发展，诊法已成为中医学的一个学科——中医诊断学。

辨证，就是分析、辨别疾病的证候，也就是把望诊、闻诊、问诊、切诊所获得的病史、症状和体征等资料，运用中医学的脏腑、经络、病因、病机等基本理论和方法，综合分析病人的症状、体征产生的病因及其之间的相互关系，从而作出明确的诊断。

目前，中医临床常用的辨证方法有八纲辨证（即阴、阳、表、里、寒、热、虚、实）、气血津液辨证、脏腑经络辨证、六经辨证、卫气营血辨证、三焦辨证等，适用于不同疾病的诊断。

中医学的另一特点是辨证论治，即根据辨证的结果确定相应的治疗手段，因此，辨证和论治是中医学理、法、方、药具体运用不可分割的两部分。张仲景在《伤寒杂病论》中以六经论伤寒，以脏腑论杂症，并提出了辨证论治的基本原则，使中医理论和临床实际紧密结合。

六、治则与治法

治则是治疗的基本原则。中医学的治疗原则有调整阴阳、扶正祛邪、治病求本、三因制宜、正治反治等。中医学认为,疾病的发生是人体阴阳失调的结果,所以调整阴阳是治疗疾病的根本法则,方法是损其偏盛、补其偏衰。疾病的过程就是正气与邪气相互斗争的过程,治疗疾病就要扶助正气、祛除邪气。治病求本是重要原则,但在运用时要根据标本缓急不同,急则治其标,缓则治其本,标本俱急则标本兼顾。三因制宜指因人、因时、因地制宜。因人制宜,就是要根据病人的年龄、性别、体质等情况,制定适宜方药的治疗原则。因地制宜,就是根据不同地区的地理环境特点来处方用药。因时制宜,就是根据不同季节的气候特点来考虑处方用药的差别。正治是指一般的常规治疗方法,即逆着疾病的性质、病机而治,例如,寒者热之、热者寒之、虚则补之、实则泻之。由于正治所用药物的药性与疾病的证候相反,故又称"逆治"。反治是指顺从证候外在假象的治疗原则。一些复杂的疾病,其临床表现只是一种假象,与主要的内在发病原因不相符,例如"真寒假热证""真热假寒证"等。如果以寒药治疗前者,以热药治疗后者,则会加重病情,故应透过现象,辨清真假,治其本质,即"以热治热""以寒治寒"。由于反治所用药性与疾病的假象相顺,故又称"从治"。

治法是对治则的具体体现和实施。医生根据辨证的结果,在治则的指导下,对不同病证采取的具有针对性的治疗方法。例如滋阴补阳、益气养血、发汗解表等就是扶正祛邪这一治则指导下的具体治法。

七、养生与预防

养生即保养生命,中医学又称"摄生""道生"等,其基本原则包括顺应自然、神形共养、摄养有常、调养脾肾等。中医学很早便重视养生,《黄帝内经》指出"上古之人,其知道者,法于阴阳,和于术数,食饮有节,起居有常,不妄作劳,故能形与神俱,而尽终其天年,度百岁乃去"。先秦诸子中,《老子》提出天人相应的养生法则,《庄子》中提出"吹呴呼吸,吐故纳新,熊经鸟申"。此后,东汉华佗创五禽戏,晋代葛洪提倡气功摄生。《备急千金要方》中的《养性》一篇则是这一时期最具代表性的养生论著。

中医预防以治未病(preventive treatment of disease)为核心,采取各种措施防治疾病的发生与发展。战国时期,《黄帝内经》提出了中医治未病的基本理论。《伤寒杂病论》中将"既病防变"和"病后防复"纳入了治未病的范畴,丰富了中医治未病理论的内涵。唐代孙思邈将疾病分为未病、欲病和已病三个阶段,提出"上医治未病之病,中医治欲病之病,下医治已病之病"。明清时期,治未病理论在实践中得到了广泛的应用。清代叶天士在《温热论》中指出"务在先安未受邪之地",并针对病邪提出了具体的防治手段。吴鞠通在《温病条辨》中提出保津液、防伤阴的治疗原则,这也是治未病思想的体现。近年来,中医治未病的思想在建立我国预防保健体系的过程中发挥了重要作用。

第二节 | 中医学各专科的形成和发展

一、中医诊断学

西晋王叔和搜集有关脉法资料,结合临证经验,著成《脉经》十卷,成为我国第一部脉学专著。《脉经》确立了寸口诊脉法,解决了寸关尺定位及脏腑分配等关键问题。同时,还详述了 24 种脉象的鉴别方法,成为我国脉学发展的基础。

宋代崔嘉彦于 1189 年撰《崔氏脉诀》,以浮、沉、迟、数为纲,以风、气、冷、热主病,将《脉经》的二十四脉,《脉诀》的长、短脉加以论述,精炼了脉学。

施发于 1241 年撰《察病指南》3 卷,其内容以脉诊为主,包括审诸病生死脉法。除脉诊外,尚有听声、察色、考味等诊法,为现存较早的诊断学专著。

元代杜本在《敖氏伤寒金镜录》中描述了 36 种验舌法,并附舌图及所主证候与治法,是我国最早的验舌专书。

明代李时珍《濒湖脉学》摘取诸家脉学精华,详辨27脉之异同,编有歌诀,便于记诵。

二、中医内科

隋代巢元方《诸病源候论》所载内科疾病27卷,详列内科病症达784条,对病因和证候作了具体的分析和细致的描述,其中对消渴、绦虫病、恙虫病、麻风病等的认识已达到很高水平。

宋元时期,关于内科杂病方面的理论和医疗实践都有新的发展。《圣济总录》一书,以18卷分为86个子目,专题讨论"诸风"的辨证论治。元代葛可久的《十药神书》一卷,是治疗肺痨病的专著。

明、清时期,中医内科的发展主要有以下三个方面。

1. 人痘接种术的发明　16世纪,我国在出疹性传染病方面积累了不少经验,发明了预防天花的人痘接种术,方法有痘衣法、痘浆法、旱苗法、水苗法4种。17世纪种痘术已传到日本、俄罗斯等国,18世纪传遍欧亚各国。

2. 温病学说的创立和完善　明代吴有性于1642年著《温疫论》,创立"戾气"学说,论述了戾气的特殊性、物质性、传染性、选择性、偏中性,充分阐述了传染病的特点。清代叶天士创立了"温邪上受,首先犯肺,逆传心包"的理论,以卫气营血作为温病的辨证纲领,创造性地发展了查舌、验齿、辨别斑疹与白痦等温病特殊诊法,提出了辛凉解表、清热解毒、凉血滋阴等治法及药物,成为温病学说的奠基人之一。

3. 产生了许多医家及治疗方法　此时医家林立、互有论争,促进了理论的发展。同时,也产生了补气活血、活血化瘀等治疗方法。

三、中医外科

中医外科远在周代已独立成科,当时四科之一的"疡医"就相当于外科。

公元479—502年间,南齐龚庆宣整理的《刘涓子鬼遗方》是我国现存第一部外科学专著。该书记述了金疮、疮疖等外科疾病,为后世外科"消、托、补"三法的确立奠定了基础。

《诸病源候论》中关于肠吻合、血管结扎术等的记载,从另一方面展示了外科的发展。

宋代《太平圣惠方》最早提出了治疗痈疽疮疡的两大内治法则——内消、托里,在外科治疗上很有价值。而杨士瀛《仁斋直指方论》(公元1264年)则最早叙述了癌的特征。

明、清时期外科又有了很大进展,主要表现在三个方面。①外科理论的提高:如薛己的《外科枢要》将全身疮疡分为30余种,并对各种瘤病作了描述。王维德的《外科全生集》将外科病症分为阴阳两大类,施以不同治法。②外科手术的进展:王肯堂的《疡医证治准绳》(公元1608年)记载了多种外科手术方法,有许多是中医外科史上最早应用的。③专病专书的出现:公元1632年陈司成撰写的《霉疮秘录》是最早的梅毒病专书。他在书中记述了梅毒不同病期的证候,提出了用丹砂、雄黄等含砷药品治疗,这是世界医学史上最早应用砷剂治疗梅毒的记载。

四、中医骨伤科学

中医骨伤科学是我国人民在长期与各种伤病作斗争中形成与发展起来的一门独特的中医学科,主要防治气血、脏腑、皮肉、筋骨及经络损伤等疾患。骨伤科学又被称为接骨、正骨、金疮、折疡和伤科等。早在殷商时代,人们已对一些骨伤科疾患,如疾手、疾足、疾胫、疾止等有所认识,并使用金属的刀针治骨伤疾病。周代的疡医已对创伤作了分类,即"皮曰伤,肉曰创,骨曰折,骨肉皆绝曰断",并应用内治和外治的疗法治疗创伤骨折,去腐生肌和药物治疗伤口感染,甚至能完成一些病灶清除手术。

马王堆汉墓发掘的医学帛书保存了春秋战国时期诊治骨折、创伤及骨病的丰富经验,包括手术、练功及方药等。《足臂十一脉灸经》记载了"折骨绝筋"(即闭合性骨折),《阴阳脉死候》记载了"折骨列(裂)肤"(即开放性骨折),《五十二病方》载有"骨疽""骨瘤"等骨伤病症。成书于东汉的《神农本草经》载有中药365种,其中应用于骨伤科的药物约100种。魏晋、南北朝时期,医家对骨伤疾病的诊断与治疗技术明显提高,如发明了颞颌关节脱位口内整复方法,"令人两手牵其颐已,暂推之,急出大指,或咋伤也"(《肘后救卒方》)。这种手法复位方法至今沿用。该医书还记载了竹简夹板固定骨折技术。

隋唐时期,骨伤科得到更大的发展,已居为一门独立的学科。唐代孙思邈著《备急千金要方》《千金翼方》在骨伤科方面总结了补髓、生肌、坚筋、固骨类药物,介绍了复苏、止血、镇痛、活血化瘀等疗法。

宋元时期中医学学术争鸣,促进了中医骨伤科的迅速发展。宋朝"太医局"设立"疮肿兼折疡科",元代"太医院"设"正骨科"和"金镞兼疮肿科"。元代危亦林所著《世医得效方》中的正骨金镞科,是我国现存文献中水平很高的骨科专论。元代对脊椎骨折采用的悬吊复位法是骨科史上的创举,早于英国达维斯600余年。

随着年代的更替,历代医家不断创新。中华人民共和国成立以后,国家重视中医学的发展,骨伤科的专业队伍迅速壮大,逐步形成了具有中西医结合特色的骨伤科学,诊治技术日益精湛。

五、中医妇产科

我国很早就注意妇女的妊娠胎产问题。甲骨文已有关于妇女生育的记载,战国时已有专治妇女病的"带下医",马王堆出土的《胎产书》论及妊娠十月养胎法。

《诸病源候论》中载有妇人病8卷,总计283论,探讨妇产科多种疾病的病因病机。唐代孙思邈《备急千金要方》更将妇产一门列于卷首。唐末《经效产宝》中对妊娠、难产、产后等妇女常见病的诊疗方法都有论述,是我国现存最早的妇产科专书。

宋元时期妇产科发展较快,出现了一批妇产科专著。如杨子建于1098年撰《十产论》一书,详述横产、倒产、坐产、碍产等各种难产的处理方法,其中转胎手法是异常胎位倒转术的最早记载。

明、清时期妇产科的证治,积累了不少新经验,著述也很多,现存约100种。

六、儿科

两晋、南北朝时儿科著作约有几十种。隋唐间的《颅囟经》是现存最早的儿科专著。唐代孙思邈《备急千金要方》将儿科分为9门,对小儿的发育、护理、哺乳、卫生等均有论述。

宋元时期的儿科领域,以钱乙及其《小儿药证直诀》为著名。

明、清时期儿科全面发展。薛铠的《保婴撮要》强调母儿同治。万全的《万密斋医书十种》,半数为儿科著述。清代夏禹铸的《幼科铁镜》是影响较大的儿科专著,以望面色、审苗窍、从外知内方面见长。

七、五官科

甲骨文时代已有"疾目""疾耳""疾齿""疾自(鼻)"的记载,战国的扁鹊也曾作"耳目痹医"。

晋代已有关于兔唇修补术的记载。隋代《诸病源候论》除详论口齿疾患36种外,还载有45种目病。

明、清时期,五官科的发展比较显著。明代《普济方》中耳鼻咽喉口齿科共18卷,内容相当丰富。清初傅仁宇的《审视瑶函》是一部内容全面的眼科专著,全书记载眼科病症108种,300多个方剂,附有插图。还论述了眼与脏腑的关系,眼科病症的证治,介绍了针灸在眼科的应用,专门谈及金针拨障手法。薛己的《口齿类要》记载了口、齿、舌、唇、喉疾病的辨证治疗,是现存早期的中医齿科专书。喉科名医郑梅涧的《重楼玉钥》,介绍了咽喉部解剖生理,论述了咽喉部疾患的证治和预后,还对口、齿、耳部疾患的证治经验作了介绍,对针灸术在咽喉部疾病的治疗作了专卷论述,是一部实用的喉科重要医书。

八、针灸科

针灸术是中医学中独具一格的治疗方法。作为秦汉以前临证实践最常使用的技术,在《黄帝内经》《难经》中已有详细描述,在实践中还产生了扁鹊、华佗等针灸圣手。魏晋时期皇甫谧对针灸学进行了首次大总结,完成了我国现存最早的针灸专著——《针灸甲乙经》。该书12卷,128篇,系统整理人体腧穴,定腧穴349个,提出了分部划线布穴的排列穴位的方法,阐明了针灸操作方法和针灸禁忌,总结了临床针灸的经验和按病论穴的原则。

五代及宋金元时期针灸学有很大发展。宋代王惟一制造了针灸铜人两具,体表刻穴657个,还撰成《新铸铜人腧穴针灸图经》3卷。元代滑寿的《十四经发挥》在经络理论上提出奇经八脉的任、督二脉,皆有专穴,与其他奇经不同,应与十二经脉相提并论而成为十四经,为后世所遵循。

明代是针灸发展的高潮,主要成就是对前代针灸文献进行广泛的收集整理,出现了《针灸大成》等汇总之作;在单式针刺手法基础上形成了20多种复式手法;灸法也从艾炷的烧灼法向用艾卷的温和灸法发展,后又加药灸、辨证施灸;对于历代不属经脉循行部位的穴位进行整理,形成奇穴一类。

清代,针灸转入低潮,公元1822年,清王朝竟以"针刺火灸,究非奉君之所宜"为由命太医院永停针灸一科。

九、药物学

晋唐盛行的炼丹术为化学制药的产生创造了条件,此时期药物著作大量增加。南朝陶弘景的《本草经集注》,是对汉魏以来本草学的一次较为全面的总结。书中载药730种,改上、中、下三品分类为玉石、草木、虫兽、果、菜、米食及有名未用七类,这是药物分类上的一大进步。由苏敬等20余人编撰、唐代政府组织颁行全国的《新修本草》是我国第一部药典,比欧洲第一部药典——《纽伦堡药典》早800多年。《新修本草》载药844种,书中有关药物的图谱、图经,是我国本草学史上的创举。宋朝对本草著作非常重视,在200多年间先后9次组织编修和颁行国家药典性质的本草专著。公元1058年完成的《本草图经》有药物插图933幅,是我国第一部刻版印刷的药物图谱。唐慎微的《经史证类备急本草》,收药1558种,附方3000余首,代表了宋代药物学的最高成就。

明代李时珍经过27年的艰苦努力,终于完成药物学巨著《本草纲目》。全书52卷,具有多方面的重要成就:总结了16世纪以前我国的药物学,收载药物1800余种,附图1000余幅,药方1万多个;纠正了以往本草书中的错误;提出了当时最先进的药物分类法,把药物分为16部,60类,纲目清晰;系统地记述了各种药物的知识;纠正了一些反科学的见解;丰富了世界科学宝库;辑录保存了大量古代文献。该书问世不久即传到国外,先后被译成日、法、德、俄等多种文字,在国外产生了重大影响。

十、方剂学

方剂学的发展是在孙思邈"人命至贵,有重千金,一方济之,德逾于此"的观点影响下,以方剂数量的大量增长为标志的。

孙思邈积数十年之心血,著成《备急千金要方》,后又花了30年时间著《千金翼方》,共载方6500多首。宋代《太平圣惠方》载方16834首,是我国第一部由政府组织编写的方书。明代朱橚等编写的《普济方》载方61739首,是中国医学史上最大的一部方书。

在方剂学理论方面,北齐徐之才的《药对》,根据药物的功效,提出"宣、通、补、泄、轻、重、滑、涩、燥、湿"的分类方法,成为后人以功能分类的基础。金代成无己的《伤寒明理论》中的"药方论",开方论之先河,是方剂学理论的一大发展。公元1682年汪昂的《医方集解》,按功能将方剂分为21门,书末附救急良方,使方剂学分类更趋完善。

第三节 │ 中西医结合与中医学的发展

一、中医学外传国外

早在秦汉时期,中医学就流传国外。据越南史书记载,公元前257年,中国医生崔伟曾在越南行医。三国时名医董奉在越南治愈了交趾太守杜燮的重病。唐代,中国与越南的医药交流进一步加强。唐代诗人与医学名家刘禹锡和沈全朝在越南访问期间也传播了中国医药知识。元代医生邹庚曾用针灸治好了越南裕宗皇帝及皇子的疾病,被封为御医,官至宣徽院大使兼太医使。

公元 562 年,中国医学已流传日本,吴人知聪携《明堂图》等医书 160 卷到日本,唐代扬州高僧鉴真到日本与佛教同道交流的同时也传播医学知识。明清时代,中日的医学交流进一步发展。例如,日本人竹田昌庆到中国向道士金翁学习中医学与针灸术。钱塘人戴曼公于 1652 年赴日传授医学,把人痘接种法传授给日本人。1752 年中医学名著《医宗金鉴》传入日本。

中朝两国的医学交流源远流长,514 年,梁武帝应百济国(朝鲜的"三国时代"之一)的要求,派遣医工等人才到百济国交流。在宋代两国的医学交流达到新的高峰,中国先后两次派遣医官赴高丽教授中国医学。在医事制度上,高丽国也仿效宋朝,设立药局、医官、典医监和内医院等。

中国和印度都是文明古国,自古以来便有医药学交流。东汉时代,两国人民以佛教为桥梁,开展文化与医药等方面的交流。唐朝高僧义净到印度求佛法时,常用中医药为印度人治病。

据药物史记载,中国药物最早在公元 10 世纪通过阿拉伯传入欧洲。宋代开宝元年(968 年),我国的药物由阿拉伯人运到西方的约有 58 种。我国的土茯苓曾被欧洲人作为治疗梅毒的良药,称为"中国根"。我国的大黄在欧洲享有良好的声誉。李时珍的《本草纲目》于 18 世纪已传入欧洲,译成多国文字。英国名医弗洛伊尔发明用表计数脉搏来诊断疾病,与他受中医脉学的影响密切相关。17 世纪,欧洲人已注意到我国的针灸和艾灸疗法,荷兰人率先应用针灸治疗疾病,然后向其他国家传播。18 世纪以后,对针灸认识的欧洲人逐渐增多,介绍针灸的书籍多达 50 余种,法国还出现针灸学会、针灸研究会,举办国际针灸研讨会。加拿大名医奥斯勒主张用针灸治疗坐骨神经痛。

中华人民共和国成立以后,随着国际医学交流的增多,中医药的成果在国际上的影响越来越大。国外出版有关中医药的书籍日益增多,应用针灸治病的国家或地区已有 120 多个。我国学者研制的中药提取物青蒿素被世界卫生组织推荐为治疗疟疾的首选药,并获得多项国际医学大奖。

二、西洋医学传入中国

早在汉唐时期西洋医学已传入我国。唐贞观年间,"大秦"(即罗马帝国)的景教在长安、洛阳、成都等地建有景教寺,景教徒除传教外还从事医疗活动。但当时,他们的医术不及中医学。清代传教士继续借医药之名从事宗教活动。1827 年,东印度公司传教医生哥利支(College T. P.)来中国澳门开设诊所,他主张英美教会派遣医生来中国,以医病的方式推动在中国的传教活动。1835 年,美国教会派传教医士伯驾(Peter Parker)来广州设立"眼科医局",这是我国现存最早的西医医院。

1842 年后,外国教会在中国开办的教会医院和医学校数量逐渐增多,如英国基督教开办的医院有:广州金利埠医院(1848 年)、上海仁济医院(1844 年)、武昌仁济医院(1885 年)等;美国教会开设的医院有:上海同仁医院(1866 年)、南京鼓楼医院(1892 年)等;法国教会在上海开办了上海公济医院(1864 年)。此外,还有英美合办的医院,如成都的华西协和大学医院和内地一些教会医院等。

19 世纪末,中国开始发行西医药刊物。1880 年,美国传教医生嘉约翰(Dr. John Kerr)主编了我国最早的西医药刊物《西医新报》,国人尹端模于 1886 年在广州创办了中国人自办最早的西医刊物《医学报》。1911 年辛亥革命后,随着新文化运动的兴起,西医药刊物的数量猛增,在 1912—1937 年期间出版的西医药刊物约 130 种,其中在上海出版的约占 50%。此外,医药院校也出版了数十种校刊,介绍世界医学知识。

综上所述,西洋医学,包括医疗、医学院校及西医药刊物的流入,使我国存在中医学与西洋医学两大医学体系,西洋医学的传入为我国带来了新的医学知识与技术,为中国人民的防病治病作出了不可磨灭的贡献。

三、中医药的发展和中西医结合

中华人民共和国成立后,中医药和中西医结合得到国家和政府的大力支持,获得空前的发展良机。1950 年,北京中医药学会成立;1955 年,卫生部中医研究院成立,全国第一届西医学习中医研究班同时开学;1956 年,四所中医学院在成都、北京、上海、广州相继成立,中医学院的学生除学习传统的中医药学理论知识与技能外,也同时学习西医的基础理论知识与技能。1958 年,毛泽东在卫生部党组关于"西学中"学习班总结报告上批示:"中国医药学是一个伟大的宝库,应当努力发掘,加以提高。"1982 年,"发展现代医学和传统医学"正式载入宪法,使中医药学的发展有了法律保证。1986 年,成立了国家中医药管理局,加强了对全国中医药工作的统一领导。

随着中西医结合研究队伍的不断壮大,中西医结合研究观念的创新,1949 年以后,我国的中西医结合研究硕果累累。其中中西医结合治疗骨折是一项新成果,已经形成一套以小夹板局部外固定为特点,以手法整复和病人自觉进行功能锻炼为主要康复形式的中西医结合治疗骨折的新疗法,居世界领先水平。

中西医结合治疗烧伤成效显著。烧伤湿润暴露疗法是按照中医的"创伤溃疡"论治思想,并结合现代烧伤局部微循环理论提出的一种新的烧伤局部疗法,具有减轻损伤、止痛、保持引流通畅、减轻感染、促进愈合及减少瘢痕等作用。

四、中华人民共和国成立后中医药的科学研究取得突出的成果

20 世纪 50 年代后期起,许多单位对藏象学说的部分实质进行了广泛、系统的研究,其中对"肾""脾"的研究较为突出。此外,对"心气虚""肺气虚""肝郁证"的研究也有较大进展。许多学者还致力于证候规范化及阴虚、阳虚、寒证、热证和血瘀证的研究。

诊法的研究集中于脉诊和舌诊。脉诊研究,从利用脉象仪器辨别常见脉象发展到利用电脑处理数据、绘制脉象,并开始对脉象出现的机制进行探讨。舌诊研究,采用现代基础医学的理论和方法以及舌象仪等现代科学技术,已确定若干种多发病、常见病的一般舌象,明确了在这些疾病中舌象的变化规律,并对一些舌象变化规律和一些舌象的形成原理作出阐述。

治法的研究表明,扶正固本可增强免疫功能,清热解毒具有抑菌作用,通里攻下能调整胃肠道功能、改善血液循环,活血化瘀能改善血液运行、增强纤溶酶活性。

中医临床研究促进了临床疗效的提高。中药补肾治疗慢性再生障碍性贫血,活血化瘀治疗视网膜静脉阻塞,中医药治疗晚期癌症、流行性乙型脑炎、流行性出血热等病取得较好疗效。通腑化痰治疗缺血性脑卒中,益气活血治疗急性心肌梗死也取得了进展。

针刺麻醉是我国针灸临床研究的重大成果。利用针灸可治疗多种疾病,已成为临床一种常用的治疗方法。目前我国的针灸学已传播到世界 120 多个国家和地区,有力地促进了中医药向世界各地的传播。

对中药的研究也取得丰硕成果。目前,已对 150 余种常用中药进行了一定程度的化学和药理学的现代研究,从中分离出活性单位 500 余种,发现了一批活性强的新结构成分。其中,从中药黄花蒿中提取的青蒿素(artemisinin),是抗疟药物史上继喹啉之后的又一个重大突破,我国中医药学家屠呦呦由此获 2015 年诺贝尔生理学或医学奖。此外,还从中药的有效成分及其衍生物中研制出新药 150 余种,占全国各类创新药总数的一半以上。

五、中医现代化

中医现代化是中医传承创新十分重要的一个方面,是系统论和整体观的有机结合。近年来,我国坚持中西医并重,为中医的发展提供了诸多政策保障,有力推动着中医的现代化进程。中医作为中华文明的瑰宝已走出国门,为世界其他国家和人民所认识和接受。中医现代化要求既要坚守中医传统特色及理论指导,又要不断与现代科学技术结合,进行理论、临床、技术创新,建立中医疗效评价体系,形成现代化的诊疗模式、教育模式、科研模式。在信息化时代,中医的发展也在与时俱进,当下"数智中医"的概念被提出,人工智能、大数据、机器人等先进技术在中医药领域的发展不断深入,助力中医现代化的突破。

（董 健）

本章思维导图

本章目标测试

NOTES

第二篇
医学教育与医学学习

第五章 | 医学生的知识、能力和素质

知识、能力和素质是医学生培养的核心要素。医学教育要促进医学生知识、能力、素质协调发展，其根本任务是为卫生保健机构培养完成医学基本训练，具有初步临床能力、终身学习能力和良好职业素质的医学毕业生，为医学生毕业后继续深造和在各类卫生保健机构执业奠定必要的基础。医学生应树立正确的世界观、人生观、价值观，热爱祖国，忠于人民，遵纪守法，愿为祖国医药卫生与健康事业的发展和人类身心健康奋斗终生；应掌握人文社会科学知识、自然科学知识和医学专业知识；具备发现问题和提出问题的能力、分析问题和解决问题的能力、实践能力、自主学习和终身学习能力、创新能力、批判性思维能力、交流能力、团队协作能力、信息管理能力、组织和管理能力；培养思想道德素质、文化素质、专业素质和身心素质。

第一节 | 医学生的知识结构

知识是人们对客观事物认知的总和，是人类智能活动的结果，又是智能的基础。知识结构也称知识体系，是高度有序的知识集合。医学是关爱生命、促进健康、治疗疾病的科学、艺术和实践，兼具科学、人文及社会属性，可与人文社会科学、自然科学、工程与技术科学等融合交叉，是一门横跨所有学科领域的科学。医学生的知识结构由多学科、多层次知识相互联系构成，主要包括人文社会科学知识、自然科学知识、医学专业知识和交叉学科知识，共同构建起医学生全面发展的知识体系。这一知识体系构筑了医学生未来从事临床实践和科研创新的强大基石。

一、人文社会科学知识

医学研究和服务的对象是具有社会性的人和人群。医生不但要了解疾病，还要了解人，了解人与社会的关系。影响人类疾病或者健康的因素不仅涉及自然科学领域，也与人文和社会科学等领域紧密联系。人文社会科学知识是医学生知识结构的重要组成部分，也是适应医学模式从"生物医学模式"向"生物-心理-社会医学模式"转变的需要。广博的人文社会科学知识有利于医学生综合素质的提高，有利于医学生对专业知识和技能的掌握，有利于医学生创新精神的培养，有利于医学社会化的需要。

1. **思想政治理论知识** 德育是医学人才培养的首要内容，思想政治教育应贯穿医学人才培养全过程。一方面通过系统的思政课学习可使医学生掌握马克思主义基本原理和马克思主义中国化理论成果，培养运用马克思主义立场观点方法分析和解决问题的能力，深刻领会习近平新时代中国特色社会主义思想，坚定"四个自信"，培养政治认同、家国情怀和法治意识；另一方面，通过课程思政将思政教育和专业教育有机结合，有助于医学生在专业知识学习的同时，进一步提高思想水平、道德品质和职业素养，成长为德、智、体、美、劳全面发展的社会主义建设者和医疗卫生事业接班人。

2. **人文社会科学基础知识** 医学与人文、医学与社会密不可分，相互促进。医学服务不仅仅是技术运用，更需要人文关怀、沟通技能和社会责任感。通过选修文学、历史、哲学、艺术、心理、伦理、经济、法学、社会学、管理、教育等通识课程，可以提升医学生文化素养、艺术修养、社会意识和人文精神，培养仁爱之心，懂得关心、尊重、爱护和帮助病人。这种职业精神是医学工作的灵魂和价值诉求，也承载着社会对医学发展的期盼。

3. 医学与人文社会科学交叉知识 医学人文课程应纳入医学生的核心知识体系,包括医学哲学、医学史、医患沟通学、医学心理学、医学行为学、医学伦理学、卫生经济学、社会医学、健康教育、卫生事业管理等。这些知识的掌握能够使医学生更好地理解医学实践的社会背景、医生在整个社会医疗体系中的角色和责任,更充分考虑病人在社会背景下的特殊需求,更好地制定个性化的治疗方案,提高医学服务的精准度和人性化程度。除上述医学人文交叉课程外,鼓励将人文社会知识整合并融入专业课程和社会实践,促进医学科学精神与人文精神的融通和共建。

二、自然科学知识

自然科学是研究自然界的物质形态、结构、性质和运动规律的科学。自然科学以整个自然界为研究对象,借助科学实验、数学方法、系统科学法等揭示自然界发生的现象以及自然现象背后的规律,为在社会实践中合理利用自然界的规律开辟各种可能的途径。自然科学最重要的两个支柱是观察和逻辑推理,通过对自然的观察和逻辑推理可以引导出大自然中的规律。自然科学包括物理学、化学、生命科学、天文学、地球科学等基础科学和医学、农学、气象学、材料学等应用科学。几乎整个自然科学学科都和医学直接或间接地发生联系,比如医学与物理、化学和生命科学存在深度交叉与融合。扎实的自然科学知识有助于为医学生专业基本理论、基本知识的学习和基本技能的掌握奠定坚实的基础,同时自然科学实验、观察和逻辑推理的研究方法也有助于医学生培养良好的科学实验、临床观察和临床逻辑思维能力。

数学虽然不属于自然科学范畴,但数学作为最古老而又最活跃的科学之一,为其他学科提供了观念方法及应用工具,在许多重大前沿领域的创新发展中起着至关重要的作用。数学在现代医学中的应用日益广泛和深入,如对临床医学、诊断学、临床流行病学具有重要作用。在 5G、医疗大数据等技术快速发展的大背景下,医学与数学,甚至计算机科学、物理学、信息论及数据科学的交叉融合已成为趋势。这种融合不仅可重构人体内部组织器官、定位组织及血管相对位置,生成各种解剖信息的定量描述,而且可预测各种疾病的发生与演化,刻画疾病的发生机制,帮助医生制定精准个性化医疗方案,更好服务于病人。

三、医学专业知识

对医学生来说,医学专业知识是其知识结构最重要的部分。熟练掌握医学学科专业知识,能更好地开展医疗、教学、科研等工作,提高自身的服务水平。

1. 基础医学知识 基础医学是研究人体的健康与疾病的本质及其规律的学科群,包括解剖学、生理学、细胞生物学、生物化学、病理学、药理学等多个学科。基础医学知识使医学生了解人体正常结构和功能,各种因素对机体的影响和疾病的发生、发展与转归规律,为日后的专业学习、临床实践和科学研究奠定坚实基础。随着社会进步和科学技术的发展,基础医学也不断得到发展。当前,以分子生物学技术探究基因和基因的活动,揭示疾病发生的分子机制,为疾病的早期诊断、治疗、预防和康复提供了理论基础,也形成了分子遗传学、分子病理学、整合医学、精准医学等新兴学科,同时也推动了临床医学、预防医学和康复医学的发展。

2. 临床医学知识 临床医学是研究疾病的病因、诊断、治疗和预后,旨在保护和加强人类健康、预防和治疗疾病的科学体系和实践活动。根据疾病的特性、诊断和治疗的技术及手段等,临床医学下设内科学、外科学、妇产科学、儿科学、神经病学、精神病与精神卫生学、急诊医学等 17 个二级学科。临床医学在基础医学所取得的知识基础上诊治病人,阐述生命各阶段各种常见病、多发病的发病原因、发病机制、临床表现、诊断及防治原则、基本药理知识及临床合理用药原则,是医学生知识结构的核心和支柱。

3. 预防医学与公共卫生知识 预防医学以人类群体为研究对象,应用生物医学、环境医学、社会医学和行为医学的理论,宏观与微观相结合的方法,研究疾病发生与分布规律及影响健康的环境、社会及行为心理因素,制订预防措施和对策,达到预防疾病、促进健康和提高生命质量的目的。公共卫生是关系到一个国家或一个地区人民大众健康的公共事业。预防医学与公共卫生涵盖了流行病学、卫生统计学、食品卫生、营养、毒理、环境医学、卫生管理、健康促进与健康教育、社会医学等多个学科。医学生应掌握一定的预防医学与公共卫生知识,培养预防战略和公共卫生意识,提高健康教育和健康促进的知识与技能。

此外,现代医学发展理念从疾病诊疗提升拓展为预防、诊疗和康养,从以疾病治疗为中心向以健康促进为中心转变,因此医学生还应加强全科医学和康复医学知识的学习,服务生命全周期、健康全过程。

四、交叉学科知识

学科交叉已经逐渐成为科技创新的源泉。随着医学模式的转变和医学科学的飞速发展,医学领域已经成为汇聚多学科前沿研究的"主阵地",医工、医理、医文学科交叉融合成为趋势。医学与多学科的深度交叉融合对医学人才的知识结构也提出更高要求。医学生可结合自身的学习兴趣、学习能力和职业规划,适当关注交叉学科知识的学习,如人工智能、大数据科学、生物信息学、数学、管理学等,成长为具备"医学+X"多学科背景的复合型创新拔尖人才。

此外,医学生也应注重科学方法知识的学习和创新能力的培养。文献检索、科研方法设计、早期科研训练项目、循证医学、临床试验设计等有助于提升学生创新热情,挖掘创新潜能,开拓创新思路。医学生还应能够利用现代信息技术研究医学问题及获取医学新知识与相关信息,为医学实践和医学研究服务。

医学生应始终坚持知识追求,及时更新知识结构,不断拓宽知识视野,才能立足医学科技前沿。

第二节 | 医学生的能力结构

能力是用知识能动地改造客观世界和主观世界的本领,具体地说,是一个人运用知识来完成一定活动的本领和技巧。知识是能力的基础,可提高人的能力,但不能代替能力。能力只有通过实践或活动才能产生和体现出来。能力的表现形式多种多样,医学生应具备的能力包括以下方面。

一、发现问题和提出问题的能力

发现问题和提出问题是推动医学科学和临床实践发展的关键步骤,有助于深入了解已知问题的根本原因,探索新的治疗方法和改进医疗实践。提出问题实际上是创造性思维的培养,体现创新意识和创新能力。发现问题和提出问题的能力是医学生能力结构的关键组成之一,对于医学生的临床和学术发展至关重要。医学生应善于从病人症状、体征或临床现象中识别存在的需探究的异常或疑点,形成临床问题或学术问题。医学生要勤于思考,勇于质疑,敢于以批判的眼光观察问题,激发提出新问题的灵感。小组讨论、合作探究、多向信息交流均可促进医学生提出问题能力的培养。

二、分析问题和解决问题的能力

掌握知识的目的是解决实际问题。这些实际问题包括常规问题和新问题。常规问题一般是指已经基本认识的,且已有了具体解决该问题的原则和方法的问题。临床上的疾病诊治问题大多属这一类的问题。新问题是过去实践中尚未遇到过的问题。分析问题就是分析问题构成的要素、问题的性质、解决问题的具体方法和手段、对实践操作结果的预计和评估等。分析问题的能力实质上是融合多种专业知识经过转化形成的一种能力。相对于分析能力而言,解决问题的能力是一种再造性活动能力,是经过反复练习,熟练掌握的一种技能。

由于医学的特殊性,医生经常面对的是没有唯一结论的临床问题,需要通过全面、系统、正确地采集病史,并结合体格及精神检查、实验室检查结果等内容,得出较为合理的结论。这需要医生具有很强的临床思维和分析问题、解决问题的能力,具体体现在各类常见病、多发病的诊断和处理能力,合适的临床技术选择、经济的治疗手段运用,采用循证医学(evidence-based medicine)的方法对临床问题进行查证、用证的初步能力。

三、实践能力

实践能力包括实验操作技能和临床操作技能,是医学生必须具备的基本功。医学重要特征之一是实践性强,要求医学生具有较强的动手能力和缜密的临床思维能力。医学生要充分利用早期社会实践、临床见习、毕业实习等机会,通过早期接触临床、多临床、反复临床,掌握病史采集、体格检查和病史书写的能力,能够依据病史和体格检查中的发现,形成初步判断,并进行鉴别诊断,提出合理的治疗原则;重视诊疗思维训练,能够选择并安全地实施各种常见的临床基本操作。

四、自主学习和终身学习能力

自主学习能力强调以学生为中心的教育理念,突出学生的主体地位。自主学习者能够对自己的学习作出选择和决策、有效地自我管理和自我调控。学习的自立性、自为性和自律性是学习自主性的三个方面的体现。自主学习一般包括自我制定学习目标、自我选择学习策略和方法、自我确定学习时间和进度、自我选择学习材料、自我监控学习过程、自我评价学习效果等。

在有限的教育时间内,学校不可能将所有新知识传授给学生。而随着医学研究的深入,医学知识的不断更新,要求医学生要具备利用各种教育资源主动获取知识的能力,使学生在学习中处于主体地位,培养学生自主学习能力,为终身学习提供保障。

五、创新能力

创新能力是认识与实践能力的总和,表现为在扎实和广博的基础知识、深厚的专业知识基础上的丰富的想象力和发散性思维。创新能力需要认知领域的知识、智能因素和非认知领域的动机、情感、意志、性格等因素的有机结合,共同作用,才能有效发挥。

要充分注意医学生学习过程中创新精神、创新思维的培养。创新思维是指在探索未知领域时,充分发挥认知的能动作用,突破固有的逻辑通道,不断以新颖方式和多维的思维转化来寻求获得新成果的思维活动,即敏锐地发现问题的能力、提出解决方案的能力及综合评价的能力。因此,在学习过程中,学生不能只是被动地接受知识,而是要独立思考,敢于提出新问题,培养批判性思维,探索未知。此外,积极参加社会实践活动有利于创新精神和创新思维的培养。

六、批判性思维能力

批判性思维(critical thinking)是一种有目的的、自我调整的判断过程,这种判断建立在对特定情境运用一定标准,采用循证、科学方法进行分析、评价、推理、解释和说明的基础之上。批判性思维是创新思维的基础和前提。由于医学问题的复杂性和不确定性,决定了对医学生批判性思维培养的重要性。医学生应能够在职业活动中表现出分析批判的精神,有根据地怀疑和对事物进行研究的态度;运用科学思维去识别不同来源获得的相关信息,阐明和解决临床问题;理解医疗决定中应考虑问题的复杂性和不确定性;收集并评价各种资料,从而解决实际问题。加强批判性思维能力的培养,将有利于在我国传统文化和教育思想的基础上,培养出具备更高素质的医学人才。

七、交流能力

人是生活在群体中的,在社会生活中人际关系良好、社交广泛可以使工作顺利开展。医生是与人打交道的职业,应具有与病人及其家属进行有效交流的能力。了解病人的身心状态,才能作出正确的诊断和处理,解除病人的疾苦。另外,医学生还要具有与医生、护士及其他医疗卫生从业人员进行交流和协调的能力。提高交流能力能更好地与国内外同行进行广泛的沟通,开阔视野,拓展空间,了解最新的国际医学学术动态,走在医学的前列。

八、团队协作能力

团队协作能力是团队精神的核心和具体体现。团队精神是大局意识、协作精神和服务精神的集中体现。所谓团队协作能力,是指建立在团队的基础之上,发挥团队精神、互补互助以达到团队最大工作效率的能力。由于医学专业的分科很细,而医生在诊疗疾病时又要将人作为一个整体来全面考虑,所以在医学领域,团队协作能力显得尤为重要。

九、信息管理能力

医学领域每年产生海量的医学文献和资料,一名合格的医学从业人员必须掌握现代信息技术,具备从数据库和数据源中检索、收集、组织和分析有关卫生和生物医学信息的能力。医生应善于从临床医学数据库中检索特定病人的信息;运用信息技术帮助诊断、治疗和预防,以及对健康状况进行调查和监控;在解决医疗问题和决策中合理使用信息技术并了解其局限性;保存医疗工作记录,以便进行分析和改进。

十、组织和管理能力

医疗卫生工作是在人际关系中运行的,组织和管理能力是医学生一种重要的职业能力。医生既要在医疗工作中做好病人服务和管理,协调与病人和服务人群之间的关系,也要参与医疗卫生服务的管理工作,做好医疗团队、科室、医院管理。从事预防保健和社区医学工作的医学工作者,也必须承担一定的卫生服务系统的组织管理任务,医学生要具备在需要时进行领导的能力,成为所服务对象和团队成员的良师益友,要取得他们的信赖,获得他们的支持,影响他们的行为,通过设定目标、作出决策、分配资源以达到团队或组织的目标。

第三节 | 医学生的素质

素质是指在先天禀赋的基础上,受后天环境、教育的影响,通过个体自身的认识和社会实践养成的比较稳定的身心发展的基本品质。素质与知识、能力有密切联系。知识与能力的内化是素质,素质的外显便是能力,是人的生理、心理和社会文化等方面构成的长期、稳定、内在的基本品质和潜能。

党的二十大报告指出,"人民健康是民族昌盛和国家强盛的重要标志""培养造就大批德才兼备的高素质人才,是国家和民族长远发展大计"。面对实施健康中国战略的新任务、世界医学发展的新要求,国家对高素质医学人才的需求越来越迫切。素质是人才的根本。医学生需要具备的素质概括起来有四个方面,即思想道德素质、文化素质、专业素质和身心素质。其中,思想道德素质是根本,文化素质是基础,专业素质是支柱,身心素质是保障。

一、思想道德素质

思想是思维活动的结果。人们的社会存在决定人们的思想。道德是一种社会意识形态,是一定社会调整人们之间以及个人和社会之间关系的行为准则和规范的总和,通过社会的或一定阶级的舆论对社会生活起约束作用。思想道德素质是人们的思想意识状态按社会规范的要求所达到的水准,包括人生观、道德观、思想品质和传统文化习惯,其在不同的社会历史时期有不同的含义,具有阶级性。

医学生作为未来社会主义事业的建设者和医疗卫生事业接班人,首先应具备良好的政治素质。要将个人命运与国家前途联系在一起,要有强烈的民族意识;要热爱祖国、热爱党、热爱医学事业、服务于人民；用科学的观点看待世界；把促进人类健康和为社会服务作为自己人生价值的取向，对社会和国家的发展有积极地参与和贡献。

医学生的道德主要是指医学生的职业道德，是医学生与其服务对象之间、医学生之间、医学生与工作部门之间以及医学生与社会之间的关系行为规范的总和。我国自古以来就有"医无德者，不堪为医"之说。古希腊的希波克拉底（Hippocrates）是西方医学伦理学的创始人，1949 年世界医学会上通过决议，将他著名的"希波克拉底誓言"作为国际医务道德准则，影响至今。毛泽东同志的著名题词"救死扶伤，实行革命的人道主义"体现了社会主义医务工作者职业道德的基本原则。

中国医师协会制定并发布的《中国医师道德准则》规定了医生应该遵守的基本道德准则，包括：①坚持患者至上，给予患者充分尊重；②敬畏生命，以悲悯之心给予患者恰当的关怀与照顾；③不因任何因素影响自己的职业行为，拒绝参与或支持违背人道主义的行为；④在临床实践、教学、研究、管理或宣传倡导中，承担符合公众利益的社会责任；⑤终身学习，不断提高专业知识和技能；⑥以公平、公正的原则分配医疗资源，使其发挥最大效益；⑦维护职业荣耀与尊严，保持良好执业状态。《中国医师道德准则》规范了医师的道德底线，促使医师把职业谋生手段升华为职业信仰。医师应遵从行业自律的要求，以医师职业为荣，笃行中国医师道德准则，赢得社会的尊重，让医学的文化得以传承和发扬。

根据《中国本科医学教育标准—临床医学专业（2022 版）》中"临床医学专业本科毕业生应达到的基本要求"，临床医学本科生毕业时应具备的职业素养包括以下内容。

1. 能够根据《中国医师道德准则》，为所有患者提供人道主义的医疗服务。

2. 能够了解医疗卫生领域职业精神的内涵，在工作中养成同理心、尊重患者和提供优质服务等行为，形成真诚、正直、团队合作和领导力等素养。

3. 能够掌握医学伦理学的主要原理，并将其应用于医疗服务中。能够与患者及其家属或监护人、同行和其他卫生专业人员等有效地沟通伦理问题。

4. 能够了解影响医生健康的因素，如疲劳、压力和交叉感染等，并注意在医疗服务中有意识地控制这些因素，同时知晓自身健康对患者可能构成的风险。

5. 能够了解并遵守医疗行业的基本法律法规和职业道德。

6. 能够意识到自己专业知识的局限性，尊重其他卫生从业人员，并注重相互合作和学习。

7. 树立自主学习、终身学习的观念，认识到持续自我完善的重要性，不断追求卓越。

二、文化素质

文化素质是以专业领域以外的一切人文社会科学知识、自然科学知识为基础。这些知识通过情感作用于人的精神境界，最终内化为主体精神深处的一种内在的品质。可以说文化素质是一个人所具有的知识、能力和素质的总和。

医学生要有广博的知识面、合理的知识结构和深厚的文化底蕴，自觉培养自身的文化品位、审美情趣、人文素养和科学素质。文化素质具体表现在：具有较丰富的文学、历史、哲学、艺术等知识和修养，熟悉中外历史并具有正确的历史观，具有一定的审美能力和艺术鉴赏力，了解与经济发展密切相关的新知识、新技术及当代科学发展趋势，具有辩证思维能力和科学思维方法等。医学生要认真学习学校开设的人文社会科学必修课或选修课，课外广泛阅读，积极参加专题讲座、名著导读、名曲名画欣赏、影视评论、文艺汇演、体育活动等丰富多彩的文化活动，以丰富自己的课余文化生活、陶冶情操、提高文化修养，同时也在实践中提高人际沟通能力和自我管理能力。

三、专业素质

专业素质是指从事专业活动所应具备的素养和能力，是指对医学专业理论知识及相关医学知识的掌握，以及运用这些知识解决临床实际问题的能力。

首先,医学生需要建立系统的知识结构,具备扎实的人文社会科学、自然科学和医学知识,并通过临床实践培养规范的诊疗行为、操作技能和严谨的临床思维;能够熟练应用相关知识和医学技能处理个体、群体和卫生系统中与医学或者健康相关的问题,能够理解和描述生命各阶段疾病的预防和疾病的病因、发病机制、病程、临床表现、诊断、治疗、转归、预后及康复;能够将疾病预防、早期发现、卫生保健和慢性疾病管理等知识和理念应用于临床实践。

其次,医学生应具有良好的交流沟通能力,能够与病人及其家属、医疗团队等进行有效的交流,使病人及其家属充分理解病情及诊疗方案的风险和益处,并共同制订诊疗计划(医患共同决策);能够关注病人的心理和社会健康问题,遵循医疗伦理规范,正确处理医学伦理和法律问题。

再次,医学生需掌握科学方法,能够在临床信息系统中有效地检索、解读信息,获取、甄别并应用科学文献中的证据,提出相应的科学问题并进行探讨,并能用于指导未来的学习和医学实践。

最后,医学生还应具备全球视野,了解国际医学发展趋势,与国际医学界进行交流合作,并具备良好的跨文化沟通能力。

世界卫生组织卫生人力开发教育处 Boelen 博士于 1992 年在《医学教育改革需采取全球行动》一文中,结合对 21 世纪医学人才培养的讨论,提出了"五星级医生"(five-star doctor)的概念,指出未来医生应具备以下五个方面的能力:①卫生保健提供者(care provider),即能根据病人预防、治疗和康复的总体需要,提供卫生服务;②决策者(decision maker),即能根据伦理、费用与病人等多方面的情况,综合考虑和合理选择各种诊疗新技术;③健康教育者(health educator),即医生不只是诊疗疾病,更应承担健康教育的任务,主动、有效地增强群体的健康保护意识;④社区领导者(community leader),即能参与社区保健决策,平衡与协调个人、社区和社会对卫生保健的需求;⑤服务管理者(service manager),即协同卫生部门及其他社会机构开展卫生保健,真正做到人人享有卫生保健。

四、身心素质

身心素质包括身体素质和心理素质,前者是其他各种素质的载体,后者则是其他各种素质的灵魂。

作为医学生,首先应该是一个身心健康的人。健康的身体和良好的心理状态是医生事业成功的前提和基本保证。医学生不仅要有强健的体魄、良好的体能、较强的耐力,更要具有坚忍不拔的意志、平易近人的个性、乐观向上的精神面貌、积极奋发的进取心;同时还要有稳定的情绪、良好的承受挫折能力、自我调适能力、人际沟通能力和环境适应能力。医生每天都要医治大量的病人,有的外科手术要持续十几个小时,这需要有健康的身体才能完成。同时,医生在与病人交往的过程中,由于病人或病人家属对病痛的折磨或是对疾病和治疗过程缺乏正确的认识,往往会情绪激动,产生过分的语言或行为,这就需要医生具有良好的心理素质,正确对待出现的问题,妥善加以解决。医学生的理想、信念、追求;谦虚、谨慎、诚实;热情、执着、勤奋;无私、无畏、毅力等,既是职业素质的综合表现,也直接关系到创新能力的发挥。

本章思维导图

健康所系,性命相托。医生素质关乎生命安全。医学生在学习和实践中要不断提升自身思想道德素质、文化素质、专业素质及身心素质,努力成长为德才兼备、医德高尚、医术精湛,能够为人民群众提供全方位全周期的卫生健康服务的高素质医学人才。

本章目标测试

(杨文卓)

第六章 | 医学教育教学概论与现代医学教育思想

06章
本章数字资源

医学教育体系是一个多维的立体网络结构体。医学教育体系包括院校医学教育、毕业后医学教育、继续医学教育三个部分,但其终身性特点日益明显。医学教育中的各种教学活动,统称为医学教育教学过程。医学教育教学过程的主要任务是传授基本知识和基本技能、培养智能和发展个性。医学教学过程具有很强的实践性,因而必须将教学、医疗、科研有机结合。医学教学管理要求注重对医学课程和医学生学业成绩的考核。为应对 21 世纪医学教育面临的新挑战,加强和改善卫生体系,必须不断推进医学教育教学改革。医学教育思想是教育思想的一个组成部分,但它受到医学模式及其观念变迁等的深刻影响,因而有其自身的特殊性。

第一节 | 我国医学教育体系

医学教育系统的结构相当复杂。既有宏观结构体系,又有微观结构体系;既有纵向结构体系,又有横向结构体系。这些宏微渗透、纵横交错的结构,使医学教育体系形成一个多维的立体网络结构体系。

医学教育体系的宏观结构是医学教育体系的总体构成及其规律,属于这一范畴的主要结构有:

1. **层次结构** 包括研究生教育、高等本科医学教育、高等专科医学教育与高等医学职业教育、中等医学教育、初等医学教育等。已建立了以"5+3"(5 年临床医学本科教育+3 年住院医师规范化培训或 3 年临床医学硕士专业学位研究生教育)为主体、"3+2"(3 年临床医学专科教育+2 年助理全科医生培训)为补充的临床医学人才培养体系。

2. **专业结构** 包括基础医学类、临床医学类、口腔医学类、公共卫生与预防医学类、中医学类、中西医结合类、药学类、中药学类、法医学类、医学技术类、护理学类。

3. **学位结构** 医学学位分为学士、硕士、博士三种。硕士、博士又分为医学科学学位和医学专业学位两种类型。前者侧重于学术理论水平和实验研究能力,以培养从事基础理论或应用基础理论研究人员为目标。后者侧重于从事某一特定职业实际工作的能力,以培养高级应用型人才为目标。

4. **类型结构** 主要包括院校医学教育、毕业后医学教育、继续医学教育。还包括成人医学教育、远程医学教育(广播电视教育、函授教育、网络教育)等。

5. **管理体制结构** 包括中央直属、部门直属、地方所属、社会或个人集资举办医学教育等。

医学教育的微观结构是各级各类医学院校的内部构成及其规律,属于这一范畴的主要结构有:课程结构、人员及其组成结构、组织结构等。

医学教育系统就是由上述一系列纵横交错、宏观微观互相渗透的子系统,按照一定的规律所组成的立体网络结构体系。

一、医学教育体系的层次结构

(一)研究生教育

研究生教育是以培养高级专门人才为目标的,是继大学本科教育之后的高一层次教育。医学研究生教育属于毕业后医学教育范畴,我国的研究生培养分为硕士和博士两个层次,学术型学位和专业学位两种学位类型。

医学硕士研究生教育是培养掌握本门学科坚实的基础理论和系统的专门知识,具有从事医学科学研究工作或独立担负专门技术工作能力的高级卫生技术人才。招生对象是高等医药院校或其他高等学校有关专业本科毕业或具有同等学力者。学习年限一般为3年。

医学博士研究生教育是培养掌握本门学科坚实宽广的基础理论和系统深入的专门知识,具有独立从事医学科学研究工作能力,在医学科学或专门技术上作出创造性成果的高级卫生技术人才。招生对象是已获得硕士学位或具有同等学力者。学习年限一般为3~5年。

(二) 高等本科医学教育

高等本科医学教育是以培养高级医学人才为目标的医学教育。医药本科教育总的目标为:培养适应我国社会主义建设实际需要的,德、智、体、美、劳全面发展的,具有从事医药科学技术或管理工作理论知识和实际能力的高级医药专门人才。

高等本科医学教育招生对象为高中毕业或同等学力者。学生按教学计划完成全部课程和毕业实习,成绩合格,准予毕业。凡符合《中华人民共和国学位条例》规定者,同时授予学士学位。

(三) 高等专科医学教育与高等医学职业技术教育

高等专科医学教育是培养面向基层医院的高级卫生技术人才。培养目标强调实际工作能力,对基本知识、基础理论和科学研究的要求不高。招生对象为高中毕业生或具有同等学力者,学制一般为3年。学生按教学计划完成全部课程和毕业实习,成绩合格,准予毕业。高等职业技术教育是一种岗位针对性很强的专门技术教育,更加强调毕业学生的实践能力。后者主要举办医学相关类专业。

(四) 中等医学教育和初等医学教育

中等医学教育是培养面向我国城乡各级医疗卫生机构第一线的中等卫生技术人才。招生对象一般为初中毕业生或具有同等学力者。学制为3年或4年。学生按教学计划完成全部课程和毕业实习,成绩合格,准予毕业。初等医学教育主要是培养农村初级卫生保健人员,培训对象主要是具有初中文化程度者。培训期限一般为3~6个月,经考试合格,发给岗位合格证书。

二、医学教育体系的专业结构

专业是指高等学校和中等专业学校根据学科分类或生产部门的分工划分的学业门类。医学教育专业结构是以医学学科的分类或社会卫生服务的分工为依据所组成的门类结构体系。

(一) 本科医学教育专业结构

中华人民共和国成立以来,我国普通高等学校本科专业目录几经调整和修订,在一定程度上拓宽了专业口径,增强了学生的适应性。全国普通高等学校设置的医药本科专业,1955年有5种,1963年有10种。1978年至1986年,已有50余种。1987年调整为9类,47种正式专业,10种试办专业。1993年调整为9类,37种专业。1998年调整为8大类,16个专业(不含分布到其他科类中的专业)。2012年9月颁布《普通高等学校本科专业目录(2012年)》,医学门类下设专业类11个,44种专业;2023年4月在《普通高等学校本科专业目录(2012年)》基础上,增补近年来批准增设、列入目录的新专业。2024年3月,教育部公布了《普通高等学校本科专业目录(2024年)》,医学门类下设专业类11个,62种专业。2024年目录分为基本专业和特设专业,并确定了国家控制布点专业。特设专业和国家控制布点专业分别在专业代码后加"T"和"K"表示,以示区分。具体的本科高等医学教育专业结构见表6-1。

表6-1　本科高等医学教育专业结构

序号	门类、专业类	专业代码	专业名称	学位授予门类	修业年限	增设年度
629	基础医学类	100101K	基础医学	医学	五年	
630	基础医学类	100102TK	生物医学	理学	四年	2012
631	基础医学类	100103T	生物医学科学	理学	四年	2015
632	临床医学类	100201K	临床医学	医学	五年	

续表

序号	门类、专业类	专业代码	专业名称	学位授予门类	修业年限	增设年度
633	临床医学类	100202TK	麻醉学	医学	五年	
634	临床医学类	100203TK	医学影像学	医学	五年	
635	临床医学类	100204TK	眼视光医学	医学	五年	
636	临床医学类	100205TK	精神医学	医学	五年	
637	临床医学类	100206TK	放射医学	医学	五年	
638	临床医学类	100207TK	儿科学	医学	五年	2015
639	口腔医学类	100301K	口腔医学	医学	五年	
640	公共卫生与预防医学类	100401K	预防医学	医学	五年	
641	公共卫生与预防医学类	100402	食品卫生与营养学	理学	四年	
642	公共卫生与预防医学类	100403TK	妇幼保健医学	医学	五年	
643	公共卫生与预防医学类	100404TK	卫生监督	医学	五年	
644	公共卫生与预防医学类	100405TK	全球健康学	理学	四年	
645	公共卫生与预防医学类	100406T	运动与公共健康	理学	四年	2020
646	中医学类	100501K	中医学	医学	五年	
647	中医学类	100502K	针灸推拿学	医学	五年	
648	中医学类	100503K	藏医学	医学	五年	
649	中医学类	100504K	蒙医学	医学	五年	
650	中医学类	100505K	维医学	医学	五年	
651	中医学类	100506K	壮医学	医学	五年	
652	中医学类	100507K	哈医学	医学	五年	
653	中医学类	100508TK	傣医学	医学	五年	2012
654	中医学类	100509TK	回医学	医学	五年	2015
655	中医学类	100510TK	中医康复学	医学	五年	2016
656	中医学类	100511TK	中医养生学	医学	五年	2016
657	中医学类	100512TK	中医儿科学	医学	五年	2016
658	中医学类	100513TK	中医骨伤科学	医学	五年	2018
659	中西医结合类	100601K	中西医临床医学	医学	五年	
660	药学类	100701	药学	理学	四年	
661	药学类	100702	药物制剂	理学	四年	
662	药学类	100703TK	临床药学	理学	五年,四年	
663	药学类	100704T	药事管理	理学	四年	
664	药学类	100705T	药物分析	理学	四年	
665	药学类	100706T	药物化学	理学	四年	
666	药学类	100707T	海洋药学	理学	四年	
667	药学类	100708T	化妆品科学与技术	理学	四年	2018
668	中药学类	100801	中药学	理学	四年	

续表

序号	门类、专业类	专业代码	专业名称	学位授予门类	修业年限	增设年度
669	中药学类	100802	中药资源与开发	理学	四年	
670	中药学类	100803T	藏药学	理学	五年,四年	
671	中药学类	100804T	蒙药学	理学	四年	
672	中药学类	100805T	中药制药	工学,理学	四年	
673	中药学类	100806T	中草药栽培与鉴定	理学	四年	
674	法医学类	100901K	法医学	医学	五年	
675	医学技术类	101001	医学检验技术	理学	四年	
676	医学技术类	101002	医学实验技术	理学	四年	
677	医学技术类	101003	医学影像技术	理学	四年	
678	医学技术类	101004	眼视光学	理学	四年	
679	医学技术类	101005	康复治疗学	理学	四年	
680	医学技术类	101006	口腔医学技术	理学	四年	
681	医学技术类	101007	卫生检验与检疫	理学	四年	
682	医学技术类	101008T	听力与言语康复学	理学	五年,四年	
683	医学技术类	101009T	康复物理治疗	理学	四年	2016
684	医学技术类	101010T	康复作业治疗	理学	四年	2016
685	医学技术类	101011T	智能医学工程	工学	四年	2017
686	医学技术类	101012T	生物医药数据科学	理学	四年	2020
687	医学技术类	101013T	智能影像工程	工学	四年	2020
688	医学技术类	101014TK	医工学	工学	四年	2022
689	护理学类	101101K	护理学	理学	四年	2024 年起调整为国控
690	护理学类	101102TK	助产学	理学	四年	2016 年增设,2024 年起调整为国控

(二)研究生医学教育学科专业结构

2011 年国务院学位委员会颁布《学位授予和人才培养学科目录》,2018 年进行修订。在此基础上,2022 年编制而成《研究生教育学科专业目录(2022 年)》。该目录分为学科门类、一级学科和专业学位类别,是国家进行学位授权审核与学科专业管理、学位授予单位开展学位授予与人才培养工作的基本依据,适用于硕士博士学位授予、招生培养,学科专业建设和教育统计、就业指导服务等工作。《研究生教育学科专业目录(2022 年)》医学学科门类及一级学科如下。

10   医学

1001   基础医学(可授医学、理学学位)

1002   临床医学(同时设专业学位类别,代码为 1051)

1003   口腔医学(同时设专业学位类别,代码为 1052)

1004   公共卫生与预防医学(可授医学、理学学位)

1005   中医学

1006   中西医结合

1007	药学（可授医学、理学学位，同时设专业学位类别，代码为 1055）	
1008	中药学（可授医学、理学学位）	
1009	特种医学	
1011	护理学（可授医学、理学学位）	
1012	法医学	
1053	公共卫生	
1054	护理 *	
1056	中药 *	
1057	中医	
1058	医学技术	
1059	针灸 *	

注：目录中学科门类代码为两位阿拉伯数字，一级学科和专业学位类别代码为四位阿拉伯数字，其中代码第三位从"5"开始的为专业学位类别。专业学位类别按其名称授予学位。名称后加"*"的仅可授硕士专业学位，其他可授硕士、博士专业学位。

（三）高职高专医学教育专业结构

现行的高职高专医药卫生大类分为临床医学类、护理类、药学类、医学技术类、卫生管理类等类别。

三、医学教育体系的类型结构

医学教育分为院校医学教育、毕业后医学教育、继续医学教育三个阶段。

1. **院校医学教育** 是指根据社会的需求有目的、有计划、有组织地在医学院校培养医药卫生人才的教育活动。院校教育具有传播知识的信息量大，传授的知识标准规范一致，受教育的普及率高等特点。

2. **毕业后医学教育** 是医学生大学毕业后根据工作需要接受的一种专业化教育。目前最主要的形式是研究生教育和住院医师规范化培训。

3. **继续医学教育** 是在职在岗卫生专业技术人员根据行业发展和职业需求，结合所从事专业领域的特点，巩固完善基础理论、基本知识、基本技能和接受以新理论、新知识、新技术、新方法为主的终身教育制度。

目前我国已建成院校教育、毕业后教育、继续教育三阶段有机衔接的具有中国特色的标准化、规范化临床医学人才培养体系。院校教育质量显著提高，毕业后教育得到普及，继续教育实现全覆盖。

第二节 | 医学教育教学过程

医学教育中的各种教学活动统称为医学教育教学过程。正确地认识医学教育教学过程，对教育者和受教育者实现教学和学习目标都有极大的帮助。

一、医学教育教学过程的概念

教学过程发生各种教学活动。教师、学生、教学内容、教学方法与手段是教学过程中相互联系的四种构成因素。其中，教师和学生是构成教学过程的主要因素。以下是几种主要观点：

传统教学观认为教学过程作为特殊的认识过程，是由传递人类的科学文化知识与技能这一教学最基本的任务所决定的。教师在教学过程中选择教学内容，运用教学方法与教学手段，都是为了更有效地传授知识与技能，在有限的时间内把人类社会已有的知识与技能顺利地转化为学生所掌握的知识与技能,使学生能够深入理解、牢固掌握,并能在必要时运用所学的知识以解决相应的实际问题。能够做到这一点,就是成功的教学。这是传统的教学观。

现代教学观则认为,教学过程不应理解为学生被动接受教师所传授的知识技能的过程,而应是学生自我发现知识的过程。学生可以在教师的指导和帮助下,通过自主学习和研究去发现自己所未知的新知识。

这一教学观主张,传统的教学观只是把教学过程作为智育的过程,所重视的都只是学科的系统知识的传授,在教学过程中忽视或不重视学生智能的发展。现代教学观则认为,教学过程不只是智育的过程,而是学生整个身心发展的过程。

综上所述,教学过程的基本规律可以作如下表述:教学过程是在教师有目的、有计划的引导下,学生主动积极地掌握知识技能,发展智力能力,形成正确的世界观、价值观、人生观,全面发展个性的统一过程。

二、医学教育教学过程的主要任务

(一)传授基本知识和基本技能

无论哪种教学过程观,都把传授基本知识和基本技能作为一个最基本的任务。同时,传授基本知识和基本技能是培养学生智力、能力和发展个性的基础,而智力、能力和个性的发展又能促进知识的增长。

(二)培养学生的智能

学校不但向学生传授基本的知识和技能,还要培养学生的智力和能力,这是教学过程的重要任务。培养智能是在传授基本知识和技能的基础上,并在传授基本知识和技能的统一过程中进行的。除了在掌握基本知识和技能的基础上发展智力和能力外,掌握学习方法和思维方法,学会如何学习是发展智力和能力的另一重要途径。

(三)发展个性

教学过程基本上是学生的认识过程,但也是学生的个性心理、行为习惯发展的过程。形成独特的知识、技能和智能结构是个性发展的基础。同时,学生个性发展还取决于其他几个方面,即思想、品德、价值体系、情感、动机、态度、意志的培养。身体素质好也是个性发展的一个重要组成部分。

三、医学教育教学过程的特点

教学过程也是学生的认识过程,具有人类一般认识过程的特点,同时具有自己的认识规律。医学教育教学过程也具有一定的特殊性。

人类的一般认识过程是:从实践到认识,从感性认识到理性认识,再从认识到实践。学生的认识过程遵循人类的一般认识过程规律。医学教育教学过程具有以下几个特点。

(一)学生所学知识从接受间接经验开始

学生所接受的知识,在学生主观认识上是新的东西,但在科学上一般已不是新的东西,而是前人已经发现了、总结了的东西。这就使得学生的学习活动可以不必都从亲自实践以获得直接经验开始。我们鼓励学生在教学过程中发挥"创造性",不是要求学生直接去创造新文化、发明或发现新原理,而是要求学生对已经获得的知识进行独立思考、深刻领会、联系实际,"创造性"地运用所学的知识于专业实践或社会实践,以解决学习中或社会实践中所提出的实际问题。

(二)学校教学过程必须发挥教师的主导作用和学生的主体作用

在教学过程中,学生既是教育的对象又是学习的主体。教师的教,只有通过调动学生的主动性和积极性,才能取得较好的实际效果。尤其是在高等学校教学过程中,发挥学生的自觉能动性更为重要。学生的主动性和积极性,还是需要教师的激发和引导的。所以要把教师的主导作用与调动学生的主动性和积极性很好地结合起来,这也是教学过程区别于一般认识过程的一个特点。

（三）教学过程是以认识为基础的德、智、体、美、劳以及个性心理发展的过程

教师在传授知识、技能的同时，必然会对学生的思想品格的形成产生广泛而深刻的影响。学生在掌握科学文化知识的同时，其世界观、道德品质以及个性心理特点也在形成与发展中。所以，教学过程不仅是学生的认识过程，而且是学生个性心理培养和发展的过程，是以认识为基础的德、智、体、美、劳全面发展的过程。

（四）医学教育教学过程的特殊性

医学教育是整个教育系统中的一个组成部分，因此，具有普通教育系统的共同属性和特点。医学教育教学过程理论与普通教育教学过程理论具有共同的特点，也有其自身的特殊性。

1. 医学教育具有很强的实践性 不论是传统的医学教育还是现代的医学教育，对实践性教学都非常重视。医学生要通过大量的实验来理解人体的形态、生理功能、生化过程、病理变化过程；通过实习接触大量的临床病人，认识各种致病因素使病人产生的临床表现，并观察医生如何正确诊断和处理病人。同时，在与病人接触的过程中锻炼自己的各项技能。因此，在教学过程中要安排学生有充分的实践机会。

2. 医学教育更加重视职业道德、人文素质教育 接受医学教育的学生，毕业后主要是与"人"打交道。医生的医德和人的生命安危直接关联。因此，对学生的职业道德品质、人文素质具有较高的要求。在教学过程中，教师应言传身教，学生要在临床实践中深刻体会病人的感受。在教学中，学生掌握广博的人文社会科学知识，将十分有益于培养学生较高的职业道德品质，也有利于学生掌握与病人的沟通技能。

3. 医学教育的整体性特点 要求教师在教学过程中必须从人的整体出发去与学生共同研讨生命活动的规律。同时也必须从人的整体出发去分析、研究病人的局部症状和体征，才能作出正确的诊断。因此在传授各学科知识时不能过分强调本学科的特点和完整性，教学过程中的重要目的是让学生学会综合运用各学科知识去解决个体和群体疾病防治中的实际问题。

4. 教学、科研、服务相结合 就医学教育而言，最现实、广泛的服务是疾病防治工作的实践。从医学教育的特点出发，科研、医疗同样都是不可缺少的教学环节。教学过程和科研过程都是学生认识形成的过程；教学过程和医疗服务过程都是学生获取知识，培养能力的重要环节。为此，把教学、医疗、科研有机地结合起来，必能取得理想的教学效果。把教学过程转向医、教、研三结合过程，实现教学体系多维化，是现代医学特点的显现。

5. 医学教育的连续统一体 从整体医学教育上看，医学教育可以分为三个阶段，即院校医学教育、毕业后医学教育、继续医学教育。院校医学教育主要是让学生具备基本的医学理论和实践技能，为毕业后的工作和继续学习奠定基础。毕业后医学教育包括研究生教育、住院医师规范化培训（可涵盖全科医师和专科医师培训）。继续医学教育是医务工作者在工作岗位上继续获取和更新知识的过程。

第三节 ｜ 医学教学管理

医学教学管理涉及的内容很多，这里只对与学生关系较大的医学课程和医学生学业成绩的考核加以介绍。

一、医学课程

课程作为一种广义的概念，是指教学科目及其内容按照一定的结构和顺序组合起来的一种体系。美国新教育百科辞典将课程解释为"在学校教师的指导下，学习者学习活动的总体"。课程也可作为一种狭义概念，泛指一门课。

（一）医学课程结构

我国医学课程按其层次来说，分为公共基础课、基础课和专业课；按学科的类型可分为自然科学

课、人文社会科学课、医学基础课、医学专业课;按学科的地位和作用又可分为必修课和选修课。

1. 公共基础课 此类课是高等学校所有专业的学生必修的课程,是成为德、智、体、美、劳全面发展医学人才必不可少的内容。一般包括马克思主义理论课和思想政治教育课、外语课、计算机课、体育课、国防教育课等。

2. 基础课 基础课包括一般基础课和专业基础课。一般基础课通常是指高等数学、物理学、化学、生物学等。专业基础课包括人体解剖学、组织学与胚胎学、人体生理学、生物化学、医学微生物学、人体寄生虫学、医学免疫学、病理学、病理生理学、药理学等。

3. 专业课 临床医学课程包括诊断学、内科学(含神经病学、传染病学等)、外科学(含外科总论、麻醉学等)、妇产科学、儿科学、精神病学、眼科学、耳鼻咽喉与头颈外科学、皮肤性病学、口腔科学、中医学或其他民族医学、全科医学等课程;以及急诊医学、康复医学、老年医学、肿瘤学、舒缓医学、物理治疗、放射治疗学、临床药学等课程。

(二)医学课程模式

课程模式是学校为实现培养目标,为学生构建知识、能力和素质结构以及实现这种结构的具体方式。随着医学教育的发展,医学课程已出现多种模式。

1. 以学科为基础的课程模式(discipline based curriculum) 以学科为基础的课程模式是一种传统模式,是以学科为中心组织医学教学内容,所有学科都按照一定的逻辑顺序排列,一般都是前期课程为后期打基础。教学注重系统学科知识的学习,这种模式的缺点是过于强调学科知识。在设计上强调学科自成一体,分成较为明显的基础、临床和临床实习三段。目前,我国大部分医学院校都采用此种模式。

2. 整合课程模式(integrated curriculum) 整合课程一般是指打破学科界限,将不同的学科相互结合或融为一体的一种课程模式。整合课程可以分为横向整合和纵向整合。横向整合指生物医学基础学科之间或临床学科之间的整合,一般分别局限在基础学科领域或临床学科领域内,如解剖学与组织学之间或是内科学与外科学之间的整合。纵向整合是将传统模式中不同教学阶段的学科结合起来,一般是生物医学基础学科与临床学科之间的整合。目前应用最广泛的是基于器官系统的整合式教学。

3. 以问题为基础的课程模式(problem based learning,PBL) PBL是指通过解决问题来学习。PBL将问题作为基本因素,将课程的内容相互联系起来,让学生积极参与学习过程。学生小组讨论和教师指导是教学的主要形式。课程强调问题的解决,而不是单纯获取知识。

4. 以社区为基础的课程模式(community based curriculum) 此课程模式是让学生在社区接受训练,主要目的是让学生熟悉初级卫生保健的内容,地点可以是社区医院、家庭诊所或是乡村医院等。学生在社区训练期间,不仅学习医学知识和技能,还可以了解疾病的社会和经济方面的知识以及许多在大医院中学不到的东西。

5. 以能力为基础的课程模式(competence based curriculum) 此课程设计以能力而不是以知识为基础,以学生未来的专业实践为导向。以学生为中心,教师为引导者。学习环境和学业成就评估注重学生能力培养。

二、医学生学业成绩的考核

(一)学业成绩考核的作用

学生的学业成绩考核是教学过程的有机组成部分,对学生、教师和教学管理人员都具有重要意义。学业成绩考核可以发现学生学习上的问题,及时补救,具有反馈作用;可以督促学生努力学习,具有激励作用;同时,考核的内容和方法对学生的学习具有明确的导向作用。对教师来说,学生的学业成绩在一定程度上体现了教师的教学效果,反映了教师的教学水平;可以帮助教师看到教学中存在的问题,具有反馈作用。学生的学业成绩考核也是教学管理人员了解教学情况,实施教学管理的重要手段。

(二)学业成绩考核的分类

1. 按考核的要求程度分为考试和考查　通常,我们习惯把对学生的考核统称为"考试",然而,按其要求程度可分为考试和考查。考试课一般都是某一专业的核心课程或主要课程,采用的测试方法较多,是对学生学业成绩的主要考核形式,成绩评定一般采用百分制或五级制记分。考查课的内容并不是不重要,主要是考虑到学生的学习负担,在成绩评定上采取二级制记分,以减轻学生在学习上的压力。选修课成绩考核一般都采用考查方式。

2. 按考核的内容分为课程考试和毕业考试　课程考试是对一门课程的内容进行考核,一般在学期或学年结束时进行。一般来说,每门课程具有一次考试,但有的课程,如英语跨多个学期或学年,相应的进行多次考试。在管理上,课程考试的成绩是学生获得学位和毕业的重要依据。

毕业考试一般是综合性考试或是较大规模的单科考试。综合性考试是对同一学科性质的多门课程内容的考核,如临床医学综合考试、基础医学综合考试。毕业考试也对学位和毕业产生影响。

3. 按考核的时间安排分为平时考试和期末考试　平时考试是在教学过程中进行的考核,方法包括日常观察、检查作业和书面测验。平时考试属过程性考核,对教与学具有诊断和反馈作用。期末考试是在学期或学年结束时的考核,属总结性考核。期末考试除检查学生达到教学目标的程度外,还要区分学生的优劣,为改进教学和教学管理提供依据。

(三)医学考核方法

1. 笔试　笔试可分为固定应答型(选择型)和自由应答型(供应型)两种。对于固定应答型试题,学生要在试题提供的备选答案中选择答案或在限定的条件下回答试题,类型包括单选题、多选题、是非题和填空题。自由应答型试题包括简答题、论述题和限制型论述题。简答题受到一定范围和字数的限制。论述题和限制型论述题都可自由发挥,但后者将大的问题分解为多个相互关联的相对小的问题,限制了回答范围,提高了客观性。

2. 口试　口试是一种教师和学生面对面的考试形式。口试可以了解学生的思维过程,可以考核学生分析问题和解决问题的能力。

3. 实践性考试　医学是一门实践性很强的科学,故实践性考试在学业成绩考核中占有重要地位。目前大多数学校应用的实践考试主要在学生实习现场进行。临床医学专业在医院考核学生对病人的实际管理,如病史的收集、病历书写、身体检查技能、诊疗操作技能以及医德医风等。近些年来,我国大多数医学院校采用了客观结构化临床考试(OSCE),考核学生的临床技能以及医学生必备的其他能力。

4. 标准化病人考试　标准化病人(standardized patient,SP),即经过培训的模拟病人考核学生,一般由考官或者标准化病人根据事先制定的评价表为学生打分。客观结构化临床考试(OSCE)中非常重视标准化病人的使用。此外,标准化病人也应用于临床教学之中。

5. 计算机模拟考试　计算机模拟的基本特点是让计算机充当病人的角色,回答学生提出的问题。计算机模拟可以是一系列相互联系的、动态的并与图像相结合的病人模拟。目前,计算机模拟主要用于临床教学,同时已成为医学考试的一种重要形式。

(四)考核成绩评定

1. 绝对评分法　是以专业的培养目标或以课程教学目标为评分的依据。学生的成绩,是根据该生对上述目标达到的数量和质量来衡量。目前,绝对评分法主要采用百分制,我国习惯以 60 分作为及格线。一般的医学考试都以百分制评定成绩。另外,医学考试成绩的评定也采用等级制,通常使用三、四、五级分制。采用的级数越多,对学生的区分程度越高。选修课一般采用二级制,即及格或不及格。

2. 相对评分法　是以受试群体的平均分作为评分依据,以此判断每一考生在该群体中所处的相对位置。相对评分法采用标准分数,有 Z 和 T 两种分数,这种评分法在学校的课程考试中较少应用。

3. 学分制评分法 国内有一些医学院校采用学分制教学计划,这种教学计划的学生成绩评定是用学分和积分(或积点)来表示学生学习的数量和质量。学分是用时间计算的学习数量,并表明获得学分的课程已通过考试并及格。考试一般采用百分制,但学分说明不了学习的质量。只有把学分与成绩结合起来,运用一定的计算公式,求得学习的总成绩或平均总成绩,才能表明学生学习的数量和质量。由于不同学分的课程成绩是不等值的,所以在计算时要考虑其权数。这就是与学分结合起来的积分制或称绩点制,许多学校将其作为学生毕业与授予学位的标准。

合理地运用评价方式有利于促进课程教学目标的完成,目前,医学教育较为广泛的使用形成性评价和终结性评价。形成性评价为过程评价,是为改进现行的课程计划或为进行中的教学活动提供反馈信息而开展的评价。形成性评价强调教学过程与评价过程相结合,重视教与学过程中的及时反馈和改进。形成性评价既有利于教师了解教学效果并优化教学过程,又有助于学生及时了解自己的学生状况并调整学习策略。终结性评价又称总结性评价,是在课程计划完成后关于其效果的评价。终结性评价是在教学活动结束后进行,用于判断教学目标是否达到预期的评价手段。终结性评价侧重于学生成绩和学习结果的评定。医学教育教与学的评价应合理地把形成性评价与终结性评价相结合。

第四节 | 医学教育的改革与发展

一、医学教育所面临的挑战

(一)人们的健康需求对医学教育提出了更高要求

随着经济、社会、科技的发展,人们对健康要求的不断提高,对医学人才培养提出了更高的要求。

1. 经济的发展促进了卫生服务需求的增长 国内外研究表明,经济发展水平与卫生服务需求不仅呈明显正相关,而且还表现出一定的增量效应。近年来,我国经济发展迅速,人们的生活水平不断提高,对卫生服务的质量要求越来越高,预防、医疗、保健、康复观念不断增强,这对医学人才培养质量也提出了更高的要求。

2. 世界范围内医学不断面临新的问题 随着社会的发展,在世界范围内医学不断面临新的问题,主要表现为人口剧增,相当一部分人群得不到基本的卫生服务;人的行为和生活方式有关的非传染性疾病已成为威胁人类健康的主要问题;新兴传染病给全球公共卫生带来了巨大挑战;医疗资源分配不均衡,导致医疗服务的不平等;医学与伦理道德、法律之间错综复杂的关系已引起广泛关注,如"辅助生殖技术""同/异体器官移植""克隆技术"等。如何正确解决"生与死""优与劣""供与求"之间的矛盾等全球性的讨论仍将持续。

3. 我国社会年龄结构老龄化 中国社会的年龄结构已经逐渐形成老龄化趋势。根据世界卫生组织的标准,65 岁及以上人口比例超过 7% 被定义为老龄化社会。根据统计局的数据,2022 年中国65 岁及以上人口已经达到了 20 978 万人,这意味着人口老龄化的高峰即将到来,这将对疾病谱和卫生需求产生影响。医学需要适应老年人的特殊需求,提供更加个性化和综合性的医疗服务。

(二)医学科学的发展对医学教育不断提出新要求

1. 科技的发展推动了生命科学的进步 科学技术的发展极大地推动了生命科学的进步,而生命科学的高度发展及其与其他科技的结合正在改变着整个世界的面貌。作为生命科学最重要组成部分的医学科学在这场革命的带动下,从基础理论到临床诊断和治疗等各方面都发生了深刻的变化。这种变化表现是多方面的,如医学观念的变化,医学模式的转变;医学各学科的分化和综合,以及由此带来的整体网络化趋势;医学研究的方式、方法的改进;医学科学的社会化趋势等。科学技术的发展也为医学带来了一系列新的伦理问题,如基因编辑、人工智能在医疗中的应用等。现代医学教育应关注到这些新的问题,为科技应用和医学实践提供更加完备的道德指引和积极的支持,确保医学的发展与人类的福祉相协调。

2. 人工智能为医学教育带来新变革　当今社会已进入工业 4.0 时代,具有互联、数据、集成、创新、转型五个重要特征,人工智能独占鳌头。人工智能在医学领域带来的科技创新,也使得医学教育进入了一个史无前例的创新与变革时代,并面临着以下三方面的重大变革。一是学生进入了更个性化学习时代。以人工智能手段分析优化医学领域的学习需求及其资源配置,有助于解决教育与医科的多学科交叉融合问题,建立真正的"以学生为中心"的跨学科人才培养模式。二是教学进入了更"真实"的虚拟场景。将 VR、AR、MR 等虚拟技术引入医学教学,能够模拟再现医学场景,学生可直接透视人体解剖结构,完成虚拟解剖实验、模拟手术,进行手术方案设计和手术风险评估等。三是医学教育更强化多学科融合。通过应用人工智能技术,可以构建知识图谱,实现跨学科专业资源共享,开设编程、数据分析和机器学习等人工智能课程,提高医学生使用人工智能工具、掌握基本算法等能力。此外,还催生了"人工智能+医学"的新领域、新方向。

(三) 卫生事业发展对医学教育提出了现实的要求

1. 卫生健康理念的新认识　现代医学理念已从以疾病为中心转变为以健康为中心,强调健康的维护与预防,契合《"健康中国 2030" 规划纲要》的健康优先发展战略。医学教育需要强化全人健康理念,强调身体健康、心理健康和社会适应能力的综合发展,培养医学生的全面健康观;强化生命全周期健康理念,关注人的全生命周期,培养医学生提供连续性医疗服务观念;强化预防为主理念,注重疾病预防和健康促进,培养学生的公共卫生和预防医学观念。

2. 高质量医疗服务的新需求　随着医疗技术的进步和人民健康需求的日益增长,高质量医疗服务对医学人才培养提出了更高标准。医学教育需加强基础医学知识的教授,确保学生对疾病的理解深入而全面。临床技能的培养至关重要,医学生需要通过实践学习掌握精准的诊断和治疗能力。医学人文教育被提升到新高度,强调医德医风和患者沟通技巧,以培养学生的同理心和责任感。随着医疗模式的转变,跨学科知识和技能的融合成为新趋势,医学生需具备一定的科研能力,能够参与临床研究,推动医学创新。终身学习的理念同样重要,医学生应养成持续更新知识、技能的习惯,以适应医疗领域的快速发展。

3. 公共卫生领域的新挑战　公共卫生领域的高质量发展带来了对医学人才培养的新挑战。随着人口老龄化和慢性病患者增多,医学生需要具备更全面的健康管理和疾病预防知识。面对新兴传染病和公共卫生事件,医学生需具备快速响应和有效处置的能力,这要求医学生在流行病学、公共卫生政策制定等方面有更深入的了解。随着健康科技的发展,医学生还需掌握大数据、人工智能等现代信息技术,以提高疾病监测、预测和干预的精准度。在全球化背景下,医学生还应具备国际视野,了解全球健康问题,参与国际公共卫生合作。

4. 深化医药卫生体制改革的新要求　深化医药卫生体制改革对医学人才培养提出了一系列新要求。首先,随着分级诊疗制度的推进,医学生需具备在不同层级医疗机构工作的适应能力,包括基层医疗服务。其次,随着医疗保障体系的完善,医学生应具备良好的医疗保险知识,能够在临床实践中合理使用医疗资源,控制医疗费用。再者,随着药品和医疗设备管理的规范化,医学生需了解相关法规,确保医疗安全和患者权益。最后,在信息化建设方面,需掌握电子病历、远程医疗等现代医疗信息技术,提高医疗服务效率。

(四) 医学教育的发展提出了自我革新的要求

我国医学教育得到不断发展,但是仍存在不少弊病。课程体系方面,仍然以生物医学学科为主,以学科为中心。课程门数多,学生负担重。教学内容方面,人文社会科学、新兴学科、边缘学科偏少。教学计划安排多为基础、临床、实习三段式,基础与临床分离,理论脱离实际。教学方法和手段方面,以教师、课堂、书本为中心,以注入式为主,创造力、自学能力培养和个性发展不足,现代化教学技术手段应用不足。评价方法方面,评价质量标准不高,以考核知识记忆、认知能力为主,对实践能力考核的现代方法应用不足。

二、医学教育的改革与发展

当前,我国医学教育进入新发展阶段。2017 年,国务院办公厅发布了《关于深化医教协同进一步推进医学教育改革与发展的意见》,2020 年,国务院办公厅发布《关于加快医学教育创新发展的指导意见》,对新阶段医学教育改革进行了全面部署。我国医学教育发展正处于由大到强的关键历史转折点。2024 年,党的二十届三中全会审议通过的《中共中央关于进一步全面深化改革、推进中国式现代化的决定》提出教育、科技、人才是中国式现代化的基础性、战略性支撑,并对深化教育综合改革作出系列部署,也对医学教育工作提出了新的发展要求。

(一) 加快构建标准化、规范化医学人才培养体系,全面提升人才培养质量

1. 提高生源质量　本科临床医学类、中医学类专业逐步实现一本招生,采取措施吸引优秀生源报考医学专业,提高生源质量。严格控制医学院校本科临床医学类专业单点招生规模。鼓励举办医学教育的中央部门所属院校适度扩大本科医学类专业招生规模,增加优质人才供给。加强对医学生源的选拔,不仅要注重学术成绩,还要考查学生的综合素质和适应医学专业的能力。可以通过面试、综合评价等方式来选拔优秀的医学生源。

2. 提升医学专业学历教育层次　中职层次农村医学、中医专业要逐步缩减初中毕业生招生规模,逐步转向在岗乡村医生能力和学历提升。2020 年后,逐步停止中职层次农村医学、中医专业招生。根据行业需求,严格控制高职(专科)临床医学专业招生规模,重点为农村基层培养助理全科医生。稳步发展医学类专业本科教育。调整优化护理职业教育结构,大力发展高职护理专业教育。着力填补医学教育结构性突出短板,持续大力加强社会反响强烈、关系民生需求的儿科、精神、全科和公共卫生等紧缺人才培养。特别是教育部牵头六部委组织实施了农村订单定向医学生免费培养工作,为解决农村基层卫生人才队伍薄弱问题发挥了重要的作用。

3. 深化院校医学教育改革　夯实 5 年制临床医学、中医学教育基础地位。把思想政治教育和医德培养贯穿教育教学全过程,推动人文教育和专业教育有机结合。医学院校的人文教育需要站在立德树人的高度,围绕"培养什么样的人"的根本问题,进行从"以疾病为中心"向"以健康为中心"的改革,引导医学生将预防疾病、解除病痛和维护群众健康权益作为自己的职业责任。统筹优化通识教育、基础教育、专业教育,推动基础与临床融合、临床与预防融合,加强面向全体医学生的全科医学教育,规范临床实习管理,提升医学生解决临床实际问题的能力,鼓励探索开展基于器官/系统的整合式教学和基于问题的小组讨论式教学。

4. 建立完善毕业后医学教育制度　落实并加快完善住院医师规范化培训制度,健全临床带教激励机制,加强师资队伍建设,严格培训过程管理和结业考核,持续加强培训质量建设,培训合格证书在全国范围内有效。构建起"5+3"为主体的标准化、规范化临床医学人才培养制度。保障住院医师培训期间待遇,积极扩大全科、儿科等紧缺专业培训规模,探索建立培训招收计划与临床岗位需求紧密衔接的匹配机制,增补建设一批住院医师规范化培训基地。

5. 健全继续医学教育制度　强化全员继续医学教育,健全终身教育学习体系。将继续医学教育合格作为医疗卫生人员岗位聘用和定期考核的重要依据,作为聘任专业技术职务或申报评定上一级资格的重要条件。以基层为重点,以岗位胜任能力为核心,围绕各类人才职业发展需求,分层分类制定继续医学教育指南,遴选开发优质教材,健全继续医学教育基地网络,开展有针对性的教育培训活动,强化规范管理。

6. 强化医学教育质量评估　建立健全医学教育质量评估与认证制度,已建立起具有中国特色、国际实质等效的院校医学教育专业认证制度。全面开展了临床医学专业、中医学专业、护理学专业、药学专业、口腔医学专业等专业认证工作,如 2008 年教育部和原卫生部发布《本科医学教育标准—临床医学专业(试行)》,依照标准对全国举办临床医学专业的院校实施了第一轮的认证。根据国际医学教育最新发展和我国高等医学教育改革与发展需要,结合临床医学专业认证实践,本科医学教育标

准已经先后公布了三版（2008、2016、2022年）。2020年6月，教育部临床医学专业认证工作委员会正式获得世界医学教育联合会（World Federation for Medical Education，WFME）医学教育认证机构认定，标志着我国医学教育标准和认证体系已实现国际实质等效，医学教育认证质量得到了国际认可。

（二）促进医学人才供给与需求有效衔接，全面优化人才培养结构

1. **建立健全医学人才培养供需平衡机制** 国家卫生健康委员会"十四五"人才发展规划强调，要以健康中国建设需求为导向，加快推进老年健康、医养结合、托育服务等专业领域的人才培养，支撑健康服务体系的发展。社会急需紧缺人才的学科专业建设仍薄弱，统筹卫生与健康事业各类医学人才需求，制定卫生与健康人才培养规划，加强全科、儿科、妇产科、精神科、病理、老年医学、公共卫生、护理、助产、康复、心理健康等紧缺人才培养。制定服务健康事业和健康产业人才培养的引导性专业目录，推动医学院校进一步优化学科专业结构。严格医学教育准入标准，规范医学专业办学，强化监督管理，新增医学类专业布点重点向中西部医学教育资源匮乏的地区倾斜。

2. **加强以全科医生为重点的基层医疗卫生人才培养** 全科医学人才特别是一些社区、乡镇基层卫生人才培养仍薄弱，还不能适应应对重大、突发重大传染性疾病的需求，不能适应构建分级诊疗体系医改的需要。通过住院医师规范化培训、助理全科医生培训、转岗培训等多种途径，加大全科医生培养力度。对在岗基层卫生人员（含乡村医生）加强全科医学、中医学基本知识技能和适宜技术培训。

3. **加强中医药人才培养** 中医药高等教育是我国医学高等教育事业的重要组成部分，是世界医学教育中最具特色的医学教育组成部分，引领了全球传统医学教育的改革与发展。分类推进中医药教育改革，适度增加具有推荐优秀应届本科毕业生免试攻读研究生资格的中医类院校为"5+3"一体化招生院校，促进中医药院校教育与中医住院医师规范化培训的衔接。构建服务生命全周期的中医药学科专业体系，推进中医药养生保健、健康养老等人才培养。

4. **促进区域医学教育协调发展** 在促进医学教育发展改革和实践中，地方区域医学院校一定要把握高等教育的发展规律，保持发展的战略定位。要加大学科建设、教学改革、师资培训、科学研究的力度提高服务区域的能力。不仅要发扬优势，同时要补短板，强弱项，固根基。以中西部地区为重点，加强薄弱地区医学院校教育、毕业后教育和继续教育能力建设。在中西部高等教育振兴计划实施过程中，加大对中西部医学院校的政策和资金支持力度。

（三）创新体制机制，加强医教协同管理

1. **建立医学教育宏观管理协调机制** 国家和各省（自治区、直辖市）分别建立教育、卫生健康、机构编制、发展改革、财政、人力资源和社会保障、中医药等多部门共同参与的医学教育宏观管理协调机制，统筹医学教育改革发展，共同研究协商重大政策与问题。

2. **强化医学教育统筹管理** 教育部、国家卫生健康委员会、国家中医药管理局进一步加强医学教育综合管理和统筹协调。成立教育部医学教育专家委员会，充分发挥专家智库作用，为医学教育改革与发展提供智力支持。支持行业学（协）会参与学科专业设置、人才培养规划、标准制修订、考核评估等工作，相关公共服务逐步交由社会组织承担。

3. **深化综合性大学医学教育管理体制改革** 遵循医学教育规律，完善大学、医学院（部）、附属医院医学教育管理运行机制，保障医学教育的完整性。充分利用多学科综合优势，加快建设一流医学院、打造一流医学学科专业、培养一流医学人才。

第五节 ｜ 现代医学教育思想的形成及其主要内容

一、教育思想的概念

教育思想和观念是人们对教育现象、本质、特点、规律以及如何实施教育的理解、认识和看法。教

育思想和观念渗透于教学活动的各个方面,贯穿于教学工作的全过程。教育思想是决定"培养什么样的人""怎样培养人"等一系列重大问题的根本。因此,转变教育思想、更新教育观念是医学教育改革的先导。一般来说,教育思想包括三个层次的内容:教育指导思想、教育观念、教育理论。

1. **教育指导思想** 反映某一社会和国家办教育的根本性质、目的、基本方向等,其表现形式是教育方针、教育目的和任务以及某一时期教育工作的重大决策,多由国家行政机构确定。

2. **教育观念** 指教育者及其他社会成员对教育的看法,如教育质量观、人才观、教师观、学生观和教学观等。

3. **教育理论** 是系统化的教育思想的一部分,可以揭示教育规律、概括教育原理、提高教育工作者的理论修养,进而指导教育实践。所以,也可以将其视为专业化的教育思想。

二、教育思想的形成

(一) 传统教育思想的产生

1. **我国传统教育思想** 我国传统教育思想历史悠久,经历了一个漫长的历史时期而逐渐形成。中国的传统教育思想可以追溯到古代的儒家文化,儒家思想对中国教育产生了深远的影响。儒家强调人的修养和道德品质的培养,注重家庭教育和社会伦理。在儒家教育中,孝道、仁爱、忠诚、诚信等传统美德被视为教育的核心价值观。一般把孔子作为传统教育思想的创始人。孔子首先提出设置课程的理论,提倡因材施教,强调以"诗、书、礼、乐"分科教育学生,并指出课程设置必须有侧重点。

2. **西方传统教育思想** 追溯西方教育历史,多数将德国资产阶级教育家赫尔巴特的教育思想,特别是他的教学论思想视为传统教育思想形成的代表。赫尔巴特传统的教育思想主张:分科教学、系统讲授,重视知识和知识的传授;提倡教学的教育性,注重强制性纪律;主张教学过程阶段化;发展学生多方面的兴趣等。

(二) 实用主义教育思想的出现

20世纪开始,美国心理学教授、教育家约翰·杜威提出了"实用主义教育思想"的理论体系,向传统教育思想发起了挑战。杜威的"实用主义教育思想"主张:"教育即是生活",最好的教育就是"从生活中学习"。因此,生活就是教育,生活就是教材,生活就是学习,"学校即是社会"。

杜威的实用主义教育思想于20世纪初对世界各国都产生了较大的影响。但其从实用主义哲学和自然经验论出发,全面否定了传统教育思想,否定了学校、课堂、书本、教师在知识传授中的主导作用,这是该理论体系的主要缺点。

(三) 传统教育思想的强化

伊凡·安德烈耶维奇·凯洛夫(1893—1978年)是苏联著名的教育家,其教育思想的主要内容是:主张培养全面发展的建设者,提出智育、综合技术教育、德育、体育、劳动教育和美育;强调知识和智育;重视书本知识,认为知识是以书本形式组织起来的;强调课堂教学,认为教学是实现教育的基本途径,而课堂教学又是教学的基本组织形式;重视教师的主导作用;强调"讲授"的记忆,认为在一切教学方法中,"讲授"是最重要的,认为记忆可以把人类的经验变成自己的智慧和财富。

从教育思想的内容、体系上分析,凯洛夫教育思想基本属于传统教育思想的范畴。凯洛夫教育思想在我国教育界有广泛影响。中华人民共和国成立初期,在全面学习苏联的总形势下,我国在教学实践中逐渐形成的主要框架基本属于传统教育思想的范畴。

三、当代教育思想的形成

当代教育思想的形成是一个复杂而多元化的过程,受到许多因素的影响。在当代国外教育思想的发展中,赞科夫、布鲁纳、霍姆林斯基和布卢姆等人是主要代表,对我国影响较大的是前两位教育家的教育思想。赞科夫(1901—1977年)提出"一般发展"和"发挥教学"的教育观,他认为教学的本质是促进学生的发展。布鲁纳提出"认知发展"教学观,他认为教学应帮助每个学生获得最好的智力发展。两者都有以下观点。

1. 强调学生掌握知识、技能,发展智力、能力。他们认为,在教学过程中实现智育的主要目标是发展智力。

2. 重视非智力因素与智力因素互补协调地发展。非智力因素(动机、兴趣、情绪、意志、性格以及其他各种个性心理品质等)在学生学习过程中起到很重要的作用,对学生的全面智力培养是不可忽视的组成部分。

3. 强调使学生“学会学习”。重视学生在教学活动中的重要地位和作用,强调充分挖掘学生的最大潜能。不仅要向学生传授知识与技能,而且要向他们传授学习方法,培养自学能力。

4. 重视学生对学科基本理论的学习。在教学过程中重视学科的基本理论。掌握这些基本理论,可以扩大知识面,加强知识深度,增加对新问题的适应性。

5. 提倡全体学生协调发展,重视对优秀学生的培养。主张“高难度”“高速度”的教学原则,以利对智能较高的优秀生的培养;同时也认识到全体学生协调发展的重要性。

当代教育思想的形成还受到社会、经济、科技和文化等方面的影响。全球化和信息技术的发展使教育变得更加国际化和多样化。教育改革政策也在不断推动当代教育思想的发展和变革。

四、医学模式及其观念对现代医学教育思想形成的影响

医学教育思想是在社会政治、经济、科学、文化、教育以及医学的发展过程中逐渐形成的,必然受医学模式及其观念等各种因素的影响。

(一) 医学模式

1. 医学模式的涵义　医学模式(medical model)是对人类健康与疾病的特点和本质的哲学概括,是在不同的社会经济发展时期和医学科学发展阶段,认识和解决医学与健康问题的思维和行为方式。进入18世纪之后,医学的发展深受机械唯物论的思想影响,形成生物医学模式。进入20世纪后,人们逐步认识到疾病的发生发展和转归与自然环境、社会环境、人的行为和生活方式有着密切的关系,进而提出生物-心理-社会医学模式。这种现代医学模式的提出和实现,对现代医学以及医学教育的发展将产生进一步的推动作用。

2. 医学模式的发展　医学模式经历了生物医学模式和生物-心理-社会医学模式两个大的历史阶段。

生物医学模式强调疾病的生物学原因和治疗方法。它基于生物医学科学的发展,将疾病视为生物学异常,通过药物、手术和其他医疗技术来治疗。其主要内容包括从生物学的角度对疾病进行解释,提供诊断和治疗的依据。它依赖于药物的发展和创新,以及先进的医疗技术来提供有效的治疗手段,关注基因变异、蛋白质功能和细胞信号等方面的研究,以改善疾病的诊断和治疗效果。

生物-心理-社会医学模式是一种综合性的医学模式,它起源于20世纪60年代。随着对人类健康综合性的认识不断提高,人们开始意识到生物学、心理学和社会学之间的紧密联系。生物-心理-社会医学模式的出现是为了更全面地理解和解决健康和疾病问题。它强调了身体、心理和社会因素之间的相互作用,认为这些因素共同影响一个人的健康状态。只有综合考虑这三个因素,才能更全面地理解和解决健康和疾病问题。

(二) 医学观念

随着生物医学模式向生物-心理-社会医学模式转变,人们的健康观、疾病观、治疗观、预防观等都相应的获得了新的理解。这些医学观念的变化对医学教育思想的更新产生了重要的作用。

1. 健康观　医学模式的核心是健康观。1978年《阿拉木图宣言》提出了“到2000年人人享有卫生保健”,并把健康这一概念精确地定义为:“健康不仅仅是免于疾病和衰弱,而且是机体、精神和所处的社会诸方面均处于完美状态。”新的健康观念强调精神和环境因素对健康的影响。

2. 预防观　强化预防观念是现代医学的显著特点之一。1988年,世界医学教育联合会通过的

《爱丁堡宣言》提出："医学教育必须适应当今时代新的挑战和新的健康要求,必须将更多的注意力放到预防疾病和促进健康的措施上来。"现代预防应彻底扭转过去单纯生物的、疾病的、个体的预防观念,实现预防观的转移。由自然致病因素预防扩大到社会致病因素的预防;由生理预防扩大到心理预防;由技术预防扩大到社区预防;由重点预防扩大到全面预防等。

3. **保健观**　旧有的保健观认为保持健康必须依靠医生、药物和先进的医疗技术。当今的保健观认为,保健应从教育入手,让人们懂得自我保健,使保健工作从个体扩大到群体,从生理、病理扩大到心理行为,从医院扩大到社会,从人类社会扩大到生物圈,采取综合措施,调节和保持生态平衡,以达到增进和保持健康的目的。

4. **治疗观**　长期以来,人们一直把对疾病的治疗视为保障健康的重要手段。所以,在治疗观念上表现为重治轻防,在治疗过程中又表现为:重视治病,忽视治人;重视生物因素,忽视心理、行为与社会因素;重视技术与药物治疗,忽视心理治疗;重视院内治疗,忽视院外治疗;重视疑难病症治疗,忽视多发病、常见病治疗等。而当今的普遍共识是:诸如上述种种治疗观中的偏见必须纠正,建立起符合生物-心理-社会医学模式的整体治疗观念,以充分发挥治疗在卫生保健事业中应有的作用。

5. **康复观**　随着经济发展和社会的进步,人们的生活质量不断提高,存活病人对生活质量的要求也不断提高。从现代医学的角度来看,医学不仅要治病救人,而且要考虑存活后的身、心、社会、职业能力,疾病治愈后的整体功能要达到尽可能高的水平。所以,以克服功能障碍为中心的康复医学已成为所有医生必须掌握的一门学科。

6. **道德观**　由于健康与疾病的概念发生变化,生命与死亡的定义及其标准也在发生变化。基因工程等新技术的产生与应用,使旧有医学伦理、道德观受到强烈的冲击而变革。医疗道德观将由单纯义务论向义务、功利、价值、公益论相结合的方向转化。医疗部门的医疗效益、经济效益和社会效益的关系问题,卫生政策与生命价值、医院管理、生命质量、社会发展等相关问题,都将渗透到道德观之中,促进医学道德观的变化。

五、现代医学教育思想的主要内容

教育思想和观念的更新是教育改革的前提,教育改革的实践又是教育思想建设的过程。目前,我国现代医学教育思想和观念的更新主要有以下几个方面。

(一) 树立拓宽专业口径、增强学生适应性的思想

从高质量医学人才成长规律和医学生毕业后的社会适应性来看,医学本科在校教育应实行宽口径的通科医学教育。在学校基础教育过程中,要注意拓宽医学生的基础知识,加强素质教育和能力培养,淡化专业意识,增强学生的社会适应性。此阶段是为医学生毕业后成为一名合格的卫生工作者进行基础培训。卫生工作者所需要的专业能力则要通过毕业后医学教育阶段的严格规范化专业培训来完成。

毕业后医学教育是医学教育体系的重要组成部分,它是医学毕业生成长为合格临床医师的必经之路,同时更是我国培养同质化临床医师、加强医疗卫生人才队伍建设、提高医疗卫生工作质量和水平的治本之策。如今,随着我国住院医师规范化培训制度的正式确立,与专科医师规范化培训制度试点的正式启动,我国毕业后医学教育事业发展到了一个新阶段。

(二) 树立加强素质教育,融传授知识、培养能力和提高素质为一体的思想

育人的根本在于立德,全面贯彻党的教育方针,落实立德树人根本任务,培养德、智、体、美、劳全面发展的社会主义建设者和接班人是高等教育不能回避的责任和义务。因此,医学教育必须坚持以人民为中心的理念,按照培养基础扎实、知识面宽、能力强、素质高的高级专门人才的总体要求,逐步构建起注重素质教育,融传授知识、培养能力与提高素质为一体,富有时代特征的多样化的人才培养模式。在传授知识的同时,培养学生的各种能力,使学生的思想道德素质、文化素质、业务素质和身心素质全面发展。要将素质教育和能力培养贯穿于人才培养全过程,培养出高质量的医学人才。

（三）树立学生为教学活动主体、加强学生创新精神培养的思想

现代教育思想认为教学过程是学生认识的过程,在此过程中,学生是主体,教师发挥主导作用。因此,学生应该在教师的指导下积极主动地学习,不仅要获取知识,而且要学会如何学习,掌握科学的学习方法,培养自学能力和创新精神。同时,学生也要重视教师的主导作用,注意学习教师在教学过程中的思维方法和经验。

（四）树立因材施教、鼓励学生个性发展的思想

因材施教是指教师要从学生的实际情况、个别差异出发,有的放矢地进行有差别的教学,使每个学生都能扬长避短,获得最佳发展。教学过程中,教师应充分注意学生间的差异,坚持科学的教育理念,因材施教。由于学生受遗传、社会阅历、文化基础等因素的影响,表现出智能水平的不同,另外,学生的个人兴趣和爱好也存在差异。因此,在教学过程中,教师应该根据每位学生的特点和需求,采取个性化的教学方法。既要从大多数学生的实际出发,又要注意发挥每个学生的聪明才智。学生在学习过程中,要充分利用各种机会发挥自己的个性。

（五）树立"教学、科研、服务"为一体的培养人才的思想

当今社会,医学教育中的产、学、研之间的联系越来越密切,把教学、科研和服务有机地结合起来,有利于激发学生的社会参与意识、使命感和责任感,有利于提高学生主动学习的意识、增强实践能力、培养创新精神,有利于学生进一步了解社会,了解服务对象,为未来的工作奠定坚实的基础。因此,现代医学教育要关注教学、科研的组织方式与教育教学改革、科研范式变化,推动产、学、研协同育人,保障人才培养能力和科研创新能力的共同提升。

（六）树立医学人才"终身学习"的思想

终身学习是指社会每个成员为适应社会发展和实现个体发展的需要,贯穿于人的一生的、持续的学习过程。当一个国家的高等教育进入普及化阶段,这个国家就有了进入终身学习社会(lifelong learning society)的教育基础,终身学习将成为常态。这要求医学教育在所有阶段和各个层级上提供多样、灵活的学习途径、入学机会和继续医学教育的机会,加强正式和非正式医学教育机构之间的联系,树立新的知识观、学生发展观、学习观,加强通过非正式医学教育机构获得知识、技能和能力的验证和认证,并为其质量提供保障。

本章思维导图

本章目标测试

（曲　巍）

第七章　学习的理论与医学学习

本章首先介绍学习的内涵,然后分别介绍各种学习理论流派的起源、发展,以及各流派代表人物提出的学习理论观点;其次介绍大学学习的特点、医学学习的特点以及应遵循的原则;最后介绍了医学知识的记忆技巧和医学思维的训练策略,以及医学生的学习方法。

第一节　学习的理论概述

一、学习的内涵

学习是一项十分复杂的心理活动。广义的学习是指人和动物在生活过程中,通过反复练习和训练,凭借经验而产生的行为或行为潜能的相对持久的变化。狭义的学习专指学校学生的学习,是人类学习中的一种特殊形式,是在教师的指导下,有目的、有计划、有组织、有系统地进行的,在较短时间内接受文化科学知识,并以此来充实和发展自己的过程。尽管人们对学习概念的理解不完全一致,但对学习的本质有着以下共同的认识。

(一)学习意味着行为或行为潜能的变化

学习以行为或行为潜能的变化为标志,学习的变化有时可以通过操作观察到,如会驾驶飞机、会游泳、会操作计算机等;有时未必能够立即付诸于行动,如对现代艺术的鉴赏或对东方哲学的领悟,这种习得的态度和价值观,是一种心灵和思维深处的变化,是一种改变行为潜能的变化。需要注意的是,学习必然会引起行为的变化,但是不能简单地认为凡是行为的变化都意味着学习的存在,其他因素也会导致行为的变化。有机体的行为变化不仅可以由学习引起,也可以由本能、疲劳、适应和成熟等引起。

(二)学习是一种后天习得行为

如动物中的幼鸟试飞、狮子滚绣球、小白鼠走迷津等习得行为,人类对语言知识的掌握、心智技能的获得、人际关系的建立、态度和品德的养成等均属于习得行为。行为或行为潜能的改变是学习发生的基本标志,这与通过遗传而获得种族经验(如鸭子会游水、婴儿会吸吮等)的本能行为相区别。

(三)学习主要通过经验或实践而获得

个体在与环境相互作用的过程中,通过感知、体验、练习和操作等活动,获得习惯、知识、技能、态度等,并以观念的形式储存于大脑,这些主观经验即学习所得,通过反复实践或经验,不断调整、充实和完善,并支配个体不断产生新的经验。

(四)学习导致的变化相对持久

药物、疲劳、疾病、损伤等因素均能引起行为或行为潜能的变化,如学生过度疲劳会降低学习效率,驾驶员饮酒易发生交通事故,病人的轻度脑震荡会出现短暂意识障碍等。这些变化都非常短暂,一旦原因消除,行为表现就恢复从前。学习则不同,习得的知识、技能、态度等几乎终生不忘,即使发生遗忘或被新的知识和技能所影响也不会完全消失,保持的时间比较持久。

二、行为主义学习理论

行为主义学习理论在 20 世纪初产生于美国,又称为联结派学习理论,是当今学习理论的主要流派之一。该理论继承了英国的联想主义心理学系统的理论,受洛克的经验论影响,更重视环境和经验的作用,强调学习中的各种要素。行为主义学习理论认为,学习是可测量和可观察的;学习复杂的行为是渐进地且一步步发生的;学习为刺激影响反应所致。该理论发展过程中的代表人物及其主要理论有巴甫洛夫的经典性条件反射理论与华生的行为主义、桑代克的联结说、斯金纳的操作性条件反射理论、班杜拉的社会学习理论等。

(一)巴甫洛夫的经典性条件反射理论与华生的行为主义

1901 年,沙皇俄国诺贝尔奖获得者巴甫洛夫用狗作为实验对象,提出了广为人知的条件反射理论。巴甫洛夫还发现了条件反射的保持与消退。在动物建立条件反射后继续让铃声与无条件刺激(食物)同时呈现,狗的条件反射行为(唾液分泌)会持续地保持下去。但当多次伴随条件刺激物(铃声)的出现而没有相应的食物时,则狗的唾液分泌量会随着实验次数的增加而自行减少,这便是反应的消退。

华生将学习定义为以一种刺激代替另一种刺激建立条件作用的过程。他认为个体的行为大多是后天经过经典条件反射而习得的,也可以通过学习来更改、增强或消除已习得的行为。刺激与反应联结的形成遵循频因律和近因律。频因律是指某种行为练习得越多,习惯形成也就越快,练习的次数在习惯形成中起着重要作用;近因律是指当反应频繁发生时,如果某一刺激与所引发的各种反应存在时间差异,若再遇到该刺激时,最近的反应比较早的反应更容易得到加强,也就是说有效的反应总是最后一个反应。

(二)桑代克的联结说

美国心理学家桑代克被誉为现代教育心理学的奠基人,他根据著名的"饿猫迷笼实验"得出联结理论。他的实验发现动物通过尝试错误而偶然获得成功,从而得出学习是情境刺激(S)与反应(R)之间形成联结的过程,即学习是联结的形成和巩固。他经过不断实验研究及理论补充最终形成联结说的基本观点:心理是人的联结系统,人面临一种特定情境中的刺激所作出相应反应,这种刺激与反应即构成了联结。他还提出学习需要遵循的三条重要学习原则,将对动物行为的研究推广到人类学习上。

1. 准备律 指学习者在学习开始时的预备定势。学习者准备以某种方式反应且能实现此反应则会满意,学习就有效;有准备而不让其行动,则会烦恼;无准备而强制活动也会感到烦恼。

2. 练习律 指反应重复的次数越多,刺激-反应之间的联结便越牢固。练习律是由使用律和失用律构成的,它们是练习律的两个方面。一个已形成的联结,若加以应用,多次练习,这种联结的力量便会增强,即使用律;若不予使用,不再练习,这种联结的力量便会减弱,即失用律。

3. 效果律 指在情境与反应间的一种可以改变的联结,既可因导致满意的结果而加强,也可因导致烦恼的结果而减弱。例如,要是猫逃出迷笼后得到的是惩罚而不是奖励的话,那么猫就不会努力逃出迷笼了。但桑代克后期的实验发现,满意或奖励的促进作用积极而显著,烦扰或惩罚的制止作用则不甚明确,两者的效果是不对称的。

(三)斯金纳的操作性条件反射理论

美国行为主义心理学家斯金纳用白鼠作为实验对象,设计了"斯金纳箱",从中得出了操作性条件反射建立的规律:如果一个操作发生后,接着给予一个强化刺激,那么其强度就增加。斯金纳发现,进一步激发有机体采取某种行为的程序或过程称为强化,凡是能增强有机体反应行为的事件或刺激叫作强化物。斯金纳按照强化实施以后学习者的行为反应,将强化分为正强化和负强化两种方式。正强化是指学习者受到强化刺激以后,加大了某种学习行为发生的概率,如由于教师表扬学生做出的正确行为,从而使学生能在以后经常保持这种行为。负强化是指对学习者消除某种讨厌刺激以后,学习者的某种正确行为发生的概率增加,如教师取消全程监控的方式以后,学习者良好的学习习惯能够保持。

斯金纳在对动物研究的基础上,把有关成果推广运用到人类的学习活动中,主张在操作性条件反射和积极强化原理的基础上设计程序化教学。程序化教学要求教师在教学时,必须把教科书的内容编成按程序分为小单元的教材,然后按先浅后深、先易后难、先简后繁的顺序,分层次排列起来,并借助机器设备或以书本形式把教材提供给学生。学完第一小单元,就按程序学习第二小单元,依次按程序前进。

(四) 班杜拉的社会学习理论

20世纪40年代,教育心理学家们开始致力于探索儿童如何获得社会行为,这些行为包括合作、竞争、攻击、伦理道德和其他社会反应。面对这一系列问题,美国心理学家班杜拉提出了一套综合且广为接受的模仿理论。这一理论最初被称为社会学习理论,后来又称为社会认知理论。社会学习理论是阐明人怎样在环境中学习,从而形成和发展他的个性的理论。班杜拉认为儿童通过观察他们生活中重要人物的行为而学得社会行为,这些观察以心理表象或其他符号表征的形式储存于大脑,来帮助他们模仿行为。班杜拉认为社会学习分为直接学习和观察学习两种形式。直接学习是个体对刺激作出反应并受到强化而完成的学习过程。观察学习是指个体通过观察榜样在处理刺激时的反应及其受到的强化而完成学习的过程。

班杜拉对观察学习进行了大量研究,观察学习一般经过注意、保持、动作复现、动机这四个过程。观察学习起始于学习者对示范者行动的注意。观察学习的第二个过程是对示范行为的保持过程。观察学习的第三个过程是把记忆中的符号和表象转换成适当的行为,即再现以前所观察到的示范行为。能够再现示范行为之后,观察学习者(或模仿者)是否能够经常表现出示范行为要受到行为结果因素的影响。

社会学习理论接受很多行为主义的理论,但更注意线索对行为和内在心理过程的作用,强调思想对行为和行为对思想的作用。该理论被认为是行为主义与认知主义之间的纽带,且对于认知-行为治疗方面作出巨大贡献。

三、认知主义学习理论

认知主义学习理论的先驱是20世纪初在德国出现的格式塔学派。在行为主义学习理论盛行之际,认知主义学习理论是被忽视的,直到20世纪60年代,认知主义学习理论开始了快速发展。认知主义学习理论认为,学习是个体对事物经认识、辨认、理解从而获得新知识的过程,在此过程中,个体所学到的是思维方式,即认知心理学家所讲的认知结构。个体在学习情境中运用其已有认知结构去认识、辨认以至理解各个刺激之间的关系,增加自己的经验,从而改变(扩大或提高)自己的认知结构。认知主义学习理论认为学习不是在外部环境的支配下被动地形成刺激-反应联结,而是主动地在头脑内部构造认知结构;有机体当前的学习依赖于他原有的认知结构和当前的刺激情境;学习受主体的预期所引导,而不受习惯所支配。

(一) 格式塔心理学的顿悟学习理论

格式塔学派认为,学习的实质是主体主动地在头脑内部构造与组织一种完形,而不是在外部环境的支配下被动地形成刺激-反应联结。所谓完形,亦称"格式塔",实际上是一种心理结构,是在功能上相互联系和相互作用的整体结构,是对事物关系的认识。格式塔心理学还认为,学习是通过顿悟实现的,而不是通过盲目的试误。该派的代表人物有韦特海墨、考夫卡、苛勒等。其中,德国心理学家苛勒提出的解释学习的过程和学习的迁移现象的顿悟说,对以后的认知主义学习理论产生了深刻影响。

1913—1917年,苛勒进行了一系列大猩猩解决问题的实验,从而提出了"顿悟说"。在第一个代表性实验中,黑猩猩必须利用工具来克服障碍,达到够到香蕉的目的。在第二个实验中,黑猩猩必须通过某些动作,对工具进行"加工",也就是"制造"工具来克服障碍。黑猩猩经过长时间的停顿后,出现了一个不间断的动作序列,形成了一个连续的"完整体",正确地解决了问题。根据这些实验,苛勒认为:黑猩猩在未解决难题之前,它对面前的情境的知觉是模糊的、混乱的。在行动前的停顿期间,它先在"头脑"中进行一番"思考",领会自己的动作与目的物的关系,突然发现正确的解决问题的途径,产生了顿悟。因此,学习就是在主体内部构造一种完形,学习就是知觉的重新组织;这种知觉经验变化的过程不是盲目的试误,而是顿悟,是在头脑中积极主动地对情境进行组织的过程。

(二)布鲁纳的认知-发现理论

美国心理学家布鲁纳通过对行为主义学习理论的质疑,以及对格式塔学习理论的借鉴,提出了认知-发现理论。布鲁纳的认知-发现理论的基本观点主要包括以下几个方面。

1. **学习是主动地形成认知结构的过程** 人的认识活动按照一定的顺序形成,发展成对事物结构的认识后,就形成了认知结构,这个认知结构就是类目及其编码系统。一个类目是指一组有关的对象或事件。它可以是一个概念,也可以是一条规则。编码系统的形成过程是从一个低层次的类目逐渐向高层次的类目发展的过程。学习的过程就是学生形成类别化,并且不断地调整、修改类别化的过程。

2. **学习包括新知识的获得、知识的转化和知识的评价三个几乎同时发生的过程** 个体运用已有的认知经验,使用新输入的信息与原有的认知结构发生联系,理解新知识所描绘的事物或现象的意义,与已有的知识建立各种联系。对新知识进行转化,运用各种方法变成另外的形式,或者用新知识对原有的认知结构进行重构。通过评价来核查处理知识的方法是否运用得当、正确。

3. **学习应掌握各门学科的基本结构,包括学科的基本知识结构及其基本态度和方法** 布鲁纳认为,所有的知识都是一种具有层次的结构,这种结构性知识可以通过个体发展的编码系统或认知结构表现出来。人脑的认知结构与学科的基本结构相结合,学生掌握了学科的基本结构,就容易掌握学科的具体内容,容易学习学科知识,产生强大的学习效益。

4. **发现学习是学习知识的最佳方式** 发现学习是指学生主动利用教材和教师提供的资料进行独立的思考,自行发现知识,掌握原理和规律,是在学习情境中经独立探索寻找而获得问题答案的一种学习方式。布鲁纳认为,发现的实质就是把现象重新组织或转化,超越现象本身再进行组合,从而获得新的领悟。

(三)加涅的信息加工学习理论

美国心理学家加涅侧重人类学习中加工知识的过程和规律,认为学习是一个有始有终的过程,这一过程可分成若干阶段,每一阶段需进行不同的信息加工。在各个信息加工阶段发生的事件,称为学习事件。学习事件是学生内部加工的过程,它形成了学习的信息加工理论的基本结构。与此相应,教学过程既要根据学生的内部加工过程,又要影响这一过程。因而,教学阶段与学习阶段是完全对应的。在每一教学阶段发生的事情,即教学事件,这是学习的外部条件。教学是由教师安排和控制这些外部条件构成的,而教学的艺术就在于学习阶段与教学阶段的完全吻合。

四、建构主义和人本主义学习理论

(一)建构主义学习理论

建构主义学习理论经历了一个较长的产生、形成和发展的历史演变过程。广义的建构主义思想最早起源于古希腊时期。到20世纪70年代,苏联心理学家维果茨基的思想为当代建构主义学习理论的形成奠定了基础,经过美国学者的引进与推广,建构主义得到了极大的发展。自20世纪90年代以来,建构主义学习理论越来越引起人们的重视。

建构主义是学习理论中认知主义的进一步发展。建构主义主张世界是客观存在的,但是对于世界的理解却是由每个人自己决定的。建构主义者关注人们如何以原有的经验、心理结构和信念为基础来构建知识,强调学习的主动性、社会性和情境性。建构主义学习理论认为,学习是学生从原有经验和知识出发,主动建构起新的经验和知识,通过新旧知识经验之间反复和双向的相互作用、与外部环境因素的相互作用,形成和调整自己的经验结构和对知识的理解。目前对教育实践具有一定影响的建构主义学习理论主要有以下四个。

1. **激进建构主义** 激进建构主义是基于瑞士心理学家皮亚杰的思想发展起来的,以美国哲学家格拉塞斯费尔德和美国教育学家斯特菲为代表。格拉塞斯费尔德认为,只要某种知识能帮助我们解决具体问题,或能提供关于经验世界的一致解释,那它就是适应的,就是有"生存力"的,不用去追求经验与客体一致。为了适应不断扩展的经验,个体对世界的知觉理解和思考的方式会不断进化,所有的知识都是在这种个体与经验世界的对话中建构起来的,而这要以个体的认知过程为基础。可以看出,激进建构主义主要关注个体与其物理环境的相互作用,而对学习的社会性的一面则重视不够。

2. **社会建构主义**　社会建构主义是基于维果茨基理论发展起来的,以德国教育学家鲍尔斯费尔德和美国教育学家库伯为代表。社会建构主义认为,世界是客观存在的,对每个认识世界的个体来说是共通的。知识是在人类社会范围里建构起来的,又在不断地被改造,以尽可能与世界的本来面目相一致,尽管永远无法达成一致。与激进建构主义相比,社会建构主义也把学习看成是个体建构自己的知识和理解的过程,但它更关注这一建构过程的社会性的一面。它主张知识不仅是个体与物理环境相互作用内化的结果,语言等符号还在其中具有极为重要的意义,使这一过程具有社会建构的性质。

3. **社会文化取向**　社会文化取向与社会建构主义比较相似,也受到维果茨基理论的影响,不仅把学习看成是建构过程,还关注学习的社会性方面。但不同的是,它主要关注学习和知识建构的社会文化机制,认为知识建构不可避免地要受到当时社会文化因素的影响。社会文化取向主张心理活动是与一定的文化、历史和风俗习惯背景密切联系在一起的。知识与学习都是存在于一定的社会文化背景中,不同的社会实践活动是知识的来源。因此,社会文化取向着重研究一定文化背景下的个体为达到某种目的而进行的实际活动,并认为这些实际活动是以一定的社会交往、社会规范、社会文化产品为背景。个体以自己原有的知识经验为基础,通过一系列的活动,解决所出现的各种问题,最终达到活动的目标。

4. **信息加工建构主义**　信息加工建构主义也称为"温和建构主义",以美国教育心理学家斯皮罗等人为代表。信息加工建构主义比信息加工理论大大前进了一步,既坚持了信息加工的基本范式,即学习不是被动地形成刺激-反应联结,而是信息的选择、加工和存储的复杂过程,同时也完全接受了"知识是由个体建构而成的"观点,强调外部信息与已有知识之间存在双向的、反复的相互作用。新经验意义的获得要以原有的知识经验为基础,从而超越所给的信息,而原有的经验又会在此过程中被调整或改造。

(二) 人本主义学习理论

人本主义心理学是20世纪60年代兴起于美国的一种心理学思潮。人本主义心理学的学习观认为,学习就是学习者发挥潜能和自我实现的过程。即学习者获得知识、技能,发展智力,探究自己的情感,学会与教师和班集体成员进行交往,阐明自己的价值观和态度,实现自己的潜能,达到最佳的境界的过程。人本主义学习理论的代表人物及重要理论有库姆斯的全人教育思想和罗杰斯的自由学习观。

1. **库姆斯的全人教育思想**　美国心理学家库姆斯认为教育的目的不仅限于教学生知识或谋生技能,更重要的是针对学生的情意需求,使他们能在知识、情感、意志或动机三方面均衡发展,从而培养其健全的人格。学生的情意需求指他们在情绪、情操、态度、道德及价值判断等多方面的需求。此等行为关系到人与人的关系,是人在社会生活方面律己、待人、处事所需要的能力。

1981年库姆斯提出七项教育目标:①针对学生各方面(指知、情、意)的需求,配合学生经验,设计学校教育,使学生所具有的各种潜力得以充分地发展;②要使每个学生均能在教育环境中,不但在智能方面得以自我实现,而且在情意方面也能学到自立立人的观念和能力;③针对目前及未来生活需求,能使每个学生学习必要的知识、技能以及处理人际关系和职业生活的能力,皆能适应多元化而又多变化的社会;④学校的一切教育措施,必须遵守因材施教原则,使教育效果对每个学生都发生个人化的意义;⑤在所有教育活动历程中,必须将知、情、意三者贯穿其中,以期发挥全人教育功能;⑥营造学校的教育气氛,使整个校园变成一个虽有挑战,但却充满自由、活泼、关怀、支持而不具威胁的学习情境;⑦培养学生纯真而开放的气质和认识自我的能力,既能学会在团体生活中尊重别人,也能学会在个人生活中解决自己心理上的问题。

2. 罗杰斯的自由学习观　美国心理学家罗杰斯的教育理想是要培养"躯体、心智、情感、心力融会一体"的人,也就是既用情感的方式也用认知的方式行事的情知合一的人。罗杰斯主张教育目标应是促进变化和学习,培养能够适应变化和知道如何学习的人,而不是再像过去一样只注重学生知识内容的学习及知识结果的评判,即中国古人所言"授人以鱼,不如授人以渔"的道理。在《学习的自由》一书中,罗杰斯提出了他所坚持的以自由为基础的自由学习原则。

此外,罗杰斯不仅是人本主义心理学的创始人之一,而且是心理治疗中人本治疗学派的鼻祖,是当事人中心疗法的创始人。采用当事人中心疗法时,对于如何扮演优良治疗者角色的问题,罗杰斯提出了三个基本条件:①真诚一致;②无条件积极关注;③同理心。罗杰斯在教育上的主张仍然秉持这一理念,将学生视为教育的中心,学校为学生而设,教师为学生而教。故而罗杰斯的教育主张一向被称为学生中心教育。在罗杰斯的治疗理论中,他认为病人本人具有健康成长的潜在条件,只需设置一个良好的心理环境,就能够不医而愈。罗杰斯也以同样的理念,认为学生皆有求其向上的潜能,关键是要给他们设置一个良好的学习环境,使他们的潜能得以充分发展。罗杰斯将他的非指导性治疗移植到教学过程中,提出了非指导性教学的理论与策略。

五、认知神经科学与学习

进入 21 世纪以来,以高级认知加工和认知神经科学为代表,将学习中的高级认知过程和认知神经网络结构作为学习科学研究的重点。在认知神经科学领域,学习是脑信息加工的过程,是脑对刺激产生的反应,它包括脑对信息的感知、处理和整合。另外,认知神经科学认为,个体的心智是一个网络系统。学习即心智网络的形成,知识以网络的形式储存在学生的头脑中。大脑的神经网络为学习提供了一个核心的生理基础,同时学习、环境、社会文化等也改变了大脑,学习就是发生在脑和社会双向互动过程中的一种活动。因此,从这一视角出发,可以把学习理解为个体心智网络在脑与环境相互作用下而形成的活动。

目前认知神经科学主要围绕脑功能神经机制展开,提供关于学习如何在大脑中进行运作的理解依据,以期为改善和提高学习效果提供新的思路。通过探索不同学习思维、情绪所对应的脑部相关区域,为创新课程设计提供依据,落实针对性的教学设计策略,培养学生的学习思维能力;通过探索大脑如何处理和存储信息的方式,揭示不同类型学习过程的认知机制,指导教学及学习策略的优化;通过了解学习和教学相关的神经机制,开发出更有效的教学方法和教育工具,从而促进学生的学习和知识的掌握。以临床实践学习为例,通过神经影像技术(如功能性磁共振成像和脑电图等)的应用,研究人员能够观察到临床实践学习过程中大脑活动的变化。例如,手术打结、牙科模拟器、手术机器人、腹腔镜打结等相关临床实践均可利用相应的设备技术对大脑相关区域情况进行观测,有助于了解学习的神经基础和学习与认知功能之间的关联,也有助于临床实践教学与学习的发展。

总的来说,认知神经科学的出现,使得以往无法直接观测的大脑及活动规律变得具有可观测性,也为从生物学层面解释学习活动提供了可能,为更好地认识学习活动提供了坚实的基础。此外,认知神经科学的出现还帮助教育研究提高了其可靠性,从生物学的层面上为教育活动提供了因果关联方面的精确数据。未来,学习与发展的脑机制及其相互关系,依然会是学习科学领域的重要研究问题。学习是如何被促进的? 这种干预学习造成的变化与自然发育造成的变化有何不同? 知识在脑中如何组织? 这些都是需进一步深入研究和探讨的相关问题。

第二节 │ 大学学习与医学学习的特点

一、大学学习的特点

高等教育的性质决定了大学学习具有更加鲜明的特点,掌握大学学习的特点对于更好地制订学习策略和采取正确、有效的学习方法具有非常重要的意义。结合现代高等教育思想的转变和对高等教育内在规律的探索,大学学习的特点可以归纳为以下五点。

(一) 学习的全面性

我国的高等教育必须贯彻教育方针,为社会主义现代化建设服务,使受教育者成为德、智、体、美、劳全面发展的社会主义事业的建设者和接班人。因此,我国高等教育目标决定了大学学习的内容更加全面,要求大学生必须学习和掌握自然科学、社会科学、信息科学知识和与专业相关的基础理论、基本知识和基本技能;掌握和应用所学知识分析和解决与专业、社会相关联的各种问题;掌握终身学习、创新学习、成功学习的各种原理、方法和技巧;学会生存,学会关心,学会发展,学会合作,学会沟通等。高标准的学习要求决定了大学学习的内容更多,口径更宽,渠道更广,必须一切为了学习,学习一切和向一切学习,而且是高效率地学习,快节奏地学习。

(二) 学习的专业性

高等教育的任务是培养具有创新精神和实践能力的高级专门人才。虽然高等教育具有基础性和专业性双重属性,但专业性特点更为突出。鉴于此特点,大学学习的主要策略应该紧紧围绕专业和与专业相关联的知识、技能、态度的要求组织学习内容,有目的地选择学习对象,有重点地投入学习精力,不能主次颠倒和盲目地学习。当然,不能错误地认为自然科学基础知识(如数学、物理、化学、生物学等课程)与专业无关而忽视其学习;也不能片面地认为社会、人文科学知识与专业无关而放弃其学习。现代科学发展的重要趋势就是文、理、工、医等多学科的交叉、融合和渗透,专业知识和技能的学习尽管十分重要,但基础学科、边缘学科、新兴学科,尤其社会人文学科对激活和增强专业知识、技能具有强大的作用,也有利于大学生的全面素质教育,有利于大学生今后的工作和成才。

(三) 学习的自主性

大学学习需要的是自主和自觉,这是由高校的性质、高等教育的规律及大学灵活的管理制度所决定。大学生离开了父母,而且大学教师不会过多地监督大学生的具体学习,只是在某些方面给予指导。所以,在学习时间的安排、学习内容的选择、学习策略的制订、学习方法的应用等方面全靠大学生自己决定。另外,大学为学生的学习提供了良好的自学条件。在实行学分制的高等学校,大学生还可以根据自己的实际情况,自主制订学习计划和学习目标,如自主选择课程、自主制订学习进程、自主选择教师、自主选择所学专业等。以上这些条件都增强了大学生学习的自主性。

(四) 学习的实践性

所谓实践就是指人们改造自然和改造社会的有意识的活动。大学学习的专业性特点以及大学的课程特点等决定了大学学习具有十分明显的实践性,表现为:实践性教学环节占有较大比重;学习理论知识是为实践服务,知识必须转化为能力和内化成素质;实践的目的是巩固和加深理解理论知识,并从实践中学习知识、掌握技能和培养素质;实践能力是大学生学习效果评价最核心的指标。大学学习离开了实践,就成为不完整的学习,甚至是偏离了学习的目的和方向。

(五) 学习的探究性

随着科学技术的飞速发展,知识经济日渐端倪,继承式教育已被创新教育所取代,要求大学生必须学会探究、学会创新,探索是学习的真谛。大学生在人才、知识、信息密集的高等学校学习,由于受到教师的影响,探求真理、追求创新的意识特别强烈,乐于钻研,喜欢标新立异,喜欢参加科研活动,向往发明创造。另外,高等教育教学过程中,特别强调对学生创新意识、创新思维、创新能力和创新精神的培养和训练,教师不再是单纯地传授知识、技能,而是有目的地启发和激励学生积极思考,并在实践性教学环节有意识地增加科研设计内容,在课外有计划地组织学生参加科研活动以培养大学生的科研能力。

二、医学学习的特点

医学科学所具有的自然科学和社会科学双重属性,以及医药卫生职业的神圣性、经验性、艰苦性、风险性和人格化等特点,决定了医学学习除具有大学学习的特点外,还具有自身的特点。

(一) 在学习的目标上更加注重培养职业道德素质

医学具有特殊的服务对象,即人和社会。医学要求各级各类医学专门人才必须具备高尚的职业道德;要求医务工作者时刻牢记救死扶伤、全心全意为病人服务的宗旨;在医疗卫生工作实践中关心和爱护病人,视病人如亲人,具备高尚的医德。医学职业道德素质的培养贯穿于医学学习的全过程。在基础教学阶段,尤其在公共基础和基础医学实验课学习中,医学生要有意识地培养严谨求实的科学态度和不怕苦、累、脏的献身精神,把实验动物视作病人,珍惜生命,具有同情心。实验过程的每一步都要按规范的程序操作,养成科学、严谨、认真和细心的习惯。完成实验报告时要实事求是,不弄虚作假。要爱护公物,讲究实验室卫生,培养勤俭节约的良好品质。同时,要学会与教师、教学辅助人员以及同学合作。在临床教学阶段,尤其是在临床见习和临床实习中,对医学生的职业道德要求很高,如在询问病史、临床体格检查时,医学生向病人询问病史的态度要和蔼,语言要亲切,体格检查要细心;对于年老体弱、重病及婴幼儿等病人要注意保护其身体;医学生不得收受病人给予的任何"好处",也不得向病人索取任何财物;医学生要时刻牢记为病人服务的思想,减轻病人的身心痛苦和经济负担等。

(二) 在学习的内容上更加注重拓宽知识面和训练实践技能

医学既具有自然科学属性也具有社会科学属性,同时兼有科学性、实践性和艺术性特征。医学科学的发展离不开其他科学的发展,现代医学更加依赖于基础科学、信息科学、社会科学和其他应用性学科。所以,医学生所应具备的知识面较其他科类大学生的知识面更宽、更广,从而表现为医学学制较长、所学课程数目多、教材信息量大、总学时偏高和学习负担较重等。伴随医学科学发展和医学模式、卫生服务方式的重大转变,要求医学生不仅要具有广博的自然科学基础知识,如数学、物理、化学及生命科学与信息科学的知识,而且必须熟练掌握基础医学、临床医学、预防医学、康复医学、药学和医学人文科学知识,尤其是与社会、经济、哲学、法律、伦理、心理、管理等社会科学相关联的知识也必须具备。

医学是一门实践性很强的学科,从实践中产生也在实践中不断总结、发展和提高,这决定了医学学习特别注重工作实践技能的训练。为了使医学生的实践技能能够得到较好的训练,医学实践学习的时间一般长于其他专业实践学习时间。大多数的医学课程的实验或实习学时均高于理论课学时,而且理论与实践的结合特别紧密。学习理论的目的主要是为医学实践服务,实践环节的学习除验证和加深对医学理论知识的理解外,更重要的是训练学生对常规医学仪器的使用、对实验现象的观察和描述能力,对实验结果的处理、分析和总结能力,以及实验技能的综合能力和初步的科研能力。医学学习的实践教学特别重视观察能力、动手能力、分析能力、创新能力和人际交流能力的培养,尤其重视观察的全面性和细微性,重视实践操作的规范性和准确性,重视思维的立体性和扩散性,重视人际交流的技巧性和医疗实践的艺术性。

(三) 在学习方法上更加注重对知识的理解记忆和对经验的积累

医学的学科特点使记忆在学习中表现得更为突出。对医学知识的记忆是学好医学和从事医学实践活动的基础,学习内容中的许多最基本的知识,如正常的人体解剖学、组织学和影像学形态,器官和组织的病理形态和影像改变,各种测量常数,各种药物的剂量、药理作用、不良反应和用法、配伍等,要求医学生必须牢记在心。

医学学习特别强调经验的积累,经验的多与少、正确与否在很大程度上来源于自己长期的工作实践。实践的机会越多,积累的经验也就越多,这一点在实习环节中显得尤为重要。另外,医学生要虚心向带教老师学习,尤其是向老教师学习,学习他们的医德、技艺和工作技巧,不断丰富自己的经验。

(四) 在学习的对象上主要以有生命的动物和人为主

医学的主要任务是促进人类健康。为了实现医学的任务和目的,医学学习、医学研究、医疗卫生服务实践等必须通过动物实验和对人体疾病的预防、治疗、保健和康复等来进行。动物和人都是有生命的,为了揭开生命的奥秘,医学生必须对动物进行各种实验,但却不能对人体进行各种具有风险性的医学实验。另外,可以允许动物实验的失败,但对人体的医疗实践却不允许出现任何差错。所以,同时具有生命的动物和人,对于医学而言两者的处理态度是不相同的。但对于模拟人体实验的动物实验(如手术学),则要求医学生、医学工作者应将动物视为人。这就要求医学生在医学学习的过程中,不管是进行动物实验、尸体解剖,还是进行临床疾病诊治,都必须具有同理心,认真对待和珍惜每一次实验、实习机会,细心观察,积极思考。

三、医学学习应遵循的原则

学习的原则是学习规律的反映,是医学生在学习过程中应当遵循的基本法则,要求医学生必须遵循,并加以灵活应用。

(一) 学习的目标性原则

医学生必须把服务于我国社会主义卫生事业及其发展作为根本的学习目的。应按照医学教育目标的要求,结合个人的实际情况,明确医学学习的总目标及各个分阶段目标,设置具体详细的要求和量化指标,制订学习计划,组织学习任务,使整个学习过程始终有良好的导向并能有序地进行。医学生在制订学习目标时,要注意做到以下几点:①明确性和具体性,主要是指目标设定不能过于宽泛,目标设定不能完全主观;②可衡量性,目标可包括一组明确的数据,而且这组数据要具备渐进性,作为定期追踪和衡量是否达成目标的依据;③可达成性,指目标要能在目前的状况下得以实现,同时目标必须要有挑战性;④时限性,指目标是有时间限制的,要根据学习任务的权重、事情的轻重缓急,拟定出完成各个阶段目标的时间要求,定期检查任务的完成进度,随时根据异常情况变化及时地调整计划,实现学习目标。

(二) 理论与实践相结合的原则

理论来源于实践,同时又指导实践。医学是人类长期同自然界和疾病作斗争的过程中产生和发展起来的,其理论最初来自人类对自然界和疾病的浅显认识。伴随自然科学技术的发展和医学长期的探索实践,人类不断揭示自身的生命奥秘和发现影响健康的各类因素,对疾病的病因、发病机制、病理表现以及疾病的诊断、治疗和预防等方面的了解不断深入,医学逐渐形成了自身的科学理论体系。医学实践的意义在很大程度上是加深对医学理论的理解和应用,并不断积累实践经验以丰富医学理论。医学科学的特殊性决定了医学生在学习的过程中必须将理论知识与医学实践相结合。在学习医学理论时,要结合医学实验、实习等加深对理论知识的理解,并使用形象、直观的电子类教材、医学图谱类书籍、人体标本和模型等教具,方能取得较好的学习效果。在进行医学实验、实习的学习时,在注重培养医学实践技能的同时,要将医学实践中的各种感知自觉地与医学理论知识进行比较、分析和总结,以发挥医学实践的多种功效。

(三) 循序渐进的原则

医学知识和技能的学习是一项日积月累、逐步深入的认知过程,特别强调学习中的循序渐进,而且前期课程的学习对后续课程的学习具有重要影响。如果正常人体形态、机能课程学习不好,在学习异常人体形态、机能课程时会遇到很大的困难;如果基础医学知识掌握不牢,就会影响未来临床医学相关课程的学习。正是由于医学科学具有特殊的认知规律,要求医学生在学习时必须重视每一门课程和教学环节的学习,尤其要重视基础课程的学习。既要发挥兴趣、爱好对学习的积极作用,又不能完全受兴趣、爱好等非智力因素的制约,而放松甚至放弃对不感兴趣、不喜爱的知识的学习,会出现偏科现象。同时也不能存在"过去未学好,后来再居上"的想法,否则将会不断增加和积累后续课程的学习难度。医学学习的循序渐进原则还要求医学生科学、合理地制订自己的学习计划,学习计划要切合自己的实际,不能好高骛远,要脚踏实地,有计划、有步骤地努力实现自己的学习目标。

(四) 整体性原则

医学生要学会运用整体与部分的这种辩证关系来把握学校开设的课程。医学生需要牢固树立医学的整体观,了解自己所学课程与整个学科体系间的关系,从整体上构建起符合素质教育要求的知识体系的框架。同时,医学生需要自觉地消除课程之间、学科之间和专业之间的严格界限,将基础课程的学习与临床或专业的学习融为一体,相互融合、渗透。

第三节 | 医学学习的策略与方法

一、医学知识的记忆技巧

（一）影响记忆力的重要因素

所谓记忆,就是指对经历过的事物能够记住,并能在以后再现(或回忆),或在其重新呈现时能再认识的过程,包括识记、保持、再现或再认三个方面。个体记忆力的高低受到多种因素的影响,除先天智力因素外,更重要的是与自身其他的能力和心理素质有关。下列因素较为重要。

1. **自信与决心**　记忆时最重要的就是要有能够记忆的自信心和决心。如果缺少了这种自信,脑细胞活动将会受到抑制,记忆便会迟钝。学习者在记忆活动中,首先要树立"我一定要记住,也一定能够记住"的信念,要相信自己的记忆能力,时常暗示自己"我的记忆力不比别人差""我能记住",不断鼓励和坚定自己的信心,逐渐使自己由害怕记忆到喜欢记忆,由怀疑自己的记忆力到相信自己的记忆力。

2. **兴趣与意图**　兴趣和意图是记忆的先决条件。人们对自己感兴趣的现象或事物总能快速而准确地阐述其本质和外在表现,并能记忆长久。这是因为兴趣能够调动大脑活动的"积极性",并保持耐久。意图使记忆有明确的目的,可以集中注意力,并通过语词信号向自己提出"记住它"的要求,从而使记忆者的神经活动过程灵敏度高、效率高。为了提高记忆力,学习者必须明确记忆的目的,确定"记什么""记多久""记到什么程度""记住用来干什么"等问题,避免盲目、随意地学习记忆。

3. **留心与注意**　留心与注意是指人的感知或思维等心理活动指向并集中于某一事物,记忆时表现为全神贯注、聚精会神、专心致志。记忆力与注意力密切相关,只有注意力集中,才能记得快、记得牢。研究发现:对一些事物如果"视而不见,听而不闻"或"熟视无睹",不仅不能记住,甚至不能觉察到其存在。古人曰"心一松散,万事不可收拾;心一疏忽,万事不入耳目",讲的就是学习记忆时要集中注意力。

4. **感知与思考**　感知能力是记忆力的前提。不善于运用感官或感觉迟钝的人,通过感官所获得的东西大多是模糊、笼统、肤浅和分散的,在大脑中留下的"印痕"很不深刻。研究发现,在人的记忆中,通过视觉记忆的占85%左右,通过听觉记忆的占11%左右,通过味觉、嗅觉和触觉记忆的占4%左右。绝大多数知识的记忆是通过多种感官的配合而进行的。记忆以思维为条件,对接触的新知识或新经验,如不通过思考过程给予咀嚼消化,就很难变成记忆并保持下来。记忆的过程实际上就是苦思、巧思、多思和精思的过程,"学而不思则罔,思而不学则殆"讲的就是这个道理。

5. **知识与环境**　知识是记忆的基础,记忆力与知识的丰富程度呈正相关。提高记忆力,必须不断地积累知识和经验,通过"学习迁移"与其他相同、相近、相反的知识和经验发生联系,从而达到记忆的目的。社会环境、自然环境的好坏与记忆的效率直接相关,古人读书特别讲究环境的安静,因为安静的环境能够使学习者的注意力更加集中。在喧闹的环境中学习时要学会"抗干扰",增强对记忆环境的适应性,变"闹"为"静"。

（二）医学知识的记忆方法

学习记忆的方法有许多种,采取何种记忆方法要根据记忆的材料而定,不同的人也有自己的记忆习惯和记忆方法。以下六种记忆法,可供医学生学习记忆医学知识时灵活选用。

1. **理解记忆法**　就是在积极思考和进行思维加工的基础上深刻理解记忆材料的记忆方法。对医学中的科学概念、生理或病理生理机制、化学物质的反应过程、药物的作用机制等复杂的、抽象的、记忆难度较大的科学理论知识,宜采取理解记忆法。在记忆此类材料时,应该先理解其基本含义,借助已有的知识经验,通过思维进行分析综合,把握材料各部分的特点和内在的逻辑联系,使之纳入已有的知识结构。理解的程度越高,知识的记忆就越全面、牢固、精确和迅速有效。如果对此类材料进行机械性记忆、死记硬背,既不能准确地掌握和应用该理论知识,也会很快遗忘。

2. 归纳记忆法 就是对学习材料进行提炼、概括,抓住关键进行记忆,包括概括记忆法(指用几个字或几句短语对一段内容、一个章节的内容进行高度概括)、提纲记忆法(指通过分析、总结,把学习材料归纳成提纲的形式进行记忆)两种基本记忆形式。概括记忆法包括主题概括、内容概括、简称概括、顺序概括、数字概括、字头概括、图表概括等记忆技巧。

(1)主题概括:就是把内容的主题提炼出来,概括地记住全部内容,如在段落前冠上小标题或归纳成更加简练的几句话等。

(2)内容概括:就是对看似零散的内容,通过选取关键性的字句进行记忆,达到化多为少、浓缩记忆的目的。如记忆某种疾病的治疗方案时,可以将其概括为:①一般治疗(包括注意休息、营养等);②对因治疗(如感染性疾病进行抗感染等);③对症治疗(如退热、镇咳、镇痛、祛痰、利尿、升或降血压等);④手术治疗;⑤中医治疗等。这一治疗原则基本上可以适用几乎所有的疾病治疗方案。

(3)简称概括:就是用一个字或词语将较长的词语、名称、概念进行高度简化。如将急性炎症的临床表现归纳、概括为红、肿、热、痛,将慢性支气管炎的临床表现概括为咳、痰、喘。

(4)顺序概括:就是把许多有关联的事物按时间、空间或内在联系的顺序排列好。如将眼球的结构归纳、概括为一孔(瞳孔)、二体(晶状体、玻璃体)、三层膜(外、中、内膜)。

(5)数字概括:就是用数字来概括识记材料。如糖尿病病人典型的临床表现可概括为"三多一少"(即多饮、多尿、多食、体重减少)。

(6)字头概括:就是对并列的几条识记材料提取字头进行概括记忆,一般还配合韵语法将识记对象编成顺口溜或有意义的语句。如把十二对脑神经编成一段顺口溜:"一嗅二视三动眼,四滑五叉六外展,七面八听九舌咽,十迷以后副舌下。"又如人体必需的八种氨基酸可以用韵语法编成一句话"借一两本淡色书来",分别代表缬氨酸、异氨酸、异亮氨酸、苯丙氨酸、蛋氨酸(甲硫氨酸)、色氨酸、苏氨酸、赖氨酸。

(7)图表概括:就是用表格、示意图或箭头等符号将复杂、难记的内容直观化、形象化。

3. 多器官联合记忆法 就是指眼、耳、手、口、脑多种器官并用。研究表明:多器官并用记忆的效果远比单器官记忆的效果好,不会记忆的学习者要么"默记"(眼、脑并用),要么"背诵记忆"(口、脑并用),很少眼、耳、手、口、脑五种器官并用。在所有记忆中,手的作用最大,"好记性不如烂笔头"讲的就是手的记忆作用。这是因为手的感觉包括了指尖的压迫感觉、运动感觉,以及手指与手指之间的运动感受。所以在记忆时,可采取抄写法(或用手指在空中画写)、眉批法等来帮助记忆。在医学学习记忆时,医学生可通过自己整理笔记、全抄或摘抄学习材料,以发挥手的记忆功效。除手的应用外,还要发挥口的记忆作用,"嘴比眼睛更会记忆"。因为在记忆时念出声可不断增加了舌头与喉咙的感觉,连耳朵也能听到自己念出的声音。医学生在记忆时,可以先动眼、动脑、动手将记忆的对象进行归纳、概括,然后在安静的环境中自己朗读读书笔记,或脱稿像教师讲课一样进行复述,或讲给别人听,或反复背诵,反复几遍后就会迅速、长久地记住所学习的知识。

4. 形象记忆法 就是把抽象的记忆材料形象化。医学中的许多知识具有形象的代名词,如脐周围静脉网曲张,临床上将之描述为"海蛇头"现象;体表的小动脉末梢扩张,形成"蜘蛛状"血管痣;将肝硬化腹水的形成机制形象地描述为"肝哭泣";腹腔内有大量腹水时称作"青蛙腹";将肝炎的传染比喻为"株连九族";将人体的免疫细胞称作"人体卫队",其中巨噬细胞、T淋巴细胞、B淋巴细胞为"情报系统成员",浆细胞为"导弹"的制造者和发射者,自然杀伤细胞、单核细胞、中性粒细胞则为"职业杀手"等。通过应用通俗、易懂的形象比喻,可以记住许多医学知识,如各种心脏杂音、某些病理学改变(如槟榔肝等)、某些临床体征(如扑翼样震颤等)、某些治疗方法(如冠状动脉"搭桥"术等)。

5. 自测记忆法　就是通过测试记忆效果来加强记忆。知识的测试过程实质上是思考、判断、信息表达的过程,通过做习题、试题可以检验和巩固记忆。医学生在记忆医学知识时,可以多做各种考试题或自己编制测试题,以达到加深理解和永久记忆的目的。

6. 比较记忆法　就是将所要记忆的内容通过对比的方法加以记忆。在一些医学学科中,有的知识点十分相似,区别小并且较为分散,特别容易产生混淆。医学生在学习时,可以使用比较法对它们进行分类,找出相似点和不同点,然后再进行记忆。举例来说,如在学习生理学的影响三大物质代谢激素时,可以将甲状腺激素、胰岛素还有生长激素等内容进行分类别比较,找出三大激素之间的共同点和不同点,再运用表格的形式列出这些要点,进行总结和分析。通过比较和总结,可以把部分知识点之间的关系变得清晰化、简单化,有利于加深理解和记忆力。

二、医学思维的训练策略

(一) 批判性思维及其训练

1. 批判性思维的含义　美国哲学家恩尼斯提出,批判性思维是指对做什么和相信什么作出合理决策的能力。美国尼德勒认为,批判性思维是一系列特殊思维技能的总和,包括识别中心论题或问题,比较异同点,确定哪些信息是相关的,形成适当的疑问,区别事实、观点和合理的判断,核查一致性,识别字里行间的假设,识别原型和套话,识别偏见、情感因素、宣传以及语义倾向性,识别不同的价值系统和意识形态,识别材料的适当性,预测可能的后果。20 世纪 90 年代美国哲学协会把批判性思维定义为:通过观察、体验、思考、交流收集和产生的信息,经过积极地分析、综合、评价和应用的智力活动。概括起来,批判性思维就是对接触的事或物的性质、价值、精确性和真实性等方面作出个人的判断,包括批判精神和智力技能两个组成部分。

2. 批判精神的培养

(1) 不唯书:书本知识是一种系统化、理论化的知识和经验积累,是人类最伟大的发明。有了书本知识,使得后人能够一开始就站在前人的"肩膀"之上,不断继承、探索和创新,不断发展和充实书本知识。书籍作为一种知识和经验的载体,在人们认识自然、改造自然的过程中起到了重要作用。但是,如果在思维过程中一切照搬照套书本上的理论,迷信书本,就会影响人们的识别判断能力。有时,书本并不能完全反映客观现实,加上著书者对客观现实认识的有限性和自身能力的局限性,会出现片面的、错误的描述或结论。另外,书本知识反映着一定时期人们的认识水平,与科技发展的现状并不完全相适应,许多书本知识是过时、陈旧的。培养不唯书的批判精神,必须首先摆脱书本知识对自己思维的束缚,要批判性地继承书本知识,敢于向书本知识提出疑问,并善于用实践去检验书本知识的对与错,做到"爱书"而不"尽信书"。

(2) 不迷信权威:权威是指在某一知识领域具有较高造诣和重大贡献的人。在思维领域,不少人习惯于引证权威的观点,一旦发现与权威相违背的观点或理论,便会不假思索地认为其必错无疑。培养不迷信权威的批判精神,必须克服思维的权威定势,要充分认识到权威在时间、地点、经验、认知、研究领域和学术水平等方面具有相对性,要相信自己的才能和判断,敢于向权威"挑战",善于与权威交流、沟通和合作。要有"青出于蓝而胜于蓝"的精神品质,既要虚心向权威学习,又对权威"服"而不"盲从"。

(3) 不照搬经验:在思维过程中,不少人一切凭自己的经验或照搬他人的经验去认识、思考和解决问题。这种思维方式夸大、"泛化"了经验的作用,常会束缚思维的广度和深度。从思维的角度来看,经验具有很大的时空狭隘性和主体狭隘性,任何经验都有其相适应的时空范围,超出了这个范围,也许会变成无效;另外,经验随着其拥有主体的知识、经验的增长而不断完善,因而经验自身也具有相对性和发展性。所以,培养批判性思维必须主动地摆脱经验的束缚,不要过分依赖经验,而是具体情况具体分析,实事求是,辩证地发挥经验对于思维的积极作用,并不断丰富和完善自己的经验。

(4) 不盲目从众:思维上的"从众定势",可使个人有一种归属感和安全感,也是一种比较保险的处世态度。"从众"思维有利于惯常思维,有利于群体一致的行动,但不利于个人独立思考和判断,盲目"从众"者将永远不会脱颖而出。培养批判性思维,必须克服思维的"从众"定势,既要认识到群体的作用,又不能盲目从众。要培养自己的独创和首创精神,经常提出与众不同的观点,善于从与众人相反的方面思考问题,将会使思维更加广阔。

(5)不狂妄自大:批判性思维是一种自主性思维,强调自主思考、自主判断。但现实中不少人在思维和解决问题的过程中却表现出过分自信、自我,这不仅会造成对思维有益的外界信息自然流失和浪费,也会使自己更加孤立。培养批判精神,必须克服思维的自我定势,需要充分认识到群体力量的无限性,既要高度的自信,又不能目中无人。

3. 医学批判性思维技能的训练策略 对现有的知识、技术、信息进行批判性评价,是解决医学问题所必须具备的能力。关于医学毕业生的批判性思维最基本要求标准,国际医学教育专门委员会认为应该能够做到以下几点:在职业活动中表现出有分析批判的精神、有根据的怀疑、创造精神和对事物进行研究的态度;懂得根据从不同信息源获得的信息在确定疾病的病因、治疗和预防中进行科学思维的重要性和局限性;应用个人判断来分析和评论问题,主动寻求信息而不是等待别人提供信息;根据从不同来源获得的相关信息,运用科学思维去识别、阐明和解决病人的问题;理解在作出医疗决定时应考虑到问题的复杂性、不确定性和概率;提出假设、收集并评价各种资料从而解决问题。医学生要达到以上最低要求标准,应在学习的全过程有意识地进行批判性思维训练,可采取以下策略。

(1)设问:从某种角度上讲,医学就是一门问题解决型的学科。医学思维的导向就是发现与健康相关的各类问题,分析问题产生的原因,探寻解决问题的有效途径和具体办法。医学生在学习过程中,要经常向自己或向他人发出"是什么"(what)、"为什么"(why)、"怎么办"(how)等疑问。通过设问,向大脑发出必须思考的对象、范围和任务,使思维的方向更明确,提高思维的针对性和有效性。

(2)反思:批判性思维强调举一反三、深思熟虑,也就是思维必须全面、广阔。由于医学学科的特殊性,"反思"对于医学生和医学工作者而言至关重要。尤其是在临床诊治过程中,临床医生必须结合病人的临床表现、医学检验结果以及各种相关信息进行反复推敲,才能作出科学、准确的判断。医学生在学习过程中,要学会"反思"训练,遇到任何新的知识,都要善于将其"泛化",用已掌握的知识对其进行科学解释和说明,并善于从正反方面或与其相近、相似、相关方面进行关联分析,使思维更加宽泛广阔,提高思维能力的准确性。

(3)求异:对于训练批判性思维能力具有较好效果。医学生在学习过程中要学会求异思维,变换思维方向,上升到新的思维层次进行深入的批判活动,如可经常向自己提出"能否用另外一种方法代替这种方法?"等命题,供自己进行深入思考。并通过比较分析,权衡多种方法的优缺点,既对原方法进行了重新审视,又有可能进行创新发现。

(二)创造性思维及其训练

创造性思维是人类的高级思维形式,与一般思维的区别在于其具有新颖性、独创性和突破性。一般思维主要指逻辑思维,即在某个范围内按照已知的知识规律进行判断和推理,并从中得出结论。创造性思维除有逻辑思维的某些内容外,还加入了某些看来不合逻辑的思维和直观、猜疑和想象。一般思维的特点和培养方法在许多教材中已有详述,在此不予重复。以下主要阐述医学生创造性思维能力的自我培养方法。

1. 创造性思维的特征 创造性思维主要由基础型思维、方法型思维、辅导型思维和核心型思维构成。基础型思维包括直观思维和逻辑思维,方法型思维主要包括求同思维、求异思维、扩散思维、集中思维、连接思维、分解思维和联想思维,辅导型思维包括立体思维、逆向思维、水平思维、转换思维、回转思维、交叉思维和相对思维等,核心型思维包括想象和灵感。创造性思维一般具有以下显著特征。

(1)想象、幻想、联想和类比:想象是在已知事实和观念的基础上,借助大脑的加工、改造而形成超前于经验事实的新事实和新意念。想象是创造性思维的重要特征,没有想象就不会有创造。如牛顿从苹果落地这个常见的现象中展开了广阔的想象,发现了"万有引力定律"。幻想是思维摆脱现实的束缚去塑造未知的事物。如爱因斯坦断然否定传统的"以太说",提出了"光速不因光源的运动而变"的一条基本假设,建立了轰动世界的"相对论"。联想是根据事物之间的某些方面的相似,由此及彼地推测其在其他方面也可能相似的一种思维技巧。如魏格纳从世界地图上发现大西洋两岸轮廓线有惊人的相似性,进而提出了"大陆漂移说"。类比是把陌生、未知的对象和熟悉、已知的对象相比,获得新知的思维方式。如勒内克把儿童在长木棍的一端倾听另一端大头针的敲击声与医生用耳听诊病人进行类比,发明了听诊器。

(2)多维、发散和聚合:多维是指思维从点到面、从面到体、点面并存、多路互补,具有立体性。如医学模式是生物、心理、社会、环境因素的统一,诊断、治疗和预防疾病时要全方位地思考,不能片面地"头痛医头、脚痛医脚"。发散是指思维的方向在纵向上具有高度的流畅性,在横向上具有高度的变通性,包括侧向、逆向、转向等。如从研究异丙嗪的镇静作用到发现氯丙嗪用于治疗精神病;从研究长期食用粗制棉籽油导致不孕现象到棉酚作为男用避孕药等。聚合是根据已有的知识经验,向着一个方向去思考,得出一个认为是最好的结论。如从研究溶菌酵素抗菌到研究磺胺类药物抗菌,最后到发现青霉素抗菌。

(3)好奇、质疑和冒险:好奇使创新人才能够获取创新的机遇,是创造性思维的第一步。如班廷对摘除胰脏的狗的尿招来了满地的苍蝇产生了好奇,最终发现了胰岛素;凯库勒对梦中所见的"蛇咬自己的尾巴"好奇,发现了苯结构式。质疑是一种批判性思维,是不迷信权威和书本的思想素质。如哈维对盖伦学说中关于"人体血液只能做直线运动"的观点产生了怀疑,经过研究得出了"心脏的血液从动脉流向全身,再通过静脉返回心脏"的结论。冒险是一种创新精神,是创新人才较显著的特征之一。如诺贝尔冒着生命的危险积极从事火药的发明,终于取得成功。医学中许多的创新都是通过医学工作者冒着极大的风险实现的。

2. 医学创造性思维及其训练　创造性思维以扩散思维、联想思维、想象思维、直觉思维最为常见,而医学创造性思维中以立体思维和联想思维的训练最为重要。

(1)立体思维:是指从各个不同的角度思考问题的思维方法。该思维具有流畅性、广阔性、灵活性和独特性等特点,在所有创造性思维中最为多见、最为重要,主要在列举法中具体应用。列举法包括缺点列举法和特性列举法。缺点列举法,即专门找缺点、挑毛病,最终解决问题。特性列举法,即将事物的特性全部列举出来,针对各特性列举若干设想。一般按名词特性(如材料、制造方法、操作方式等)、形容词特性(如产品或事物的性质、状态等)、动词特性(如产品、方法的用途、功能等)进行列举。在进行立体思维时,可多问以下五个"能否"以拓宽创造思路:①能否发挥其他用途? 如某种药物除治疗某种(类)疾病外,有没有预防疾病和卫生保健的作用? 和其他药物联合使用还能发挥别的作用吗? ②能否改变颜色、味道、形状、大小等取得所期望的效果? 如为了降低或控制药物的苦味,可采用加糖浆制成合剂,或制成胶囊等。为了防止"润喉片"滑入气管,可以制成"耳环"形状等。③能否增加一些成分? 如在牙膏中渗入不同成分的药物制成药物牙膏,可以收到治疗不同疾病的功效。④能否用其他方法替代? 如可用"血管栓塞法"替代手术治疗某些肿瘤疾病。⑤能否改进现有程序和方法? 如为了减少外科手术对组织的直接创伤,可采用"激光手术刀""X 刀"和"γ 刀"进行治疗等。

(2)联想思维:是指一种在创新过程中运用概念的语义、属性的衍生、意义的相似性进行思维的方法,即"由此及彼"。联想思维包括五种基本类型。①相似联想:性质上或形式上相似的事物之间所形成的联想。如从敲击啤酒桶判断桶内啤酒有无产生联想,发现了医学诊断学中的"叩诊法"。②接近联想:时间或空间上接近的事物之间形成的联想。如从研究用农药杀灭害虫,联想到用生物学方法抑制害虫繁殖,进而联想到人体的药物避孕。③对比联想:具有相反特征或相互对立的事物之间形成的联想。如从酒精有害健康联想到酒精也会有益健康(如医学上的"酒精消毒法");一些毒物也会成为药物等。④因果联想:从某种现象联想到它们之间的因果关系。如广东地区鼻咽癌患病率较高,进而发现与人们习惯吸"水烟"具有一定的关联;吃了某种食物(或药物)后产生过敏症状,进而联想为食物或药物过敏。医学中的职业病、地方病、心身疾病等的病因学研究一般都采用因果联想思维方法。⑤强制联想:把看起来无关联的事物强制地相互联系。如"安慰剂"对疾病本无作用,但通过暗示疗法可以治疗许多心理疾病;音乐与疾病治疗本无关联,但强制联系后发现了"音乐疗法";另外,医学中的许多药物"合剂"、药物的不同颜色、形状和剂型的变化等都可采用强制联想进行研制创新。

联想思维以记忆为前提条件,但不是单纯的回忆,而是通过想象力在两个不同的表象之间建立联系,进而分析这种"联系"的科学性和合理性。联想思维普遍存在于各个体,但思维的广度、深度、速度与层次存在差异。培养联想思维必须牢记以下基本原则:丰富的知识和经验是进行联想思维的前提,如果知识贫乏、经验缺乏,则无法进行有效的联想;创新欲望是进行联想思维的推动力,没有创新意识,不可能进行积极的联想,也会错过许多重要的发现和发明机会;对任何现象都要好奇、感兴趣,并追根求源,找准产生该现象的原因和相同、相似的特征、规律;深信任何事物和现象之间都是普遍联系的,善于比较分析;经常性地训练联想思维,无论是学习、工作还是生活方面,即使是浅显的联想也会使思维更加灵敏。

三、医学的学习方法

(一) 医学课程的学习方法

1. **理论课学习** 理论课学习是医学学习的重要组成部分,它的特点主要包括:①医学理论课程复杂且重点难点较多,知识点分布零散。②医学课程种类繁多,所有学科各有所侧重但又存在较强联系。在临床诊疗中,除要考虑生物因素外,还需综合考虑社会、心理等因素。因此,只有注重各学科间联系并整体分析、综合运用才能加深对实际问题的理解,帮助解决临床问题。③医学学科发展快,知识更新迅速,应以发展变化的眼光看问题。

医学理论课程常见的学习方式包括:教师主讲,学生听讲;教师主导,学生参与;学生课堂自学或讨论为主,教师参与;学生课外自学为主,教师课外辅导。不管采取哪种方式,学生永远都是学习的主体,是学习的主动者。医学生在学习中要积极、主动地学习,这就要求医学生必须掌握主动学习的方法和策略。

(1) 课前要主动预习:通过课前预习,了解将要学习的内容及其重点和难点,为课堂上听讲和寻求教师的指导做好充分的准备;也可通过预习将已学相关知识与将学知识进行比较和分析,借以加深理解和巩固已学知识,并将它们有机地联系组成新的知识体系。课前预习有助于培养和提高自学能力、记忆能力和分析问题能力,是提高课堂学习效果的重要环节。课前预习的资料主要为教材、相关参考资料及教学大纲,也可以在预习后做一些习题;预习方法主要为泛读,上网检索相关资料,直到了解学习内容的基本要点为止。预习要避免流于形式,也要防止在疑难知识点上过多纠缠,要讲究学习效率。对于一些"以学生为中心"的教学方法,如以案例为基础的教学方法、以问题为基础的教学方法和以团队为基础的教学方法,课前预习的要求较高,医学生必须自学与学习内容相关的知识,而且要带着问题学习,掌握知识点,并为在课堂上的发言、讨论做好准备。

(2) 课堂上要认真听讲、积极思考:课堂学习是理论学习的主要环节。通过课堂学习,培养科学思维,准确地理解科学的概念、原理和原则等。医学生在课堂学习中,必须全神贯注,在教师的启发下积极思考,使自己的思维尽可能地活跃,并将知识的重点、难点或疑点记录下来。在自学式、讨论式的教学中,学生们要踊跃发言,多向教师提问,积极和同伴讨论。下课后及时向教师提出自己的疑问,以寻求教师的指导。

(3) 课后要勤奋复习:课后复习是加深理解所学知识的根本环节。通过复习,达到完全掌握学习内容的目的。课后复习要讲究学习方法,先对学习的内容进行自测,评价自己对知识的掌握程度;精读教材内容,查阅有关文献资料,根据自己的思维方式将学习的内容重新进行整理,为知识的理解和记忆做好准备,还可以利用思维导图等促进学习的方式进行知识的归纳,提高学习效率,锻炼思考能力;应经常性地、反复地复习,与他人交流和讨论,将正在学习的知识与已学知识或将学知识联系起来,使知识逐渐系统化。

2. 实验课的学习方法　实验课在医学学习中也占据重要地位。实验课学习的目的是掌握医学实验方法、加深理解医学理论和培养医学科学精神。提高实验课的学习效果,要求医学生必须做到:实验课学习前要了解实验的目的、意义,复习与实验课相关的理论知识和基本实验技能,预习实验讲义,了解实验课的基本内容和实验方法,准备学习用具,充分运用学校提供的虚拟仿真等实验平台进行操作练习;在实验课学习的过程中,要认真听取教师的讲授,仔细观察教师的示范操作;在自己动手做实验时,先做好实验前的各项准备工作,全面、准确地了解实验的步骤,并深入思考为什么要按照这样的实验步骤进行操作;严格按照实验步骤进行实验,遇到问题尽可能自己去解决,必要时向教师请求帮助;实验过程中,要仔细、认真,细心观察,深入思考,及时做好实验记录;做完实验后,按实验要求拆除实验装置,并将所用过的仪器设备回归原处;要树立严谨求实的科学态度,科学地分析实验结果,写出真实的实验报告;并要养成爱护公共财物的品质,自觉培养与他人合作的能力。

(二) 医学实习阶段的学习方法

医学实习阶段的学习对于培养合格医药卫生人才具有十分重要的意义。医学生通过各种实习(如临床课间见习、临床集中见习、临床实习、毕业实习等),加深巩固、理解和应用医学理论知识,进一步了解专业特点和职业工作规范,提高综合实践能力和社会适应能力,培养职业道德观念等。以下主要介绍医学临床实习的基本要求和方法。

1. 要把职业道德的要求和自觉培养放在首位　在临床实习中,医学生主要在病人身上学习临床知识和技能。这就要求医学生必须树立全心全意为病人服务的思想,一方面,学会关心病人,不能为了自己的学习而有损于病人的身心健康;另一方面,要积极主动地为病人服务,学会与病人进行沟通,赢得病人的信任;同时还要严格约束自己的从医行为,时刻为病人的利益着想。高尚的医德医风培养贯穿于实习的全过程和各个具体实习环节。除自我要求外,医学生要主动地向医德高尚、医技精湛的临床教师和医护人员学习。

2. 明确学习目的,加强临床实践学习　医学生必须明确实习的真正目的和意义,端正学习态度,切实重视实习环节的学习,学会自律。在实习阶段要加强临床实践学习。首先要眼勤,多看、多观察,学习和领会临床教师规范、准确的诊断手法和手术方法;其次要口勤,多向教师提出问题,经常性地与病人沟通,全面了解病人及其家庭的有关疾病的基本情况;最后要手勤,及时做好各种记录,积极主动地承担医生助手的各项工作,争取各种动手的机会,学习更多书本上没有的知识。总之,在临床实习阶段要创造一切条件和机会接触更多的病人、病种和参加更多的动手机会,不断加强自己的临床实践知识和能力。

3. 将临床实践与医学理论紧密结合　为了增强实习效果,要求医学生必须将临床实践与理论的学习结合起来,针对临床中遇见的各种问题,全面复习与疾病或问题相关联的各种理论知识,将理论与实践进行比较、分析、归纳和总结。同时,要重视临床病例讨论课的学习,全面提高分析问题、解决问题的实际能力。

(三) 医学生科研能力的训练方法

培养医学生的科研能力是医学教育的一项重要任务。医学院校主要通过组织学生参加各种科研活动,使医学生了解科学研究的基本程序和方法,并结合科研活动的开展,将科研、教学、服务等相结合。医学生要积极参加学校组织的各种科研活动,并在科研活动中努力做到以下几点。

1. 围绕科研选题广泛查阅文献　要充分利用学校的馆藏图书、计算机网络等资源,搜集、整理、分析、筛选科技文献资料,学习撰写文献综述,培养科学思维,提高科技写作能力。

2. 主动地进行科研设计　要学会在教师的帮助下进行科研设计,包括:填写科研设计书、制订研究计划、写出详细的科研工作提纲等。在进行科研设计时,考虑要周全,思路要清晰,提出的措施要具体;同时学会预测科研结果,估计在科研过程中将会出现的问题及自己将如何处理这些问题等。

3. 科研工作尽可能独立完成　科研过程中的仪器设备调试,试剂、动物的准备,调查表的设计、印制和实测,研究结果的记录和分析,调查报告或科研论文的撰写等,都要尽可能地独立完成,必要时向教师和同学请教。

4. 对科研活动要进行科学的分析评价　在完成科研任务后,要对科研成果的科学性、先进性、可行性进行分析,对其社会效益、经济效益进行科学评价,对其推广、应用前景进行准确的预测,对自己在科研活动中的得与失进行合理的判断,并及时地进行总结。

5. 通过科研活动培养自己的科研素养　在科研活动中,要不怕苦、累、脏,学会与他人合作,要培养自己的创新意识,勤于思考,严谨求实。

(四) 医学生综合素质的培养方法

医学生综合素质的培养是医学教育永恒的主题。综合素质包括思想道德素质、业务素质、文化素质和身心素质等,素质的培养渗透于所有学习和校园文化活动的各个环节。素质既相对独立于知识和能力,又是知识、能力内化为自己的品质和个性的结果。医学生除学习教学计划所规定的学习内容外,还要通过以下途径和方式进一步提高综合素质。

1. 把思想道德素质摆在首位　一方面,医学生是公民,必须具备优秀公民应有的思想道德素质和良好品质,对党和人民无限忠诚,具有强烈的社会责任感和集体荣誉感,具有同情心,尊老爱幼,乐于助人。另一方面,医学生是准卫生工作者,必须具备卫生工作者所应有的职业道德素质,一切以病人为中心,以解除病人的痛苦为己任,热爱医学科学,忠诚和献身于党的医药卫生事业;自觉养成良好的医德医风,无私奉献,清正廉洁。

2. 不断拓宽自己的知识面　医学生在课外要多读书,课外读物要广泛化,对某一领域特别感兴趣的学生,也可以有重点地学习。除多读书外,医学生要积极参加社会实践活动,向社会学习,在实践中学习,边学习边思考,充分发挥自己所具备的各种知识相互促进的作用,使不同的知识相互交叉、渗透、融合,不断产生新的知识和认识。

3. 积极参加课外活动　医学院校开展的校园文化活动丰富多彩,每一项活动都有利于陶冶情操、发挥特长、增强集体荣誉感和提高医学生的社会适应能力等。医学生要积极培养自己的兴趣和爱好,积极参加学生社团活动和其他有益的课外文体活动;要充分利用高等学校文化氛围、学术氛围浓的优势,提高文化品位,成为高素质的人才。

本章思维导图

本章目标测试

(曲 波)

第三篇
卫生人员与卫生服务工作

第八章 | 卫生人员

卫生人员是指在医院、基层医疗卫生机构、专业公共卫生机构及其他医疗卫生机构工作的各类人员的总称。在医疗卫生事业的改革发展中,卫生人员是极为重要的社会角色,他们不仅是各级医疗卫生机构和组织的主体,也是完成医疗卫生保健任务的基本力量。卫生人员要把保障人民健康放在优先发展的战略位置,坚持基本医疗卫生事业的公益性,聚焦影响人民健康的重大疾病和主要问题,加快实施健康中国行动,织牢国家公共卫生防护网,推动公立医院高质量发展,为人民提供全方位全周期健康服务。作为卫生人员队伍后备力量的医学院校学生,充分了解和正确认识卫生人员的职业特点和职业要求,对于更好地学习和掌握专业知识、培养职业素质、树立正确的理想和人生目标、毕业后尽快地完成角色转换有着极为重要的意义。

第一节 | 卫生人员的分类与准入

卫生人员所从事的工作都与人类的健康有关,包括卫生技术人员、乡村医生和卫生员、其他技术人员、管理人员和工勤人员等。根据具体的工作内容和岗位的不同,又有不同分类。鉴于卫生人员的工作与人的生命健康息息相关,所以在职业准入上有着严格的要求和标准,这些标准通常是由国家有关部门或行业提出和制定的。

一、卫生人员的分类

医疗卫生工作本身的复杂性,决定了卫生人员的分类也相对复杂,按分类依据的不同可有多种分类。

(一)按工作性质分类

根据工作性质可以把卫生人员分为卫生技术人员和非卫生技术人员两大类。为了更好地反映业务水平及开展卫生工作,卫生部1979年颁发的《卫生技术人员职称及晋升暂行条例》(试行),规定我国卫生技术人员依据业务性质分为四类,即医疗防疫人员、药剂人员、护理人员和其他技术人员。根据2021年《关于深化卫生专业技术人员职称制度改革的指导意见》,将卫生专业技术人员职称划分为医、药、护、技四个专业类别。

(二)按工作场所分类

卫生人员根据工作的地点不同,可分为医院内卫生人员和医院外卫生人员。

医院内卫生人员主要有卫生技术人员和医院管理人员等,常按业务性质分入各科室,如内科、外科、儿科、妇产科、麻醉科、药剂科、辅助科室等,主要从事临床医疗工作。在医院内,按行政管理层次的不同,医院管理人员设院长、副院长、业务科室主任及副主任、行政科室科长及副科长、各类职员等。工勤人员包括护理员(护工),清洁工作人员,水、电工等后勤服务人员。

医院外卫生人员主要包括社区医生/护士、社区保健人员及乡村的乡村医生和卫生员等。他们都在指定的社区或乡村工作,主要从事预防保健和社区、乡村卫生服务等基层卫生工作。

(三)按从事中西医学分类

根据从事中医还是西医,又可以把卫生人员分为中医(药)卫生人员和西医(药)卫生人员。中医(药)卫生人员主要在中医院工作,但也有一部分人在综合性医院的中医科和中药房工作;西医(药)卫生人员一般都在各级综合性医院和专科医院工作,也有相当一部分在中医院工作。

(四)按职称级别分类

卫生专业技术人员职称设初级、中级、高级。初级分设士级和师级,高级分设副高级和正高级。医疗类各级别职称名称分别为:医士、医师、主治(主管)医师、副主任医师、主任医师;药学类各级别职称名称分别为:药士、药师、主管药师、副主任药师、主任药师;护理类各级别职称名称分别为:护士、护师、主管护师、副主任护师、主任护师;技术类各级别职称名称分别为:技士、技师、主管技师、副主任技师、主任技师。

二、卫生人员的准入

由于工作的特殊性,卫生行业的许多(岗位)职业根据相关的法律规定实行准入制度,这些职业包括:各类医师必须依照《中华人民共和国医师法》的规定参加资格考试,通过后进行执业注册才能行医;药师必须依照《执业药师职业资格制度规定》和《执业药师职业资格考试实施办法》,经过全国统一考试合格,取得《中华人民共和国执业药师职业资格证书》并经注册才能在医药行业工作,并需严格遵守《中华人民共和国药品管理法》和《中华人民共和国药品管理法实施条例》的法规和政策;护士必须依照《护士条例》和《护士执业资格考试办法》,通过中华人民共和国国家卫生健康委员会统一组织的护士执业资格考试,取得《护士执业证书》方可从事护理工作。乡村医生必须按照《乡村医生从业管理条例》进行执业注册,取得乡村医生执业证书后方可在村医疗卫生机构执业。其他卫生人员,如人体器官移植医师、职业病诊断医师等,国家根据其行业要求和工作性质,也已经制定了相关的法律法规进行管理,实行专门的准入制度。具体内容将在后续章节介绍。

第二节 │ 临床医生

临床医生是指具有一定专业知识技能,履行医学人道主义职责,行使临床医疗权利,对病人进行检查、诊断、治疗为主要工作内容的职业。这里所说的临床医生是广义的,包括临床的各科医生,也包括全科医生、社区医生等,还包括在基层社区卫生服务中心或卫生所工作的临床医生和助理医生。随着社会的进步,以人为本、和谐发展已经成为共识,与之相应的是医学模式转变和社会对卫生保健服务要求的提高。人们对卫生服务的提供者——临床医生的要求也越来越高,尤其是卫生服务模式的转变,人们更注重社区基层的全科医疗和可及性的卫生服务,强调预防为主,重视生理-心理-社会等方面的全方位服务,因此对医生和卫生服务人员的综合素质、知识、能力等方面有了更高的要求。

一、临床医生的使命与职责

(一)临床医生的使命

从古至今,医生都因为治病救人、救死扶伤而受到人们的高度赞誉。把医生比作"白衣天使"不仅蕴含着人们对医生的期望和要求,也承载着社会赋予医生的神圣使命和职责。1991年国家教育委员会高等教育司颁布的"医学生誓言"中就强调:"健康所系,性命相托……竭尽全力除人类之病痛,助健康之完美,维护医术的圣洁和荣誉。救死扶伤,不辞艰辛,执着追求,为祖国医药卫生事业的发展和人类身心健康奋斗终生。"这是对医生神圣使命的最好概括。

(二)临床医生的职责

医生的职责就是在临床医疗工作中,尽最大努力维护病人的利益,把病人的利益放在首位,在力所能及的范围内去做每一件事来治疗病人疾病。同时,每个医生还必须承担对他人、社会的责任,增进公众的健康,促进社会的发展。具体地说,临床医生的职责分为以下三方面。

1. 开展诊疗工作,帮助病人恢复健康　医生应当把解除病人痛苦、挽救病人生命、促进病人早日康复作为自己的崇高职责和首要任务。其内容包括:①积极为病人治疗的职责。医生必须以其所掌握的全部医学知识和治疗手段,尽最大努力为病人服务。②解除病人痛苦的义务。病人痛苦包括躯体性痛苦和精神性痛苦。躯体性痛苦一般可用药物等医疗手段加以控制,但精神性痛苦则需要医生以同情心理解病人,做好心理疏导工作方能奏效。③向病人及家属解释说明的义务。医生有义务向病人及家属说明病情、诊断、治疗、预后等有关医疗情况。这种说明不仅仅是为了争取病人的合作,更重要的是尊重病人的知情权和自主权利。④为病人保密的义务。保密是医务人员的一种传统道德。《国际医学伦理准则》中规定:"由于病人的信任,一个医生必须绝对保守所知病人的隐私。"1992 年国务院颁布的《中华人民共和国医务人员道德规范及实施办法》规定:"为病人保守医密,实行保护性医疗,不泄露病人隐私与秘密。"《中华人民共和国医师法》第二十三条也明确规定:医师在执业活动中应"尊重、关心、爱护患者,依法保护患者隐私和个人信息"这就要求医生在为病人检查、诊断、治疗过程中,严格保守医密,维护病人的合法权利。

2. 开展科学研究,促进医学事业发展 医生除做好临床医疗工作外,还有责任以献身科学、追求真理和实事求是的精神积极主导参与医学科学研究,特别是临床科学研究工作,推动医疗卫生事业的发展。

3. 开展预防保健,提升人民健康水平 医生的工作不局限于治疗疾病、服务病人,更重要的是预防疾病,积极开展社区的卫生保健工作和健康教育。《中华人民共和国医师法》明确规定,医师在执业活动中应"宣传推广与岗位相适应的健康科普知识,对患者及公众进行健康教育和健康指导"。预防疾病,提高人群的健康水平,一方面有赖于社会经济状况的改善,另一方面也有赖于广大卫生人员宣传和普及卫生保健知识,使人们了解和掌握基本的医学知识,积极开展自我保健,提高生活质量,减少疾病的发生。

二、临床医生的权利与岗位要求

(一) 临床医生的权利

由于医疗卫生工作的需要,临床医生除享有公民的基本权利外,职业的专业性和特殊性还赋予了他们特殊的权利。

1. 临床医生的职业权利 《中华人民共和国医师法》规定,医师在执业活动中享有下列权利。

(1)在注册的执业范围内,按照有关规范进行医学诊查、疾病调查、医学处置、出具相应的医学证明文件,选择合理的医疗、预防、保健方案。

(2)获取劳动报酬,享受国家规定的福利待遇,按照规定参加社会保险并享受相应待遇。

(3)获得符合国家规定标准的执业基本条件和职业防护装备。

(4)从事医学教育、研究、学术交流。

(5)参加专业培训,接受继续医学教育。

(6)对所在医疗卫生机构和卫生健康主管部门的工作提出意见和建议,依法参与所在机构的民主管理。

(7)法律、法规规定的其他权利。

众所周知,权利与责任义务是相互联系的。作为临床医生,拥有一系列职业权利,就必须承担相应的义务和责任,没有义务和责任的权利是不存在的。同时,职业权利还必须受到相关法律和制度的保护与制约。

2. 对医生权利的制约 由于医生权利的确认与行使往往与社会其他机构相关联,包括司法、保险等,所以其权利也显得更加重要。医生权利的背后往往隐含着一系列的社会作用以及利益冲突,这就要求医生在行使权利时,做到公正、合理、准确。为此,还需要相应的机制对医生的权利加以监督。这些机制包括以下方面。

(1)明确医疗卫生工作的法律责任:《中华人民共和国医师法》《医疗事故处理条例》等专业法

规,以及《中华人民共和国民法典》等法律法规对医疗卫生工作具有重要的指导意义,同时也明确了医务人员应承担的法律责任。

（2）建立道德约束机制:为了加强医德医风建设,1992年国务院第106号令发布的《中华人民共和国医务人员道德规范及实施办法》明确指出:医德,即医务人员的职业道德,是医务人员应具备的思想品质,是医务人员与病人、社会以及医务人员之间关系的总和。医德规范是指导医务人员进行医疗活动的行为准则。

医务人员在行医过程中应遵循的医德规范有:①救死扶伤,实行社会主义人道主义。时刻为病人着想,千方百计为病人解除病痛。②尊重病人的人格与权利。对待病人,无论民族、性别、职业和地位、财产状况都应一视同仁。③文明礼貌服务。举止端庄,语言文明,态度和蔼,同情、关心和体贴病人。④廉洁奉公,自觉遵纪守法,不以医谋私。⑤为病人保守医密,实行保护性医疗,不泄露病人隐私与秘密。⑥互学互尊,团结协作。正确处理同行和同事间的关系。⑦严谨求实,奋发进取,钻研医术,精益求精。不断更新知识,提高技术水平。

《中国医师道德准则》(中国医师协会2014年颁布)明确提出:医师应遵从行业自律的要求,以医师职业为荣,笃行中国医师道德准则,赢得社会的尊重,让医学的文化得以传承和发扬。这不仅对医务人员自身提出了很高的要求,也是指导医务人员在工作中正常行使权利、开展诊疗实践的重要准则。

（3）加强社会监督:应当建立由群众、有关部门、社会共同参与的监督体系,以指导、监控医生正确地行使职业权利。

（4）加强医院管理:制定严格的规章制度并加以落实,使医生在临床工作中行使权利有法可依,有章可循。

（二）工作岗位对临床医生的素质、知识、能力要求

1. 对临床医生的素质要求 医生必须具有良好的职业道德素养,也就是要有一颗对病人的"爱心"。同时,根据医学发展的特性和社会的要求,医生应当具有如下素质。

（1）高尚的品德素质:这是成为合格医生的灵魂。要通过医德教育和医德修养等方式,使医生在临床工作中具有高尚的医德情操、高度的责任感、热情的服务态度,为病人提供真诚周到的服务。

（2）扎实的专业素质:医生应当具有渊博的包括医学理论在内的科学知识体系和科学思维方法,要有扎实的临床技能和严谨的工作作风,保证诊治的及时性、准确性、有效性,从而实现自己的医学价值。

（3）健全的身心素质:临床医生的职业特点要求其必须有良好的身心状态。一方面,在工作中,要沉着、冷静、果断地处理各种临床问题;另一方面,面对各种利益的诱惑和工作中的矛盾,要不断调整情绪,以适应医疗工作的特殊需要。此外,医生良好的形象也十分重要。医生庄重严肃、整洁大方的穿着,礼貌慎重的语言,稳重端庄的举止,高雅适度的行为能赢得病人的信任。

2. 对临床医生的知识要求 医生从事医疗卫生工作需要精通自己的专业知识,掌握医学的基本概念、基本原理和基本技能,并且要适时地跟踪本专业领域的最新进展,掌握医学前沿知识,不断更新自己的知识体系。一名优秀医生的知识结构应当呈倒T字形,横向部分应当是宽厚的自然科学知识和人文社会科学知识,纵向部分则是精深的专业知识。这样的医生才能适应当前社会卫生保健发展的更高需求。此外,医生要有宽广的国际视野,能够及时地掌握本专业领域的最新知识和学术动态。同时还要不断提高人文素养,以满足病人生理、心理、社会等多层次的需要,以适应现代医学发展和社会卫生保健增长的需要。

3. 对临床医生的能力要求 为适应医学发展的新趋势,医生不仅要具有广博的知识,还必须具备较强的能力。其能力至少应包括四个方面:①社会交往的能力,主要为语言表达能力、沟通能力、协调关系的能力等,其中临床沟通能力不仅能够保证与病人的有效交流,而且也是给予病人及家属人文关爱、照顾安慰以及治疗疾病的重要手段;②信息获得、加工、处理、应用的能力,如综合分析能力、逻

辑推理能力、处理问题的能力等；③动手操作的能力，如实验操作能力、各种临床操作能力等；④终身学习的能力，即学会学习，能够根据工作需要和自身的发展坚持自主学习，不断更新专业理论知识，跟上社会和医学发展的步伐。

三、执业医师的准入

（一）《中华人民共和国医师法》关于医师准入的有关规定

根据《中华人民共和国医师法》（以下简称《医师法》）和有关规定，我国从事临床、中医、口腔、公共卫生的卫生人员要参加进入行业工作的准入资格考试。在《医师法》第二章考试和注册中明确规定："国家实行医师资格考试制度。医师资格考试分为执业医师资格考试和执业助理医师资格考试。医师资格考试由省级以上人民政府卫生健康主管部门组织实施。医师资格考试的类别和具体办法，由国务院卫生健康主管部门制定。"

《医师法》还规定了参加执业医师资格考试者必须具备下列条件之一，即：①具有高等学校相关医学专业本科以上学历，在执业医师指导下，在医疗卫生机构中参加医学专业工作实践满一年；②具有高等学校相关医学专业专科学历，取得执业助理医师执业证书后，在医疗卫生机构中执业满二年。

具有高等学校相关医学专业专科以上学历，在执业医师指导下，在医疗卫生机构中参加医学专业工作实践满一年的，可以参加执业助理医师资格考试。

以师承方式学习中医满三年，或者经多年实践医术确有专长的，经县级以上人民政府卫生健康主管部门委托的中医药专业组织或者医疗卫生机构考核合格并推荐，可以参加中医医师资格考试。以师承方式学习中医或者经多年实践，医术确有专长的，由至少二名中医医师推荐，经省级人民政府中医药主管部门组织实践技能和效果考核合格后，即可取得中医医师资格及相应的资格证书。相关考试、考核办法，由国务院中医药主管部门拟订，报国务院卫生健康主管部门审核、发布。

医师资格考试成绩合格，取得执业医师资格或者执业助理医师资格，发给医师资格证书。

此外，根据《医师法》第十三条规定："国家实行医师执业注册制度。取得医师资格的，可以向所在地县级以上地方人民政府卫生健康主管部门申请注册。未注册取得医师执业证书，不得从事医师执业活动。"《医师法》第十四条规定："医师经注册后，可以在医疗卫生机构中按照注册的执业地点、执业类别、执业范围执业，从事相应的医疗卫生服务。"

（二）国家医师资格考试

医师资格考试的性质是行业准入考试，是评价申请医师资格者是否具备从事医师工作所必需的专业知识与技能的考试。医师资格考试分实践技能考试和医学综合笔试两部分。

考试分为两级四类，即执业医师和执业助理医师两级，每级分为临床、中医、口腔、公共卫生四类。中医类包括中医、民族医和中西医结合，其中民族医又含蒙医、藏医、维医、傣医、朝医和壮医六类。到目前为止，我国医师资格考试共有36种类别。

实践技能考试采用多站测试的方式，考区设有实践技能考试基地，根据考试内容设置若干考站，考生依次通过考站接受实践技能测试。每位考生必须在同一考试基地的考站进行全部实践技能测试。

医师资格考试医学综合笔试于每年8月中旬举行，具体时间以国家卫生健康委员会医师资格考试委员会公告时间为准。执业医师考试时间为2天，分4个单元；执业助理医师考试时间为1天，分2个单元，每单元均为150分钟。

医学综合笔试全部采用选择题形式。采用A型和B型题，共有A1、A2、A3、A4、B1五种题型。助理医师适当减少或不采用A3型题。医师资格考试总题量约为600题，助理医师资格考试总题量为300题。

我国医师资格考试已经实施了20余年，为保证医师队伍质量发挥了重要作用，但考试与医学教育的发展和卫生体制改革的实际要求还有很多不适应。为更好地适应医学教育规律和人才培养规律,符合医学学习规律。国家医学考试中心自 2011 年开始探索医师资格分阶段考试改革的实证研究。

国家医学考试中心承担医师资格考试(临床类别)分阶段考试实证研究第一阶段考试(以下简称"实证研究")的具体工作。实证研究期间由国家卫生健康委员会医师资格考试委员会办公室(简称医考办)负责与国家卫生健康委员会、教育部、国家中医药管理局相关司局及中医师资格认证中心的沟通联络。实证研究实行两阶段考试模式,包括临床执业医师资格第一阶段考试(简称第一阶段考试)和临床执业医师资格第二阶段考试(简称第二阶段考试)。第一阶段考试在医学生完成临床见习时进行,若成绩合格获得实习医师执照,并可参加第二阶段考试。第二阶段考试在大学毕业后住院医师培训满一年或医疗机构试用满一年时进行,若成绩合格获得临床执业医师资格。考试以评价申请医师资格者是否具备执业所必需的专业知识与技能为目的,以临床执业医师基本要求和临床执业医师资格考试大纲为考试标准。第一阶段考试主要测试医学生是否具备执业所必需的医学基础理论、基本知识和临床基本技能,是否能够在上级医师指导下,对重要的医学知识能够理解并应用到临床实践中。国家医师资格考试临床类别分阶段考试的实证研究将为我国执业医师考试制度的改革提供重要依据。

第三节 ｜ 药剂人员

本节介绍的药剂人员指药剂师或称药师,是负责提供药物知识及药事服务的专业人员。药剂师是药物的专家,是解答市民大众有关药物问题的最适当人选。药剂师负责监察医生所开具处方的数种药物中是否出现药物相互作用,并根据病人的病历、医生的诊断,为病人建议最适合他们的药物剂型(如药水、药丸、塞肛药等)、剂量(如老人、肝病或肾病病人、需根据病情调整者)。

一、药剂师的工作内容

1. 指导和参加药品调配工作。

2. 负责药品检验鉴定和药检仪器的使用保养,保证药品质量符合药典规定。

3. 配合临床研究,制作新药及中草药提纯。

4. 检查毒、麻、限、剧、贵重药品和其他药品的使用、管理情况,发现问题及时研究处理,并向上级报告。

5. 按照处方为顾客配药,并且向顾客说明如何服用等相关事项。

6. 回答病人和其他专业医务人员的咨询。

7. 在制药厂工作的药剂师从事研究、开发,并参与医药产品的生产制作,负责新药产品的药效实验,对新药进行生产质量监控等一系列工作。

二、执业药师的准入

执业药师是指经全国统一考试合格,取得《中华人民共和国执业药师职业资格证书》(以下简称《执业药师职业资格证书》)并经注册,在药品生产、经营、使用和其他需要提供药学服务的单位中执业的药学技术人员。国家设置执业药师准入类职业资格制度,纳入国家职业资格目录。

《执业药师职业资格制度规定》明确指出,执业药师职业资格实行全国统一大纲、统一命题、统一组织的考试制度。原则上每年举行一次。国家药品监督管理局负责组织拟定考试科目和考试大纲、建立试题库、组织命审题工作,提出考试合格标准建议。人力资源和社会保障部负责组织审定考试科目、考试大纲,会同国家药品监督管理局对考试工作进行监督、指导并确定合格标准。参加执业药师职业资格考试需具备以下条件之一。

1. 取得药学类、中药学类专业大专学历,在药学或中药学岗位工作满 5 年。

2. 取得药学类、中药学类专业大学本科学历或学士学位,在药学或中药学岗位工作满 3 年。

3. 取得药学类、中药学类专业第二学士学位、研究生班毕业或硕士学位,在药学或中药学岗位工作满 1 年。

4. 取得药学类、中药学类专业博士学位。

5. 取得药学类、中药学类相关专业相应学历或学位的人员,在药学或中药学岗位工作的年限相应增加 1 年。

《执业药师职业资格考试实施办法》规定,执业药师职业资格考试日期原则上为每年 10 月。执业药师职业资格考试分为药学、中药学两个专业类别。执业药师职业资格考试合格者,由各省、自治区、直辖市人力资源和社会保障部门颁发《执业药师职业资格证书》。

此外,《执业药师职业资格制度规定》也指出,执业药师实行注册制度。国家药品监督管理局负责执业药师注册的政策制定和组织实施,指导全国执业药师注册管理工作。各省、自治区、直辖市药品监督管理部门负责本行政区域内的执业药师注册管理工作。取得《执业药师职业资格证书》者,应当通过全国执业药师注册管理信息系统向所在地注册管理机构申请注册。经注册后,方可从事相应的执业活动。未经注册者,不得以执业药师身份执业。

三、执业药师的职责

1. 执业药师应当遵守执业标准和业务规范,以保障和促进公众用药安全有效为基本准则。

2. 执业药师必须严格遵守《中华人民共和国药品管理法》及国家有关药品研制、生产、经营、使用的各项法规及政策。执业药师对违反《中华人民共和国药品管理法》及有关法规、规章的行为或决定,有责任提出劝告、制止、拒绝执行,并向当地负责药品监督管理的部门报告。

3. 执业药师在执业范围内负责对药品质量的监督和管理,参与制定和实施药品全面质量管理制度,参与单位对内部违反规定行为的处理工作。

4. 执业药师负责处方的审核及调配,提供用药咨询与信息,指导合理用药,开展治疗药物监测及药品疗效评价等临床药学工作。

5. 药品零售企业应当在醒目位置公示《执业药师注册证》,并对在岗执业的执业药师挂牌明示。执业药师不在岗时,应当以醒目方式公示,并停止销售处方药和甲类非处方药。

6. 执业药师应当按照国家专业技术人员继续教育的有关规定接受继续教育,更新专业知识,提高业务水平。国家鼓励执业药师参加实训培养。

第四节 │ 护理人员

护理工作是医疗卫生工作的重要组成部分。随着社会的发展,护理由传统上的照顾病人发展为现在的救死扶伤以及提供各种卫生服务,提高人们的健康水平和生活质量。护理人员也由医生的助手变成医生的合作者,其社会地位也逐步提高。

一、护理人员的产生和社会地位

护理既是一门古老的艺术,又是一门年轻的学科,其经历了漫长的历史演变过程。作为从事这项工作的社会角色——护理人员也经历了同样的过程。

(一) 护理人员的产生与历史

1. **近代护理的产生** 最早的护理是在教堂、养老院、济贫所开展的,承担这项工作的人一般都是修女或没有经过专业训练的妇女。埃及在很早的时候就使用了催吐、下泄、利尿、发汗、灌肠等护理技术。中世纪时宗教盛行、战争频繁,妇女从事救护工作主要是简单的生活护理,如铺床、洗澡、烧饭,而且受神父的控制。中国的中医在早期是不分医和护的,中医强调三分治、七分养,充分体现了中医对护理工作重要性的认识。

1854年3月，克里米亚战争期间，出生于英国富有家庭的南丁格尔获准带领护理人员到前线配合医疗工作。在她们的努力下，受伤士兵的死亡率大幅度下降，她们的功绩受到广泛赞誉，护理工作也开始进入了人们的视野。1856年战争结束，南丁格尔在英国伦敦圣托马斯医院创办了世界上第一所护士学校，使护士进入了正规教育的体系，护理工作作为一种专业也在此基础上得到了迅速发展。南丁格尔也因此被称为现代护理学的奠基人。继南丁格尔创办护士学校后，欧美各国的正规护理人员学校和培训机构如雨后春笋般纷纷成立。20世纪护理专业发展更为迅速，教学、管理、科研等护理领域都得到了迅猛发展和壮大，护理学发展为一门独立的学科。美国护士协会（American Nurses Association, ANA）和国际护士理事会（International Council of Nurses, ICN）相继成立。护理人员的培养也有了自己的大学教育和研究生培养体系。

2. **我国的近代护理**　1888年美国人约翰逊在福州创办了我国的第一所护士学校。那时的护理人员只是服务于战争。1950年护理教育被确定为中等专科教育层次。为了更好地提高护理人员的素质，1983年天津举办了护理本科教育，1992年全国有3所高校增设了护理硕士生学位点。21世纪以后，我国的护理教育逐步完善了由中专、大专、本科到研究生的教育体系，也形成了由学士、硕士到博士的学位体系。目前护理学已经被确定为一级学科，与临床医学、基础医学等并列。护理教育层次逐年提高，护理人才培养的专业类别与专业方向也越来越多。除了传统的护理专业外，还出现了涉外护理、社区护理、老年护理等专业。为适应当代护理发展的需要，护理人员队伍也逐步壮大。

（二）护理人员的社会地位和工作特点

19世纪晚期以前，护理工作的社会地位很低。护理被看成是缺乏专业训练的妇女从事的、未经官方正式认可的辅助性职业。1856年南丁格尔在伦敦圣托马斯医院内建立了世界上第一所正式的护士学校后，强调培养的护士要富有责任心、清洁干净、富有自我牺牲的精神，有勇气、冷静、工作勤奋、服从于医生，并且拥有母亲般温柔的品性。此后的长期医学实践已经使人们认识到，传统的护士从属于医生的观念已经过时，护理作为临床工作的重要组成部分已经有了极大的发展。随着社会的进步，医护间的性别不平等状况正在被改变，护士的社会地位逐步提高。

为了便于各国护士交流学术成就和工作经验，1899年，国际护士理事会（ICN）成立。国际护士理事会不仅能代表护士利益，而且在改善护理工作条件和提高专业水平等方面发挥着重要作用。1911年，在国际护士理事会上设立了南丁格尔奖章作为各国护士的最高荣誉奖，每两年颁发一次。现在，许多国家制定了护士法，规定护理的各项制度和保护护士的合法权益。

近年来，由于老龄化社会的到来，慢性疾病及与不良生活方式相关的疾病增多，人们对家庭护理和社区护理的需求也逐渐增多。在这种形势下，许多护士走出医院，深入到家庭和社区开展护理工作，使护理工作走向了社会。同时，由于健康教育的广泛开展，预防为主的观点将成为护理走向社会的又一特点。而护理人员也将为这种护理工作社会化的实现提供必需的健康教育和指导，与其他医务人员一起担负起维护人类健康的重任。

二、护理模式转变对护理人员的素质要求

随着现代医学的发展，传染性疾病得到了很好的控制。但是，由于生活节奏的加快、生存环境的恶化，与心理、行为、环境相关的疾病日益突出，即疾病谱发生了改变，医学模式由生物医学模式向生物-心理-社会医学模式转变。护理学界经过不断探索，一种兼顾病人心理、生理、现有的和潜在的等多方面健康问题的新护理模式也应运而生。同时，护理工作也从传统的医院内走向社区和家庭，使护理工作的内容不断增加，内涵不断深化。

（一）护理模式的转变

1. **功能制护理模式的建立**　我国在20世纪80年代引进的功能制护理模式，是与生物医学模式相适应的一种模式。功能制护理模式下，护理工作以疾病为中心，护理只是一门技术或技艺，甚至是

一种单纯照顾病人的劳务性工作;没有自己的系统化理论,为病人所做的治疗计划完全听从医生的安排,护士的工作仅限于发药、注射、生活料理等方面。护理附属于医学,护士只是医生的助手,护理只不过是一种熟练工或单纯的技术操作,护士的主观能动性和创造性受到制约,护士总体素质处于较低的水平,护理专业的发展也受到了限制。

2. **护理模式的转变** 随着人们文化水平的提高,群众就医不单局限于疾病的本身,还渴望了解更多的医学知识和保健知识。在治疗过程中,不再被动地服从于医护人员,而是更多地想了解自己的病情转归及预后,要求护理人员从生物角度转变成从生物-社会-心理的角度来对待病人。20 世纪 80年代初兴起、90 年代传入我国的新护理模式——整体护理模式,是社会需要和学科进步的共同产物,是适应现代病人、现代社会需要的一种护理模式。所谓整体护理,是指以病人为中心,将特定的护理程序系统地应用到临床护理和护理管理的护理模式;它注重人的整体性、人与环境的整体性以及在促进健康、预防疾病、治疗疾病方法上的整体性,要求护理工作的重心转向以人为中心,不单是病人,也包括健康人。

护理学科是医学科学的重要组成部分,同时又是一门独立的科学体系,其本身包含了生物-心理-社会等相互联系的系统性内容,这也是整体性护理的学科基础。正如南丁格尔所说:"人是各种各样的,由于社会地位、职业、民族、信仰、生活习惯、文化程度不同,所得的疾病与病情也不同,要使千差万别的人都能达到治疗或康复所需要的最佳身心状态,本身就是一项最精湛的艺术。"要达到"最精湛"的水平,需要提高护理人员的素质,有效地实现角色转变,从单纯的技术操作者、医生的助手向护理教育者、护理管理者、科研工作者及临床专业者等多角色方向转变。随着学科的发展及人类的进步,目前已经出现了延续性护理、过渡期护理等多种新型护理模式。

(二)护理人员应具备的基本职业素质

职业素质是指从事本专业所需要的特殊要求,内容主要包括政治思想素质、业务素质和身心素质三个方面,也即事业心、责任心和同情心"三心"的有机统一。

1. **政治思想素质** 热爱祖国,热爱护理事业,有高尚的职业道德修养、崇高的献身和服务精神;对病人满腔热情,对工作认真负责,始终把病人的生命和健康放在第一位,全心全意地为人民群众的健康服务。

2. **业务素质** ①有良好的知识结构,包括自然科学知识、人文社会科学知识、基础及临床医学知识、基础及专科护理知识、专业发展及某些新兴学科知识、护理科研和探索新课题的知识等;②掌握护理基本技能,不但能熟练进行护理操作,还能与基础知识联系起来,既知其然也知其所以然;③有解决问题的能力,能针对情况果断地作出决策和采取措施;④有独立学习的能力,在遇到问题时,能自己设法学习,如阅读书籍及杂志、参加会议等来寻求答案;⑤有沟通和教育的能力,会运用沟通技巧与病人和同事沟通、协作,并对病人进行各种健康教育;⑥有主动性和进取心,有志于在护理专业领域中不断创新和开拓。

3. **身心素质** 有健康的心理,即情绪稳定、性格开朗、情感丰富。善于自我保健,能适应不规律的生活、强度较大的工作及经常接触病人的环境,能够协调各种复杂的人际关系;有高雅的仪态,仪表整洁、举止端庄、表情自然、和蔼可亲,使病人容易接受而产生亲近感。

(三)对护理人员职业素质的培养

要适应护理模式的转变,必须改革传统的护理教育模式,提高护理人员的素养。

1. **提高护理人员的职业道德水平** 整体护理模式是建立在对病人及健康人尊重、全面负责基础上的,提高护士职业道德水平是实践新模式的重要保障。与功能制护理相比,责任制护理对护理人员的专业素质、职业道德水平和综合素质要求更高。对护士而言,仅有熟练的操作技术已不能算是优秀护士,还要有爱心和责任心。责任心直接关系到护理质量,责任心强,技术上精益求精,对病人关怀备至,忠于职守,能给病人带来喜悦和幸福,这不仅维护了病人的健康利益,也提高了个人和医院的信誉。

2. **加强业务理论和实践能力学习** 护理学无论在理论还是在实践上都有很强的科学性,并非护士只要学会打针、发药等操作就够了。以人为中心的整体护理模式的工作重点需要从生物、心理、社会等各方面对病人进行护理,这就需要护理人员不仅有基础医学、临床医学、预防医学等专业知识,还应具备自然科学、人文社会科学等方面的知识,培养综合分析、解决问题的能力。

3. **重视护理科研素质的培养**　护理专业的发展离不开系统的理论指导及科研的发展。护士应高度重视科研能力的培养,提升专业知识水平和学术水平,将丰富的临床经验上升到理论水平,促进护理专业的发展。

4. **倡导培育团结协作精神**　新的护理模式改变了以往功能制护理的流水线分工方法,使护理责任更明确。因此要求护士发扬团结协作精神,做到治疗的连续性、协调性。

三、护士的准入

护士必须依照《护士条例》《护士执业资格考试办法》和《中华人民共和国护士管理办法》,通过国家卫生健康委员会统一组织的护士执业考试,取得《护士执业证书》方可从事护理工作。

护士执业资格考试是评价申请护士执业资格者是否具备执业所必需的护理专业知识与工作能力的考试。由国家卫生健康委员会负责组织实施。护士执业资格考试实行国家统一考试制度,统一考试大纲,统一命题,统一合格标准。原则上每年举行一次,具体考试日期在举行考试3个月前向社会公布。考试包括专业实务和实践能力两个科目。考生实践能力的考核原则上采用"人机对话"考试方式进行。一次考试通过两个科目为考试成绩合格。考试成绩合格者,可申请护士执业注册。

具有护理、助产专业中专和大专学历的人员,参加护士执业资格考试并成绩合格,可取得护理初级(士)专业技术资格证书;护理初级(师)专业技术资格按照有关规定通过参加全国卫生专业技术资格考试取得。

具有护理、助产专业本科以上学历的人员,参加护士执业资格考试并成绩合格,可以取得护理初级(士)专业技术资格证书;在达到《卫生技术人员职务试行条例》规定的护师专业技术职务任职资格年限后,可直接聘任护师专业技术职务。

第五节 ｜ 医学影像及检验人员

随着医学事业的不断发展,医疗卫生服务的分工也越来越细。现代临床医疗活动的主体,已不仅仅指传统意义上的医生和护士,还包括检验、影像等医疗技术人员。虽然这些卫生人员在临床医学中的地位和作用各不相同,但他们的工作同样是卫生服务的重要组成部分,对推动医疗卫生事业的发展起到了积极作用。

一、医学影像及检验人员的特点

1. **工作场所**　主要在医院的临床辅助科室,医学影像及检验人员在临床医疗实践中很重要,尤其是随着现代医学技术的发展,临床辅助检查的手段越来越多且水平明显提高,已经成为临床医学发展中的重要组成部分。

2. **教育培训**　与临床医师、护士一样,医学影像及检验人员也需要专门系统的大学教育,影像专业培养影像医师或影像技师,检验专业培养检验技师。

3. **工作内容**　随着医疗技术的发展,越来越多的临床卫生技术人员已经从原来的医疗辅助地位逐步走向诊疗实践的"前台",即直接参与诊断与治疗。

二、医学影像及检验人员的准入

(一)医学影像人员的准入

1. 医学影像人员分为影像医师和影像技师。医学影像学专业主要培养具有基础医学、临床医学和现代医学影像学基本理论知识及能力,能在医疗卫生单位从事医学影像诊断、介入放射治疗等方面工作的影像医师。医学影像技术专业主要培养具有基础医学、临床医学和现代医学影像学基本理论知识及能力,以及一定的电子与信息技术基础,能在各级医疗卫生机构从事医学影像设备管理、操作、维护和图像处理工作的影像技师。

2. 按照《中华人民共和国医师法》规定,医学影像医师同临床医师一样,需要参加进入行业工作的准入资格考试。另外,在放射、计算机断层扫描、磁共振成像等科室工作的影像技师,因需操作大型医用设备,须根据医院要求考取《大型医用设备上岗合格证》。

(二) 检验人员的准入

1. 本节介绍的检验人员是指临床医学检验技师,主要是经国家或有关部门批准的医疗卫生机构内,从事临床医学检验专业工作的人员。

2. 根据《预防医学、全科医学、药学、护理、其他卫生技术等专业技术资格考试暂行规定》,临床医学检验专业属于技术专业范畴,实行全国统一组织、统一考试时间、统一考试大纲、统一考试命题、统一合格标准的考试制度,原则上每年进行一次。由人力资源和社会保障部和国家卫生健康委员会共同负责考试的政策制定、组织协调等工作。通过专业技术资格考试并合格者,由各省、自治区、直辖市人事(职改)部门颁发人力资源和社会保障部统一印制,人力资源和社会保障部和国家卫生健康委员会用印的专业技术资格证书。

第六节 │ 公共卫生人员

卫生防疫监督人员是卫生防疫人员和卫生执法监督人员的简称,分别在疾病预防控制中心和卫生监督机构工作。

一、卫生防疫人员

卫生防疫人员主要从事疾病预防控制中心的工作。疾病控制中心一词来自美国主管国家疾病预防控制的业务机构,现更名为疾病控制与预防中心(Center for Disease Control and Prevention,简称 CDC 或 CDCP)。目前,我国已建立中国疾病预防控制中心(China Center for Disease Control and Prevention),并且在各省、自治区、直辖市设立了相应的分支机构。中国疾病预防控制中心(以下简称中国疾控中心),是由政府举办的实施国家级疾病预防控制与公共卫生技术管理和服务的公益事业单位。

目前,各级疾病预防控制中心的职责有所不同,以省级疾病预防控制中心为例,其职责主要有以下方面。

1. 接受上级主管部门的指导,制定管辖区域内(全省)的疾病预防控制技术,预防对策和措施,并加以实施或组织、指导基层机构实施。

2. 负责重大疾病和疫情及危害公共卫生的中毒等重大突发事件的调查处理。

3. 开展各类疾病的监测,负责疾病预防控制信息的收集、分析、反馈和疫情的预测、报告工作;负责管辖区域内(全省)的卫生防病信息网络的建设和管理。

4. 制定管辖区域内(全省)免疫接种技术规划,负责疫苗的使用管理、技术指导,开展免疫效果的监测和分析评价。

5. 负责管辖区域内(全省)的救灾防病的业务指导和相应的消毒杀虫药品的管理。

6. 负责对化学性、物理性、生物性、社会性、心理性、环境性、职业性等因素所致疾病的流行病学调查和危险因素的监测、评价,开展生物媒介的监测和消、杀灭技术的指导。

7. 承担卫生检验检测任务,开展有关疾病的病因检测、预防性体检、健康相关产品和场所的卫生质量检验、出证;并为社会提供检验服务。

8. 按照疾病预防控制的要求,制订全省健康教育工作的技术规范及专题工作计划;组织指导开展健康教育、健康促进工作。

9. 开展疾病预防控制及公共卫生相关领域的科学研究,并对科研成果进行推广应用和转化。

10. 指导参与社区卫生服务及初级卫生保健工作。

11. 负责对下级疾病预防控制机构的业务指导;承担全省疾病预防控制系统人员的省级培训和进修、实习任务。

12. 承担上级主管部门交付的其他任务。

近年来,疾病预防控制中心的工作任务日益繁重,专业分工也越来越细化。各个省市县疾病预防控制中心由于人员编制等具体情况不同,所以岗位任务也会有差别,但基本的专业工作任务是相似的。作为公共卫生专业的学生,以及有可能到基层医疗机构(主要指卫生院及以下的医疗机构)工作的临床医学专业学生应当全面了解这些岗位的工作职责和任务,并以此指导自己学习相关的基础知识和专业知识,培养相关的专业能力和素质。

二、卫生执法监督人员

卫生执法活动专指各级卫生行政部门的卫生行政管理活动和各级卫生监督机构的卫生检查监督活动,以及依法对违反卫生法律规范的行为人所作出的处理和追究,即通常所说的卫生监督和卫生行政执法。卫生执法机构是指依据宪法和法律的授权,对管辖区域的企事业生产经营单位、各种医疗单位、社会组织和公民执行卫生法的情况进行管理和检查监督,对违反卫生法的单位和个人追究法律责任的专门机构。我国卫生执法机构主要有:各级政府卫生主管部门、卫生监督机构、司法机关。在卫生执法监督机构工作的人员统称为卫生执法监督人员,目前都属于国家公务员系列。

1. **卫生执法监督机构**　卫生监督所是在其辖区内,依照国家法律、法规行使卫生监督职责的执法机构。卫生执法是一种行政行为,具有强制性,不同于不具有强制力的行政机关进行的民事行为和内部协调行为。卫生执法包括卫生执法机关行使其卫生监督管理权的行为和卫生防疫站受委托依法进行预防性卫生监督和巡回监督等行为,可分为主动和被动的卫生执法行为。主动卫生执法行为无需当事人请求,如食品、化妆品质量抽查;被动卫生执法行为是接到当事人提出申请后才进行的执法行为,如食品卫生现场验收和发放许可证等。无论是被动执法行为还是主动执法行为,卫生监督人员都需要有相关的专业知识和法律知识。

2. **卫生监督人员的职责**　随着社会主义市场经济的建立,卫生监督人员的工作内容不断丰富,主要有以下方面。

(1)卫生服务监督工作:包括医疗、预防保健、康复和血站等医疗机构的登记管理;执业医师的注册管理;医疗卫生广告的审查管理;一次性医疗卫生用品和消毒药械的监督管理。

(2)健康相关产品的监督管理:包括食品、化妆品、饮用水、卫生保健用品等健康相关产品生产经营企业的监督管理;食品、化妆品、饮用水、卫生保健用品等健康相关产品的卫生监测与评价;就相关产品污染事件的卫生学调查处理;自然灾害条件下健康相关产品及其生产经营企业的监督检查。

(3)环境卫生的管理:学校、公共场所、有毒有害作业、放射工作场所的审查及从业人员的监督管理;环境有害因素的监督评价;环境污染事件的卫生学调查与处理;自然灾害条件下各种公共卫生设施的监督检查。

(4)健康相关事件的监测管理:包括食物中毒、化妆品损害、职业中毒、医源性疾病、医疗事故等与健康相关事件的监测;重大、跨区域或其他由所属区域管辖的健康相关事件的流行病学调查与控制;协助调查健康相关事故涉嫌的违法行为。

(5)卫生案件的稽查工作:包括重大、跨区域或其他由区域卫生监督所管辖的违法案件的调查、取证与查处;卫生行政处罚案件的听证、复议;卫生行政诉讼案件的应诉;本单位及下级卫生监督机构的执法行为的监督。

总之,卫生监督是国家管理卫生事务的重要形式,是社会主义法制建设的重要组成部分。经过中华人民共和国成立,特别是改革开放四十多年来的发展,我国已初步形成以社会公共卫生、与健康相关产品、卫生机构和专业人员监督管理为主要内容的卫生法律、法规体系。各级卫生防疫、防治机构和其他卫生机构承担着大量的卫生监督工作,在保障人民健康、维护社会稳定和促进国民经济发展方面发挥了重要作用。

第七节 │ 全科医生与基层卫生人员

本节所讨论的基层卫生人员主要指在城镇社区、乡村地区工作的卫生人员,如社区卫生人员、乡村医生和卫生员、在城镇社区卫生院和村卫生所工作的全科医生等。基层卫生人员是区域的定位,指在社区或乡村工作的医务人员;全科医生是专业和工作性质的定位,其可以在大型医院工作,但大多是在社区或乡村基层工作。随着我国卫生保健事业的发展,特别是卫生体制改革的深入,基层社区卫生服务工作已经显得越来越重要,对从事这些工作的相关专业人员职业素质也提出了更高的要求。

一、全科医生

《中共中央 国务院关于卫生改革与发展的决定》明确指出:"改革城市卫生服务网络,积极开展社区卫生服务,逐渐形成功能合理、方便群众的卫生服务网络。"同时要求"发展全科医学、培养全科医生"。这是我国面对 21 世纪卫生发展机遇与挑战所作出的战略性变革,是为了满足人民日益增长的卫生服务需求,建立与社会主义市场经济体制相适应的新型卫生服务体系,促进社会经济发展的重大举措;是加强社会主义精神文明建设,为人民办好事、办实事的德政民心工程。因此,开展全科医学教育、培养全科医生已成为我国医疗卫生事业发展的新趋势。从国内外的卫生服务的发展趋势和工作性质来看,全科医生主要在社区、乡村等基层从事预防保健和医疗卫生服务,并在基层卫生服务工作中发挥着越来越重要的作用。

1. **发展全科医学,培养全科医生的重要性与必要性** 20 世纪 80 年代末至 90 年代初,我国已有学校开始全科医学学历教育,培养全科医生。但受当时社会经济发展、卫生服务体制和模式、居民健康消费习惯等条件制约,全科医生难以发挥作用,发展全科医学被认为是超前的尝试。如今,我们必须从战略高度认识到发展全科医学教育、培养全科医生是落实卫生改革任务、实现科教兴国战略的要求,是解决教育和社会脱节、培养面向社会、面向市场、能提供方便及经济可及的卫生服务的基层医生的重要途径。其重要性表现在以下几点。

(1)是国家卫生体制改革的需要:在我国新的历史时期,卫生工作改革的重点之一是建立与社会经济发展和社会保障体系相适应的城市卫生服务体系。这一改革将使城市卫生服务机构形成两大格局——以大型医院为医疗中心,诊治疑难杂症,从事医学研究;以基层医院为基础,承担常见病、多发病、慢性病的预防、医疗、保健工作。同时在基层建立社区卫生服务机构,开展预防、医疗、保健、康复、健康教育等社区卫生服务。因此,社区基层需要大量的全科医生。

(2)是城镇职工基本医疗保障制度改革的需要:为使城镇职工基本医疗保障制度改革顺利进行,根据"低水平、广覆盖"的原则,为职工提供基本医疗服务,需要全科医生在基层帮助职工合理使用医院服务,实现"小病在社区,大病进医院",有效利用卫生资源。

(3)是满足人民群众日益增长的卫生服务需求的需要:随着人口老龄化和疾病谱的改变,医学模式从生物医学转变为生物-心理-社会医学模式,卫生服务模式从关心"病"转为关心"人",从治疗为主转为防、治、保、康、教结合,需要全科医生开展全面的卫生服务。

(4)是促进城乡居民树立正确健康观念的需要:全科医生为居民提供多样化的卫生服务及健康教育,能够加强居民的保健意识,树立新的正确的健康观念,使有条件的居民增加对自身健康的投入,以获得良好的保健服务,提高生活质量。

2. 全科医生及其职业要求　全科医生(general practitioner)又称家庭医生(family practitioner),是接受过全科医学专门训练的新型医生,是执行全科医疗的卫生服务提供者,是为个人、家庭和社区提供优质、方便、经济有效、一体化的医疗保健服务,进行生命、健康与疾病全方位负责式管理的医生。

虽然全科医学发展的历史不长,但在实践中已逐步形成了自己的基本特征,这也是对全科医生工作的具体要求。

(1)人格化服务:全科医学把病人看作是有个性、有感情的人,而不仅仅是疾病的载体。因此,全科医生在处理病人问题的时候,应充分了解病人的个性,对于不同个性的病人,即使是患有同一类疾病,在处理上也会有所不同。

(2)综合性服务:全科医学就服务对象而言,不分年龄和性别;就服务内容而言,包括预防、医疗、康复、保健、健康教育、优生优育指导等;就服务范围而言,涉及生理、心理、社会、文化等各个方面;就服务对象而言,涵盖个人、家庭和社会。因此,综合性服务是全科医学的一个很重要的特性。

(3)持续性服务:是指对人生各个阶段进行照顾;对健康和疾病发展的各个阶段进行照顾;对各种健康问题进行医疗照顾;健康责任具有连续性。

(4)协调性服务:全科医生就像医疗保健网络中的枢纽,一旦病人需要,全科医生即有条件调动医疗保健体系和社会力量,通过会诊、转诊等措施,为病人提供医疗、护理、心理等多方面的援助。

(5)可及性服务:全科医生作为社区的一员,生活在自己服务的社区中,熟悉社区存在的卫生问题,同样社区居民对全科医生也熟悉。全科医生永远向病人敞开大门,对病人的任何医疗需求都能作出恰当的反应。

3. 全科医生的培养与使用　全科医学人才的培养在欧美已有60多年的历史,其培养模式大体有三种,一是医学本科阶段的全科医学教育,主要指设立家庭医学系或专业(国外全科医学即为家庭医学);二是医学生毕业后的全科医学教育,这是国外全科医学教育的重点;三是全科医学的继续教育,这是对全科医生更新知识,提高医疗、教学、科研能力的一种职业终身教育。

我国的全科医学教育模式仍在探索之中,目前开展实践与尝试的有以下几种。

(1)以具有一定临床实践经验的医学本科生为起点的全科医学教育(即毕业后教育):重点加强全科医学的基础理论、基本知识和基本技能的学习,培养能独立开展社区卫生保健服务和科研工作的全科医生。这将是今后培养全科医生的主要途径和重点发展方向。

(2)以具有一定临床实践经验的大专生为起点,开办本科层次(专升本)的全科医学教育:这是考虑到我国目前的国情而采取的一种全科医学人才培养途径。其培养目标是:巩固基础医学有关知识,重点加强临床医学基础理论、基本知识和基本技能的学习,掌握全科医学的理论和技能,培养能独立开展社区卫生保健服务和卫生管理的助理全科医生。

(3)部分地区实施的以具有一定临床实践经验的中专医士(师)为起点的大专层次助理全科医学教育:这一培养途径有着较大的争议。但考虑到有些省、市当地人才紧缺的客观情况和实际工作的需要,也有尝试的必要。其培养目标是:通过系统学习基础医学、临床医学和全科医学的基础理论、基本知识和基本技能,培养助理全科医生。随着本科或本科以上层次全科医学人才的大量出现,以中专医士(师)为起点的大专层次全科医学教育将会逐步结束。

2018年1月24日,国务院办公厅印发了《关于改革完善全科医生培养与使用激励机制的意见》,提出到2020年,我国要基本建立适应行业特点的全科医生培养制度,显著提高全科医生职业吸引力,城乡每万名居民拥有2~3名合格的全科医生;到2030年,每万名居民拥有5名合格的全科医生。自2018年起,新增临床医学、中医硕士专业学位研究生招生计划重点向全科等紧缺专业倾斜。通过全面改革全科医生培养制度、改革与完善全科医生薪酬制度和加强贫困地区全科医生队伍建设,加强全科医生的职业吸引力,积极推进社区基层卫生工作。

二、社区卫生人员

随着我国人均期望寿命的延长,卫生保健需求也日益增加,社区卫生服务已经成为社区人群生活、家庭照顾及卫生保健的重要依托。在新的卫生保健服务体系中,社区卫生保健服务显得尤为突出,它不仅能满足社区人群的卫生保健需求,同时,也减轻了大型医院的门诊负担。

1. **社区卫生工作**　社区是卫生服务的基层组织,也是开展卫生服务的基本单位。社区卫生服务是卫生部门通过一定的方法与途径向一定区域内的人群提供适宜的医疗、预防、保健、康复、健康教育等服务的过程。与社区卫生服务最直接相关的医学学科是社区医学,该学科的重点是开展社区内的卫生组织管理及提供卫生服务。

社区卫生服务是一项关系到人群基本健康状况的重要工作,无论作为临床医生还是社区卫生人员都应当全面了解。其基本内容如下。

(1)社区诊断:所谓社区诊断即运用社区医学的基本理论,对社区存在的或潜在的社会卫生问题、人群健康水平及个体健康状况作出判断。社区诊断的目的在于确定社区中最常见、最严重、最为社区人群关心的健康问题和所需要的卫生服务,以决定处理问题的时序。

(2)实现初级卫生保健:初级卫生保健指"人人享有卫生保健",世界卫生组织对其规定了具体的内容。对照这些内容我们不难看出,其中许多内容都必须靠社区卫生人员去完成。因此,如何实现这些内容也是社区医学研究的重要方面。

(3)建立健全三级医疗预防保健网:我国的社区医疗服务体系主要实施的是三级医疗服务,健全的三级医疗预防保健网是实施三级医疗服务的必要条件。

(4)建立社区合理的医疗保健制度:建立合理的医疗保健制度,是社区人群能够合理有效地享受医疗卫生服务的重要保证。所以,社区卫生服务还要研究社区医疗保健制度的形式、内容、管理制度等。

(5)开展健康教育,做好各年龄段人群的保健:社区卫生服务是给社区人群提供一种连续全面的医疗卫生服务。因此,社区卫生人员要研究各年龄段人群保健有什么特点,其具体内容是什么,应该采取什么样的形式,如何实施、如何评价等。

总之,社区卫生服务就是利用预防医学、临床医学所提供的理论和技术,针对社区存在的健康问题,对社区群众和个体提供有效的卫生服务,并促使他们的身心健康得到充分发展。

2. **社区卫生人员**　鉴于上述的工作内容,社区卫生人员不仅要掌握临床医学的基本知识、理论和方法,还要掌握更多的预防医学、社会医学、医学社会学、全科医学知识,掌握社会学和社区工作的基本方法,具有良好的责任心和吃苦耐劳的工作态度。这一工作和职业的基本特征如下。

(1)具体性:社区卫生人员职业特征的具体性表现在以下几点,即工作地域的具体性、服务人群的具体性、服务设施的具体性、文化素质的具体性和情感互动方式的具体性。正因为这一职业的具体性特征,使得社区卫生人员必须了解不同社区卫生服务需求所具有的不同内涵与要求,并有良好的社会适应性。

(2)综合性:社区卫生人员的职业素质要求具有综合性,原因在于社区卫生服务工作本身的综合性。具体表现在以下三个方面:①强调防治结合;②实现卫生工作的社会化;③兼顾生物、心理、社会因素,实行综合治理。因此,要求社区卫生人员以医学专业知识为基础,集预防、保健、康复、健康教育等知识为一体,并在此基础上形成较高的综合素质。

(3)操作性:社区卫生服务涉及人群卫生保健的许多方面,要求社区卫生人员既要具备预防、卫生、保健的科学理论知识,能对服务人群开展健康教育,也要具有防病治病的多种操作技能,能直接为社区群众提供基本的卫生保健服务。因此,社区卫生服务工作的性质要求从事这一职业的人必须具备较强的实操能力。

三、乡村医生

乡村医生是具有中国特色、植根于广大农村的卫生工作者。乡村医生工作在农村医疗的最前线,是最贴近亿万农村居民的健康"守护人",长期以来在维护广大农村居民健康方面发挥着难以替代的作用,是发展农村医疗卫生事业、保障农村居民健康的重要力量。

(一)乡村卫生工作的现状

中国是一个发展中国家,乡村人口占总人口的30%以上。第七次全国人口普查数据显示,我国拥有14.43亿人口,乡村人口为5.1亿。2022年卫生健康事业发展统计公报数据:全国卫生人员总数1 441.1万人,在村卫生室工作的人员136.7万人中,执业(助理)医师和持乡村医生证的人员仅有114.1万人。乡村医生人员匮乏。

中华人民共和国成立以来,党和政府十分关心乡村居民的健康,乡村卫生工作一直是我国卫生工作战略的重点之一。经过70多年的努力,特别是改革开放以来,乡村卫生事业发展很快,广大乡村地区基本建成了县、乡、村三级医疗保健网,乡村居民的健康水平有了明显提高。一大批对农村预防保健、医疗服务和突发事件应急处理工作做出突出成绩的乡村医生也受到了国家的表彰和奖励。同时,乡村卫生的发展和乡村居民健康水平的提高也促进了乡村经济发展和社会进步。

2003年8月5日国务院公布了《乡村医生从业管理条例》(国务院令第386号),并于2004年1月1日起施行。2011年7月14日国务院办公厅颁布了《关于进一步加强乡村医生队伍建设的指导意见》(国办发〔2011〕31号),明确了乡村医生职责,并提出了完善乡村医生补偿和养老政策。2013年国家卫生计生委《关于进一步完善乡村医生养老政策提高乡村医生待遇的通知》中明确指出,有条件的地方可结合乡村卫生服务一体化管理,将取得执业(助理)医师资格的乡村医生纳入乡镇卫生院编制统一管理。2014年5月28日国务院办公厅印发了《深化医药卫生体制改革2014年重点工作任务》,其中第21条明确指出:"稳定乡村医生队伍。原则上将40%左右的基本公共卫生服务任务交由村卫生室承担,考核合格后将相应的基本公共卫生服务经费拨付给村卫生室,不得挤占、截留和挪用。加快将符合条件的村卫生室纳入新农合定点,全面实施一般诊疗费政策"。2023年12月中央编办、国家卫生健康委、教育部、财政部、人力资源社会保障部联合印发《关于做好大学生乡村医生专项计划编制保障工作的通知》,启动了大学生乡村医生专项计划,历史性实现了编制资源向乡村医生开放。2024年6月6日国务院办公厅印发了《深化医药卫生体制改革2024年重点工作任务》的通知(国办发〔2024〕29号),再次强调要继续实施大学生乡村医生专项计划,落实2020年以来按规定进入村卫生室的大学生村医纳入乡镇卫生院编制管理政策。进一步提高乡村医生队伍中执业(助理)医师占比。

(二)乡村医生的职责

乡村医生(包括在乡村执业的执业医师、执业助理医师)主要为农村居民提供公共卫生和基本医疗服务,包括在专业公共卫生机构和乡镇卫生院的指导下,按照服务标准和规范开展基本公共卫生服务;协助专业公共卫生机构落实重大公共卫生服务项目,按规定及时报告传染病疫情和中毒事件,处置突发公共卫生事件等;使用适宜药物、适宜技术和中医药方法为农村居民提供常见病、多发病的一般诊治,将超出诊治能力的患者及时转诊到乡镇卫生院及县级医疗机构;受卫生行政部门委托填写统计报表,保管有关资料,开展宣传教育和协助新农合筹资等工作。

(三)乡村医生的职业要求

乡村医生的职业要求主要包括职业道德、业务素质、执业注册及聘任等方面。

1. 职业道德要求　乡村医生应注重培养职业道德,保护村民的合法权益,保障村民获得初级卫生保健服务。在市场经济条件下,乡村医生仍要把"治病救人"和服务广大农民群众的健康利益放在首位,不能违背医学人道主义的宗旨,要把服务病人这个大"义"放在首位,以此为原则处理好义与利的关系。

2. **业务素质要求** 乡村医生应协助有关部门做好初级卫生保健服务工作,如实向患者或其家属介绍病情,对超出一般医疗服务范围或限于医疗条件和技术水平不能诊治的病人,应及时转诊。积极参加省、自治区、直辖市人民政府组织的乡村医生培训和考核,提高做好初级卫生保健服务工作的水平。并结合乡村经济基础较薄弱,不能像大城市那样购买高精尖医疗设备的实际情况,推广应用医疗适用技术,提倡合理检查、合理用药,采用花钱少、效果好的方案,为乡村乡镇居民提供价廉、有效的卫生服务。

鼓励乡村医生学习中医药基本知识,运用中医药技能防治疾病,并通过医学教育取得医学专业学历,鼓励符合条件的乡村医生申请参加国家医师资格考试。

3. **执业注册及聘用要求** 国家实行乡村医生执业注册制度。县级人民政府卫生行政主管部门负责乡村医生执业注册工作。乡村医生在执业活动中应当履行特定义务,如遵守法律、法规、规章和诊疗护理技术规范,树立敬业精神,关心、爱护、尊重患者,努力钻研业务,向村民宣传卫生保健知识等。

招聘乡村医生时,应聘人员需提供包括报名登记表、身份证、毕业证、资格证等材料,并通过资格审查、考试、体检等环节。拟聘用人员需服从岗位调配,不配合者视为自动放弃招聘资格。

(四) 乡村医生的准入

根据《乡村医生从业管理条例》规定,国家实行乡村医生执业注册制度。县级人民政府卫生行政主管部门负责乡村医生执业注册工作。乡村医生经注册取得执业证书后,方可在其聘用执业的村医疗卫生机构从事预防、保健和一般医疗服务。取得乡村医生执业证书却未注册的,不得执业。乡村医生执业证书有效期为 5 年。乡村医生执业证书有效期满需要继续执业的,应当在有效期满前 3 个月申请再注册。县级人民政府卫生行政主管部门应当自受理申请之日起 15 日内进行审核,对符合省、自治区、直辖市人民政府卫生行政主管部门规定条件的,准予再注册,换发乡村医生执业证书;对不符合条件的,不予再注册,由发证部门收回原乡村医生执业证书。

第八节 | 卫生管理人员

卫生管理人员可以分为两类。一类是由专业人员兼职的管理人员,如医院院长、各临床科室主任及副主任、护士长等。另一类是专职的管理人员,如主管后勤或行政的副院长、行政科室的科长及科员等;各级卫生健康委员会的管理人员如主任、副主任、司局级领导等;各级疾病预防控制机构管理人员如局长、副局长等;各级中医药管理机构管理人员如局长、副局长。随着医学的发展,医院的管理水平越来越高,对医院管理人员的要求也越来越高,一批学历层次高、综合素质好的专业管理人员正逐步进入现代医院的各级管理层。

随着卫生管理和医院管理水平的不断提高,人们对临床管理人员素质、知识、能力要求表现为以下几个方面。

1. **对思想品德的要求** 良好的思想品德是临床管理者的灵魂。对于一名优秀的临床管理者来说,良好的品德就是要具有为医学人道主义事业奋斗、全心全意为人民群众健康利益服务的远大理想;具有先人后己、克己奉公、一切为病人着想的高尚道德;要具有坚定的社会主义信念和科学的世界观。在具体的管理工作中要努力做到宽以待人,严于律己,处理问题要做到公平、公正,这一切都是临床管理人员做好本职工作的最基本条件。

2. **对知识结构的要求** 临床管理人员的知识结构包括三个组成部分,首先必须懂得医学知识,了解医学尤其是临床医学的特点和运行规律;其次必须掌握管理科学的知识,懂得管理的一般规律和医院管理的特殊性,从而能够运用管理的科学思维和方法对医院进行有效的管理;最后,临床管理人员还必须具备深厚的人文社会科学知识,并把这种知识内化成精神和管理理念,渗透到管理工作中去。

3. 对能力的要求　根据临床管理者的职位不同,对其能力的要求也不一样,主要有以下几个方面。

(1) 决策能力:是制定政策和行动方案等一系列综合能力的表现。决策包括经营决策、管理决策、业务决策等。无论哪一级临床管理人员在管理实践中都经常需要进行决策活动,尤其在医疗行业竞争激烈、社会期望又很高的今天,临床管理者的决策将关系到医院的生存和发展。

(2) 协调能力:指能够消除管理过程中各要素之间的不和现象,以加强各方面的配合,使医疗群体达到协调一致的本领。各个临床科室之间、管理科室与临床科室之间、管理层的上下级之间都有可能发生矛盾或不协调,此时管理者的协调能力就显得非常重要。

(3) 指挥能力:指不同层次的领导者依靠组织领导权威来指导、命令、组织下属从事某种活动、完成某项任务、达到某个目标的本领。在临床实践中,管理层次越高,对指挥能力的要求就越高,这与管理工作本身所承担的权利、义务和责任是分不开的。

(4) 组织管理能力:指临床管理人员,尤其是担任相当职务的管理人员,善于运用组织的力量、科学的管理方法,合理地综合协调各方的人、财、物和信息资料,把国家的需要和卫生系统的总体目标以及卫生人员的需求结合起来,贯彻决策、实现目标的能力。

(5) 用人的能力:指担任领导的管理人员善于在工作中选好人、用好人的一种能力。实践证明,一个医院要立于不败之地,如何用人是关键。因此,担任领导工作的管理者要知人善任,关心人才,爱护人才;要善于用人之长,容人之短,做到人尽其才;要善于发现人才,培养人才,大胆选拔、推荐和使用人才。只有这样,才能充分调动广大医疗卫生人员的积极性,把工作做好。

(6) 社交能力:现代医疗机构已变成开放型的组织系统,与政府和社会各界有着广泛的联系。这就要求管理者(尤其是领导者)应具备善于与社会和他人交往的能力,善于倾听各方面的意见,使临床工作真正得到政府和社会的理解和支持。

第九节 ｜ 健康管理师

健康管理师是从事对人群或个人健康和疾病的监测、分析、评估以及健康维护和健康促进的专业人员。其工作内容包括:采集和管理个人或群体的健康信息;评估个人或群体的健康和疾病危险性;进行个人或群体的健康咨询与指导;制定个人或群体的健康促进计划;对个人或群体进行健康维护;对个人或群体进行健康教育和推广;进行健康管理技术的研究与开发;进行健康管理技术应用的成效评估等。

健康管理师是 2005 年 10 月中华人民共和国劳动和社会保障部(简称劳动和社会保障部)第四批正式发布的 11 个新职业之一。2005 年 12 月,劳动和社会保障部 425 号文件《关于同意将医疗救护员等 2 个新职业纳入卫生行业特有职业范围的函》中将健康管理师列为卫生行业特有职业(工种),归入卫生部门进行管理。国家卫生健康委人才交流服务中心负责该职业的职业技能鉴定相关工作。

为了适应全面建成健康中国的需要,提高全民族的健康意识和身体素质,培养和造就健康管理人才,人力资源和社会保障部及国家卫生健康委员会的教育培训中心推出了健康管理师岗位能力培训课程。学员学完规定课程参加考试合格者,颁发健康管理师证书。

健康管理是基于个人健康档案基础上的个体化健康事务管理服务,它建立在现代生物医学和信息化管理技术模式上,从生物、心理、社会的角度来对每个人进行全面的健康保障服务。

(双卫兵)

本章思维导图

本章目标测试

第九章 | 病 人

病人与医疗卫生系统、医护人员有着密切的联系。有疾病行为并寻求医疗帮助且被医生诊断为患有疾病者称为病人。病人的行为模式包括疾病行为、求医行为、遵医行为。病人在就医过程中具有依法行使的权利,还应在医疗活动中承担病人义务,当病人的权利与义务出现矛盾时,尊重病人的权利应当放在首位。病人在躯体发生病理改变的同时,会产生一系列心理变化,这些心理变化需要得到医务人员的充分了解与重视。病人具有不同层次的需要与期望,熟知这些需要和期望有助于医务人员改善和提高医疗行为与服务技巧。在对这些病人相关概念充分理解的基础上,医务人员应在临床工作中建立"一切为病人,为病人一切,为一切病人"的思想,努力实践"以人为本、以病人为中心"的思维理念和服务模式。

第一节 | 病人角色

一、病人概念与病人角色

有疾病行为并寻求医疗帮助且被医生诊断为患有疾病者称为病人(patient),也称患者。在现实生活中,病人与医疗卫生系统、医护人员有着密切的联系,病人是有疾病行为、求医行为和治疗行为的社会人群。因此,并非所有有疾病行为的人都是病人,如患有近视、龋齿、皮肤轻微外伤等疾病的人,虽然患病但并未就医,其本人和社会均不认为其属于病人范畴;并非有求医行为的人都是病人,有些人虽然主动寻医,但实际上并不患有疾病,如妄想者和诈病者不能算作病人;不是所有到医院寻求医疗服务的人都是病人,如健康体检、孕产妇正常分娩等,都不是严格意义上的病人。

当病人被诊断患病后,就由一个健康人角色转变成了病人角色(patient role),即获得了病人身份。病人角色是社会赋予病人的社会位置、权利与义务的总和。一旦确定为病人,其在社会中的原有角色就会全部或部分地被病人角色所取代,并被要求表现出与病人角色相符合的行为模式。

二、疾病行为

疾病行为也称病患行为(illness behavior),是指身体自觉异常或出现结构和功能改变时,病人以理解、评判与行动体现出来的行为。疾病行为的表达和判断随病情不同而有所差异,也受到社会文化、经济条件、性格素质、民族宗教等许多因素的影响。一般而言,自觉症状明显的急性病或严重疾病,其疾病行为较易显现;而慢性疾病往往不易被觉察,疾病行为也不易显现出来。疾病行为主要有以下几种。

1. **病征** 由于疾病时机体组织器官的正常结构或功能被破坏而产生的客观性表现,如腹泻、肝(脾)大、外周血白细胞增高等。在许多情况下,病征是需要通过各种检查才能发现的异常,病人自身未必能体验到。病征主要从生物医学的机体功能结构改变上体现病人的疾病(disease)状态。

2. **病感** 疾病对上述身体异常或在社会心理因素影响下所产生的某些主观性自我感受,如疼痛、乏力、注意力不集中、周身不适等症状。医生往往比较注重病人的病征而忽视病人的病感。病感主要是从自我体验和判断的角度来体现病人的病患(illness)状态。

3. **病态** 指机体与外环境协调方面显示出的社会功能异常,如社会活动能力下降、孤独、烦躁、行为异常等。病态主要是从社会位置的角度体现病人的患病（sickness）状态。

病征、病感和病态三者可以分别体现、相继存在或共同具备。病征、病感和病态间既有区别，又有联系，是从不同侧面对疾病现象及疾病行为的表达。通常病征是病感和病态的客观基础；病感是病征等疾病行为的主观感受，个体差异较大；而病态导致的社会功能异常则是疾病行为的社会学评价。从系统论角度来分析，医学、病人和疾病的地位和关系见图 9-1。

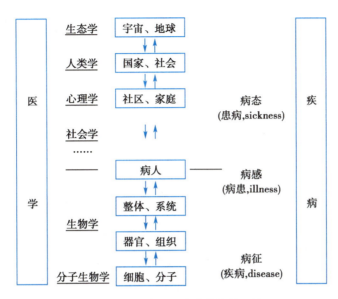

图 9-1　医学、病人和疾病的地位和关系

三、求医行为

求医行为（medical seeking behavior）是病人在觉察自己患病后所采取的寻求医学帮助的行为。除病人之外，常规体检、心理咨询、孕妇正常分娩等与医疗系统的无病性接触，有时也可被视为广义的求医行为。

（一）求医行为的类型

按照求医行为发出者的不同，求医行为可分为主动求医、被动求医和强制求医三种。

1. **主动求医**　由病人本人发出的求医行为，是正常情况下人们大多数采取的求医方式。

2. **被动求医**　病人无法或无能力做出而由第三者代为做出的求医行为，如幼儿、处于休克或昏迷等危重状态的病人等，其求医行为可由父母、亲友或监护人做出。

3. **强制求医**　强制求医行为也是一种被动求医行为，但具有非意愿性，是指社会卫生机构、病人的亲友或监护人，为了维护社会人群和病人本人的健康和安全而强制施行的求医行为，如精神病、性病及其他传染病病人的收容治疗和隔离治疗等。

（二）求医行为的原因

1. **为满足生理需要**　由于器质性或功能性疾病或自感躯体生理不适而求医，如疼痛、腹泻、关节活动障碍等。

2. **为满足心理需要**　由于某种心理障碍或缺陷而求医，如多疑、紧张、惊恐、焦虑等。

3. **为满足社会需要**　因病人对社会人群产生现实的或潜在的危害而求医，如传染病、精神病病人被社会及政府卫生行政部门采取的强制求医行为。

（三）求医行为的影响因素

求医是一种复杂的社会行为，病人年龄性别、民族宗教、社会经济状况、医疗费用以及个人思维方式（特别是健康和疾病观念）等，都可影响求医行为。

1. **对疾病的觉察和感知程度** 疾病及其症状的频度、危害、预后判定等,均可影响病人的求医行为。对病征、病感不熟悉,病情发展迅速,预后判定不明确,或自认为病情较重且危险较大时,大多数人采取求医行为。反之,像感冒、近视、皮肤轻微外伤等这类常见病,则往往不采取求医行为。

2. **社会经济地位** 病人的社会地位、经济能力及受教育程度等社会、经济因素对其求医行为有直接影响。经济富裕、受教育水平较高和对医疗知识了解较多的病人,对自己健康的关心也越多,往往采取主动求医行为。社会地位低,医疗费无保证的病人多采取被动求医或选择短期求医行为。

3. **种族文化差异** 不同民族信仰、不同生活习惯及不同文化背景会使病人的求医行为产生差异。如有的民族视肥胖为体型美,而有些人则认为是病态需要就医。

4. **医疗卫生服务** 医疗设施的条件和医务人员的服务质量与病人的求医行为有着密切的关系。医疗卫生设施落后、医疗水平不高以及求医行为中本人或他人对医疗机构服务状况的切身体会,都会对求医行为带来影响。

四、遵医行为

遵医行为(compliance behavior)是病人按照医务人员的医嘱进行疾病治疗和预防保健的行为,遵医行为的好坏常常是影响疾病疗效和转归的决定性因素。在医疗实践中,不遵医行为十分普遍,据估计至少有1/2的病人因为没有遵从医嘱而未得到应有的疗效。

(一)影响遵医行为的因素

影响病人遵医行为的因素既有病人自身的原因,更与医护人员的态度、行为有关,有人将其称为四个"M",即误解(misunderstanding)、动力(motivation)、用药(medication)和经济因素(money),主要体现在以下几方面。

1. **病人对疾病的看法及对治疗的期望** 一般来说,病人对所患疾病及其治疗都有自己的解释、意愿和习惯。若医生的解释及处理措施与病人的主观解释和意愿不吻合,就可能导致病人的不遵医行为。如某病人因头部受到外伤同时又患感冒而感头痛,他本人认为头痛由外伤所致,而医生则诊断头痛是因感冒引起,病人会拒服医生开具的感冒药或重新就医。

2. **病人所患疾病的种类、症状及就医方式** 慢性病病人由于长期患病,看过许多医生,吃过很多药,治疗效果却不理想,故遵医率较低;轻症病人和门诊病人不遵医情况也很多;重症病人、住院病人因对疾病重视及有医务人员监督,对医嘱有较高遵从率。

3. **病人对医务人员和医疗服务的满意与认可程度** 病人求医是将医务人员看作可为其提供帮助的对象,医务人员的服务态度、服务质量甚至其知名度、年龄、仪表等,都会成为病人满意或不满意的原因。病人对医疗机构服务环境和服务规则的认可程度,也影响其遵医行为。

4. **病人对医嘱的理解和记忆能力** 医生在为病人开具医嘱时交代不清,或服用药物太多、服用方法和剂量变化过于复杂,再加上病人的理解、记忆能力有差别,出现错服、多服或少服药物的现象,导致病人尤其是老年人、儿童、文化水平低下以及智力残障者遵医率下降。

5. **病人经济承受能力和消费心理** 病人经济支付能力以及与之相关联的消费心理是影响遵医行为的最重要因素之一。经济发展程度较低的国家、地区和人群只能承担最基本的医疗服务消费,而无法接受价格昂贵的药物或其他诊疗方法。节俭心理可能使保健、预防类医嘱施行受限,而一些人则愿意多支付费用以享受特殊医疗服务。

(二)提高遵医率的途径

1. 改革医疗制度,提高医德修养、业务水平和医疗质量,增进病人对医务人员的尊重及对医疗工作的信任度和满意度。

2. 关心体贴病人,了解并满足病人的需求,耐心详细地回答病人的询问,提高病人对医嘱的理解、记忆和执行程度。

3. 引导提倡"理解合作型"和"相互参与型"的医患关系模式,鼓励病人随时向医务人员提出医疗反馈意见,以改进医患关系,提高遵医率。

4. 简化医疗程序,减少大处方,减少对贵重药品和精尖医疗设备的追逐,让公众生得起病也看得起病。

第二节 | 病人的权利与义务

病人角色如同一切社会角色一样,不但享有权利,而且要有相应的义务。这既来源于病人的主观需要和社会的客观要求,也体现了病人的行为模式或角色规定性。

一、病人权利

病人权利(patient right)是病人在就医过程中依法行使的权利和享受的利益,主要体现在以下方面。

1. **享受平等的医疗服务权和自主选择权** 在医疗活动中,病人应享有充分、平等、有效的医疗服务权,医务人员应同等对待不同种族、性别、年龄、贫富状况及不同疾病类型的病人,这是医务工作者必须遵循的医德规范。病人有选择就医场所、就医对象、就医方式的权利,应推广采用"医生建议,病人决定"的医疗服务模式,尊重病人就医的自主权。

2. **享受医疗活动的知情权和同意权** 病人有权从医务人员处了解自己所患疾病的病因、病理、诊断、治疗及预后等情况。在接受医疗措施前,特别是在有多个医疗方案供选择时,病人有权知道有关自己的病情及治疗方面的病历资料、治疗者的情况、治疗的预期效果、可能的危险性、医疗护理的收费标准和医院制定的与病人有关的各项规定等相关信息。如果某些医疗信息不适合直接告知病人,也应对其家属说明真实情况,得到确认和准许后,方可进行下一步医疗活动。在法律允许的范围内,病人有权接受或拒绝某些诊疗措施的实施,并有权知道自己的接受和拒绝行为可能产生的良好或不良后果。医学生在进行临床学习时,也需要病人的配合和付出,因此更应当尊重他们的权利。

3. **享受保护个人信息的保密权和隐私权** 个人保密权是控制一个人有关自己信息的权利,隐私权是人们对自己身体和精神独处的享受权。病人的隐私是指病人不妨碍他人与社会利益的、个人的、不愿他人知道或熟悉的信息。在疾病诊治过程中,病人有权要求所有和自己有关的生理心理状况、病情讨论、病程记录、医疗方案等加以保密,医生更不允许以病人的生理缺陷或隐私秘密当作笑料谈论。医学生在学习的过程中应当牢记,病人的这些隐私信息领域不能随意侵入,如果需要将某些病历资料或病人的体征用于研究和教学时,亦应征得病人或家属的同意。即使病人同意配合,在操作时也要尽可能地注意保护病人的隐私。由异性医务人员进行某些隐私部位的体检治疗时,病人有权要求第三者在场。

4. **享受评判医疗服务质量并提出建议要求的评判监督权** 病人有权就医疗水平、医疗态度、医疗措施等,对医疗单位、部门和个人提出批评、要求和建议,并有权对医疗费用进行审查和监督。对医疗单位或个人不符合社会规范和职业道德的行为与后果,病人有权提起诉讼等司法介入;构成违法犯罪如医疗事故时,可追究过错者法律责任,并有在经济上获得补偿的权利。

5. **享受减免社会责任和义务的豁免权** 患病后病人原有的社会角色由病人角色所取代,其在正常情况下所担负的社会责任和社会义务便不能完全体现。然而疾病是超越个人自控能力的状态,病人对陷入疾病状态是没有责任的。因此,应该豁免或减轻病人日常所负的社会责任和义务,如患病期间病人可离岗休息,精神病人对自身的行为可根据病情程度相应免责,某些疾病可免服兵役等。

医务人员掌握病人的权利、熟知病人的需要和期望在临床实践中很重要,是现代医学模式对医务人员在职业价值、态度、行为和伦理上主动适应社会发展的必然要求;是实现医疗活动根本宗旨的需要;是树立良好职业道德的需要;是加强医患沟通、促进医生主动自觉地尊重病人、建立和谐的医患关系以及从基础上实现"以病人为中心"的需要。总之,医务人员掌握病人的权利、熟知病人的需要和期望是完成医务人员的职责和提高医疗效果所必需的。

二、病人义务

病人义务（obligation of patient）是病人在医疗活动中所应承担的责任，是对病人提出的与权利相对应的要求，主要有以下方面。

1. **及时就医、配合治疗的义务** 保持健康是社会成员应尽的义务，病人应主动、诚实、全面、及时地向医务人员提供病情经过、症状体征、诊疗效果等信息，实现医务人员的知情权。病人要遵从医务人员的医嘱进行诊察、护理和治疗。疾病康复后应及时出院，并协助医务人员完成随诊。消极或过度积极地对待疾病，都是对社会人力资源和医疗投资的极大浪费。

2. **尊重医务人员、遵守医院规定的义务** 医务人员在医疗活动中承担治病救人的使命，依法履行医疗裁量权。病人要理解和尊重医务人员在医疗活动中付出的辛勤劳动。像医务人员对待病人一样，病人对待医务人员也应不分年龄、性别、专业一视同仁。病人应遵守医院各项规章制度，如门诊制度、病房制度、陪诊制度、出入院制度等，以保证医疗工作有序进行。

3. **依法按章缴纳医疗费用的义务** 我国目前医疗机构投资主要为国家补助资金、自有资金和外来资金相互结合的方式，大部分医院的性质已由单纯福利性事业单位改变为国家实施一定福利政策的公益性事业单位，医院所需的各种资源要素（如资金、设备、人员）也已主要从要素市场获得。因此，在享受到相应医疗服务之后，病人有义务及时依法按章缴纳所发生的所有费用，也可利用参加社会保险和商业保险的形式，由承保者全部或部分负担医疗费用。

4. **主动参与医学研究和服从强制性医学措施的义务** 在知情和不损害本人利益的前提下，病人有参与和接受医学研究的义务，如接受某些新药的疗效观察、接受医学生的教学实践等，以便为其他社会成员提供间接的医疗帮助。在发生传染病、中毒等突发公共卫生事件时，病人有义务接受和服从政府和医疗行政部门依法采取的强制性医学措施，如医学隔离、医学检疫等，以保障社会人群的整体健康。

最后对病人的权利与义务需要作出说明的是病人的权利与义务有时会出现矛盾。由于病人的权利更多是民众的基本权利，而病人的义务是基于其为一个病人的特殊身份，因此尊重病人的权利应当放在首位。当病人的权利与义务出现矛盾时，应该首先尊重病人的权利，或通过尊重病人的权利合理处理病人的义务问题。例如，在临床教学实践中，当需要暴露病人的隐私部位而病人不同意时，病人的"隐私权"和病人"支持医学教育"的义务就产生了矛盾，这时我们应该首先尊重病人的隐私权要求或者通过知情同意后，才能要求病人配合；在临床急救过程中，病人的"有维持生命，享受公正医疗的权利"与病人"有交纳医疗费用"的义务会发生冲突，此时，应该首先尊重病人的"有维持生命，享受公正医疗"的权利，而"有交纳医疗费用"的义务可以通过完善基本医疗保健制度、商业医疗保险制度或社会救助基金解决医疗服务补偿问题。

第三节 | 病人心理变化

一个健康人在躯体发生病理改变时会同时产生一系列心理变化。心理变化的类型及强弱与医学文化知识、疾病性质程度、个性心理特点以及社会经济状况有关。了解病人心理变化的特点和规律，并针对性采取有效措施，会对改善医患关系、提高诊治效果，促进病人躯体和心理的全面康复起到积极作用。

一、认知变化

患病后病人的感觉、知觉、思维、注意力、记忆力等发生变化，对于身体、疾病、医疗等有关信息比较敏感，对其他事情略显淡漠。病人常常猜疑心加重，总是怀疑别人在谈论与自己疾病有关的事，对诊断、治疗等与其疾病有关的行为总是表示疑问或总是以为医务人员隐瞒和歪曲了疾病的真情。有的病人变得任性和放纵,只顾及自己的体验和需要而不管他人。有的病人采取逃避和拒认的办法,长期不接受患病现实,对疾病诊治造成贻误。有的病人则认为疾病是天命注定,从而产生了悲观厌世情绪且放弃治疗。有的病人过度迷信某位医务人员、某种疗法或某项检查,无法适应医疗上的变化,对诊治过程不予以配合甚至抗对等。

二、情感变化

患病后病人有时情绪反常,看到别人高兴自己反觉痛苦。严重的焦虑和抑郁,甚至可导致其他疾病如癌症的产生及病人的自杀、自残行为。病人往往缺乏安全感,担心漏诊误诊,害怕治疗失败。病人常烦躁易怒,有失去控制自身和失去他人关爱的感觉。也常因患病而产生孤独感、自卑感和悲痛感,癫痫、性病、麻风病等传染病病人还常有被抛弃、被隔离和被羞辱的感觉。

三、意志行为变化

患病后病人意志力明显减弱,在日常生活中原本惯于独立自主的人也变得优柔寡断、情感脆弱。许多病人自尊心病态增强,对医务人员、家人及医院都显示出很强的攻击性,认为大家没有为他的健康尽心尽责。另一些病人则表现为退化状态,对医务人员、家属和社会的依赖性增加,自信心不足,事事依赖别人去做,行为变得被动顺从;高度的以自我为中心,对自己身体关注过多,以为自己理应受到他人特殊照料,而对环境、对他人的兴趣减弱等。

四、人格变化

如果说上述认识、情感和意志行为等代表了疾病时病人心理活动的共性,那么人格个性所体现的变化则是这三个心理过程因人、因病而异的具体表现。当面临疾病痛苦,病人处于动机冲突的矛盾之中,往往会产生人格变化,兴趣、爱好、理念等个人倾向性、情感反应、心境都会有所不同。如冠心病、高血压病人的人格常为 A 型行为,情绪难以自控;而癌症、溃疡病病人则为 C 型行为,常过分自我克制忍让。

第四节 ︱ 病人需要与期望

一、病人需要

人的需要(requirement)是个体内部环境对外部条件比较稳定的要求,是人对某种目标的渴求和欲望。需要是人的一切活动的起因和动机,没有需要也就没有所谓的行为与活动。从医学的角度来说,则是没有病人需要也就没有医疗活动。

美国著名的心理学家和行为科学家马斯洛认为,人的需要可从物质和精神两方面由低级至高级依次分为生理需要、安全需要、社交需要、自尊与被尊重需要、自我实现需要等五个层次(图 9-2)。在这些需要中,先产生低级的需要,然后再产生高级的需要;越是低级的需要往往越强烈,但也有高级需要压倒低级需要的情况。病人除有上述各种基本需要外,还有一些因病产生的特殊需要。

1. **生理需要** 又称生存需要,是人类本能行为的生理驱动力。最基本的生理需要有进食、睡眠、求偶、生育、治疗疾病、运动以及追求刺激和兴奋等。只有满足了生理需要,才能产生其他的需要。生理需要反映在病人身上,就是病人对健康甚至生命的渴

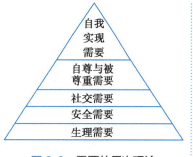

图 9-2 需要的层次理论

求,他们希望保持自身机体的完整和功能的正常运转。因此,当某些生理需要过分受抑或受挫时,就会对躯体功能、精神活动和社会行为产生负面影响。如体内缺乏某物质时,人们会产生获取此物质的行为动机,不能达到时就会导致机体结构功能障碍,并引起焦虑和不安。

2. **安全需要**　指人们希望自身的各方面安全都有所保障,希望自己免于灾难。通常情况下,在人的生理需要得到相对满足后,就会产生诸如稳定、依赖、免受惊吓等安全需要,体现出对制度、法律、秩序和界限的要求。如在医疗过程中,病人要求医院提供明确的安全保障,如医院的环境要给人以安全、舒适的感觉,医院的设备要有保障,医务人员要有高超的技术和良好的医德,特别是要有高度的责任心。病人安全感的建立,不仅需要消除病痛不适,还有赖于良好的医患关系。

3. **社交需要**　又称为爱与归属需要,是指人们需要给予别人爱,也渴望接受别人的爱。人在患病时,特别需要从家庭、社会中得到关心和照顾,建立比以往更友善和谐的社交关系。病人和医务人员间的爱与归属关系、和谐舒适的医疗环境、充分了解有关的医疗信息以及来自外界的关照和交流等,本身就是一种有效的治疗。例如,医患之间良好的互动与交流,可以促使病人放心地把自己交给医生,从而提高医疗效率。

4. **自尊与被尊重需要**　尊重需要既包括对成就或自我价值的个人感觉,也包括他人对自己的认可与尊重。自尊与被尊重需要表现为自身对成就、独立、接纳等的欲望,以及对之后产生的声誉、地位、威信的欲望。病人由于丧失了正常人的部分能力而处于弱势、被动的状态,具有更强的自尊和被尊重需求。因此,来自医务人员、家庭和社会的重视、赞同和尊敬,对于恢复病人的自尊和自信是必不可少的。医务人员应该从多个方面尊重病人的人格尊严以及各种权利,使病人能真正感受到医院处处"以病人为中心"的服务宗旨。

5. **自我实现需要**　是最高层次的需要,指实现个人理想、抱负,发挥个人的能力到最大限度,完成与自己的能力相称的一切事情的需要。由于患病,病人原有的体现自我的计划、能力和价值的功能无法得到实现和彰显,因而他们对事业、成功的期盼,特别是对于事关自己命运的某些信息和决定的掌控权,往往表现出超过常人的强烈欲望。而当这些欲望无法得到满足时,就会使病人产生痛苦、焦虑、忧郁等情绪,这也是导致不遵医行为发生的主要原因。

二、病人期望

病人总是带着期望(expectation)来求医的,病人对医疗服务的满意度实际上主要取决于病人期望被满足的程度。通常是病人的期望值越高,就越容易产生不满和失望。了解病人的期望,有助于医务人员不断地、有针对性地改善和提高自己的医疗行为和服务技巧。

1. **对医务人员医疗服务技能和水平的期望**　病人对医务人员医疗技术、服务技巧和诊疗结果的期望是第一位的,病人不希望听到医生说"你的问题不属于我这个专科""你的病我看不明白"或"你的病我已经没有办法了"之类的话。病人期望通过就医得到的结果是自己的病情是清楚的,诊断是明确的,处置是得当的,效果是明显的。医生对疾病病情、疗效、预后等的错误判断,不仅会使病人对医生个人感到失望,而且会影响其对医院的印象,严重者甚至会给病人本身带来不同程度的健康或生命损害。

2. **对医务人员人格和品性的期望**　与医务人员平等互动的交往,让对方充分倾听自己的诉说,往往是病人就医时最直接的愿望。病人希望医务人员工作认真、耐心和蔼、情操高尚、平等待患。医务人员任何不耐烦、厌恶、高傲的表情或语言,以及含糊其词、拖延或推辞等行为,都会使病人感到不愉快而丧失与其合作的基础。

3. **对医疗条件和医疗环境的期望**　在接受医疗帮助过程中,病人希望医疗服务的软、硬件条件都能满足自身的需要。如病人希望就医环境舒适隐秘,就医流程简捷合理,诊治结果明显有效。同时,病人更加期望能够在较低的消费水平上享受更完善、有效的医疗服务。

第五节 | 以病人为中心

疾病和病人是两个密切相关的医学概念。医生应先理解病人,然后才能理解病人所患疾病。因此,了解患病的人是一个什么样的人要比了解病人得什么病更为重要。医生应该建立"一切为病人,为病人一切,为一切病人"的思想,努力实践"以人为本、以病人为中心"的思维理念和服务模式。

一、以病人为中心的意义

(一) 体现医疗活动的根本宗旨

以病人为中心强调了病人是医疗卫生工作主体的思想。只有深刻理解"以病人为中心"的内涵,才能坚持把病人放到第一和最高的地位;才能树立全心全意为病人服务的思想,做到想病人所想,急病人所急,帮病人所需,一切为了病人,一切方便病人;才有可能满足病人生理、社会心理、环境等多方面、多层次的需求。医护人员不仅应该了解病人的诊断治疗经过,还应该知道病人为什么来看病,病人的想法、顾虑和期望是什么,真正做到治病救人。只有从病人长远和根本利益出发,才能透过疾病现象洞察病人存在问题的本质,才能正确把握医疗活动中医务人员的主导作用。

(二) 顺应现代医学模式的转变

生物-心理-社会医学模式构成了以病人为中心的理论基础。随着医学科学的进步和社会经济水平的提高,人们对生活质量和健康状况给予更多的关注,对医疗服务的期望值更大,要求也更高。以病人为中心开展医疗服务,是医院根据健康新观念和现代医学模式的转变,从而在医疗服务思想观念和工作方式上进行调整,最大限度地满足病人的需求。医疗服务工作必须以病人为中心,才能从根本上调整服务的观念和方式。

(三) 符合医疗卫生事业长远的发展方向

以病人为中心开展医疗服务,就是要强调合理利用整体医疗资源,实现从追求数量规模的粗放型经营转为讲究效益内涵的集约型经营,使医疗卫生机构驶上可持续性发展的良性轨道。以病人为中心符合社会主义市场经济发展的客观需要,医院必须以病人为中心,深化改革,不断提高医疗质量,降低医疗成本,让病人满意。

二、以病人为中心的内涵

以病人为中心的思维理念和服务模式内涵体现在以下几方面。

(一) 倾听理解,开放引导,以人为本

以病人为中心的要点是要求医务人员进入病人的世界,用病人的眼光来看待其疾病。医务人员应该充分聆听病人的诉说,理解并接受病人的症状和体验;采取开放式引导的办法,让病人自己扮演决定者的角色,把有问题的人变成解决问题的人。病人的诉说、尊重、接受本身就具有放松和治疗作用,对于改善医患心理壁垒极有好处。现代化医院中,医务人员必须转变观念,坚持以病人为中心,实行人性化、高品质的服务,倾听病人的心声,努力构建和谐医患关系。

(二) 增强意识,提高质量,完善服务

一种疾病的治疗原则是非个体化的,但对一个病人的照顾却完全是个体化的。因此,医务人员在诊治疾病时应千方百计为病人提供优质的技术和心理服务,医院也要根据病人的实际需要,为病人提供方便,简化医疗流程,减轻病人经济负担。如实行分科挂号、划价、收款、取药一条龙服务,方便病人选择诊病医师,开放急、门诊绿色通道,开展导医服务等,努力创造医德高尚、医术精湛、收费合理、舒适高效的医疗服务环境。医务人员应该树立崇高的职业道德,增强为人民服务的意识,加强制度建设,提高医疗服务质量,把以病人为中心的观念贯穿到医院的各项工作之中,落实到医疗服务的每一个岗位和环节上。

（三）整体医疗，全面健康，全程监督

整体医疗观念是以病人为中心的医学思维方式。医务人员要围绕病人最关心、最迫切的问题，应用医学、生物学、社会学、心理学、伦理学等相关学科知识，形成集保健、预防、医疗、康复一体化的卫生服务理念，建立医院前、门诊和急诊、住院和医院后服务机构和流程，实现由表象性、被动性、单一性服务向功能性、主动性、全程性服务的转变。以病人为中心的服务需要有各项规章制度的强有力支持，通过分析、测量、审核、改进等程序，完善医疗质量检查评估、医疗成本核算、医德医风投诉查办等制度，全面提升医疗服务水平。以病人为中心的思维理念和医疗服务模式总结见图9-3。

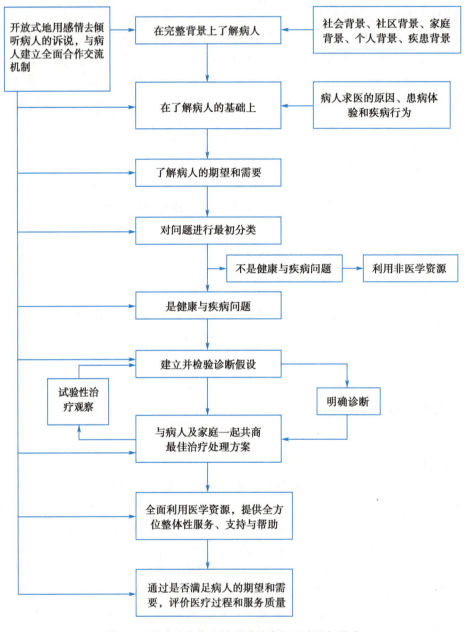

图 9-3 以病人为中心的思维理念和医疗服务模式

（闻德亮）

本章思维导图

本章目标测试

第十章 | 医学人际关系与沟通

2020年7月国务院办公厅印发了《关于加快医学教育创新发展的指导意见》,明确提出"以新理念谋划医学发展、以新定位推进医学教育发展、以新内涵强化医学生培养、以新医科统领医学教育创新",推动新医科建设进入提档升级新阶段。医学中的人际关系与沟通在新医科建设中将发挥重要的作用。人际沟通是建立人际关系的起点,是改善和发展人际关系的重要手段与途径。有效的人际沟通可以使人际关系更加和谐、持久与稳定。医患沟通是一种特殊的人际沟通,是构建良好医患关系的重要基础。在"新医科"背景下,更好地了解医患关系、掌握医患沟通的技能,是培养更适合时代需要的优秀医学人才必备的能力之一。

第一节 | 沟通概述

一、沟通的概念与类型

(一) 沟通的概念

沟通(communication)是指发送者借助一定渠道(又称媒介或通道),将信息发送给既定对象(接收者),并寻求反馈以达到理解的过程。现代意义上的沟通指的是个人、组织、社会之间的信息传递、接收、交流、分享和双向交流的过程。

沟通随着人类的诞生而出现,是人类赖以生存与发展的基本活动,已经成为人们社会生活中一个重要的组成部分。其含义包括三个层面。

1. **沟通是信息的传递** 在沟通过程中,人们不仅传递信息,还表达赞赏、不悦等情感,或提出自己的观点和意见。沟通传递的信息包括语言信息和非语言信息。沟通包含意义的传递,如果信息未传递到既定对象,则没有沟通可言。例如,一个演讲者如果没有听众,即便其信息量再大,也无法构成沟通。

2. **沟通的信息需要被充分地理解** 完美的沟通应该是经过信息传递后,接收者感知到的信息与发送者发出的信息接近一致。沟通双方能否达成一致意见,往往并不是单纯取决于沟通是否有效,还受到双方利益是否一致、价值观是否相似等其他关键因素的影响。准确理解信息的含义才是有效沟通的关键。

3. **沟通是双向、互动的信息传递和反馈过程** 沟通不是单纯的单向活动,而是双向信息传递的过程。在沟通过程中,虽然发送者将所要表达的信息已经传达给接收者,但接收者并没有对此信息作出反馈,这就意味着双方没有完成沟通,也不能说接收者已经与发送者进行了沟通。沟通的目的不是沟通行为本身,而是沟通产生的结果。

(二) 沟通的类型

由于划分标准不同,沟通可有不同的分类。根据信息载体的不同,将沟通划分为语言沟通与非语言沟通。根据沟通渠道的不同,将沟通分为正式沟通与非正式沟通。根据沟通的流向,将沟通分为纵向沟通与横向沟通。根据沟通内容的不同,将沟通分为思想沟通、信息沟通和心理沟通。根据沟通目的不同,将沟通分为告知型沟通、征询型沟通和说服型沟通。在此仅述语言沟通与非语言沟通。

1. **语言沟通** 语言沟通建立在语言文字的基础上,又可分为口头沟通和书面沟通两种形式。

（1）口头沟通：采用口头语言的形式进行沟通，是人们最常用的沟通方式。最常见的口头沟通有以"听、说"为主要形式的口头汇报、讨论、交谈、演讲等。

（2）书面沟通：利用文字的形式进行沟通，一般比较正式、准确，具有权威性，同时具有备查功能。书面沟通包括一切传递和接收书面文字或符号的手段，其中最常见的书面沟通有以"读、写"为主要形式的文件、报告、信件、书面合同等。

2. 非语言沟通 非语言沟通是指通过某些媒介而不是讲话或文字来传递信息。非语言沟通的内涵十分丰富，包括副语言沟通、身体语言沟通等多种形式。

（1）副语言：心理学家称非语词的声音信号为副语言。很多情况下，一句话的含义不仅取决于其字面意义，而且还取决于其"弦外之音"。副语言又分为口语中的副语言和书面语中的副语言。口语中的副语言是通过非语言声音来实现的，如重音、声调、哭、笑、停顿等。语音表达方式的变化，尤其是语调的变化，可以使字面意义相同的一句话具有完全不同的含义。书面语中的副语言是通过字体变换、标点符号的特殊运用以及印刷艺术的运用来实现的。

（2）身体语言：在沟通过程中，人们处于一定的情绪状态，这种情绪除可以直接表达或用副语言的形式告知对方外，还可以身体语言表达。身体语言沟通是通过动态无声的目光、表情、手势等身体运动或静态无声的身体姿势、衣着等形式来传递或表达沟通信息。

（3）空间关系：即沟通双方所处位置的远近，属于一种非语言沟通形式，会影响沟通效果。美国人类学家爱德华·霍尔将日常生活中人与人之间的空间关系分为以下四类。

亲密空间：距离范围为 0~45cm，通常情况下，只允许较亲密的人，如情侣、孩子和家人进入这一范围。

个人空间：距离范围为 45~120cm，是朋友之间进行交谈的适当距离。

社交空间：距离范围为 120~360cm，适合于正式社交活动、一般商务、外交会议上的交往。

公共空间：距离范围为 360cm 以上，是人际交往中约束感最弱的距离，公共场所人与人之间的距离属于此类。

二、沟通的基本要素与模式

（一）沟通的基本要素

沟通过程包括发送者、接收者、信息、沟通渠道和文化背景等主要因素。

1. 发送者 是沟通过程中信息发送的源头。发送者必须充分了解接收者的情况，选择合适的沟通渠道以利于接收者的理解。

2. 接收者 是指获得信息的人，即对发送者所传递信息进行解码并加以理解的人。信息接收者与发送者相辅相成，相互制约。接收者必须对发送者传递的信息进行解码，即将信息转化为他所能理解的想法和感受。这一过程受到接收者的经验、知识、才能、个人素质以及对信息输出者的期望等因素的影响。

3. 信息 发送者和接收者是沟通活动中的主体，而信息是沟通传递的客体。信息是指在沟通过程中发送者传给接收者的消息。由于接收者不能直接领悟发送者内心的思想和观点，所以只能通过接收发送者传递的信息理解对方的真正意图。同样的信息，发送者和接收者可能有着不同的理解，其原因可能是发送者和接收者在经验、知识、沟通技能、文化背景等方面因素的差异，也可能是发送者传递了过多的不必要信息造成的。

4. 沟通渠道 又称媒介或通道，是指由发送者选择、用于传递信息的工具或手段。沟通渠道选择恰当与否直接关系到信息传递和沟通的效果。如果沟通渠道不通畅，信息发送者和接收者之间就无法或不能有效交流。不同的信息内容要求采取不同的渠道传递。各种沟通方式中，影响力最大的为面对面沟通。在面对面沟通中，除词语本身的信息外，还有沟通者整体心理状态的信息传递，这些信息可以使信息发送者和接收者在情绪上相互影响。

5. 文化背景　文化背景是指沟通者长期的文化积淀,也是沟通者较稳定的价值取向、思维模式和心理结构的总和。由于文化已转变为人们精神的核心部分,并成为思考和行动的内在依据,影响着每个人的沟通过程和其各个环节;所以,沟通总是发生在一定的社会文化背景中,文化的差异性可导致不同文化背景下的沟通者出现不同程度的沟通障碍。

(二) 沟通模式

沟通模式是人与人在社会生活中的沟通方式,即体现沟通过程、性质、效果的模式。根据要素在沟通中相互作用关系的差异,区分为不同的沟通模式。

1. 拉斯韦尔模式(the Lasswell model)　是由美国政治学家拉斯韦尔于1948年提出的,最早以建立模式的方法对人际沟通进行了分析,主要包括谁(who)→说什么(says what)→通过什么渠道(in which channel)→对谁(to whom)→取得什么效果(with what effects)等内容,即是著名的"5W"模式。"5W"模式界定了沟通学的研究范围和基本内容,影响极为深远。

拉斯韦尔的"5W"模式是线性模式,即信息的流动是直线的、单向的。该模式把人际沟通明确概括为由五个环节和要素构成的过程,是沟通研究史上的一大创举。该模式的缺陷是它没能注意到"反馈"这个要素,忽视了沟通的双向性。

2. 香农-韦弗模式(the Shannon-Weaver model)　是由信息论创始人、数学家香农与韦弗于1949年一起提出的,该模式把沟通描述成一种直线的单向过程,整个过程由五个环节构成。①信息源:说话者的大脑;②传送器:说话者的发声器官;③接收器:听话者的听觉器官;④终端器:听话者的大脑;⑤噪声:包含任何会使信息失真的影响因素。

"噪声"概念的引入,是这一模式的一大优点。它指的是一切沟通者意图以外的、对正常信息传递的干扰。克服噪声的办法是重复某些重要的信息。这样,沟通的信息中就不仅仅包括"有效信息",还包括重复的那部分信息即"冗余"。沟通过程中出现噪声时,要力争处理好有效信息和冗余信息之间的平衡。冗余信息的出现会使一定时间内所能传递的有效信息有所减少。

该模式仍然是单向直线的,忽视了人类社会沟通过程中二者间的转化;未能注意到反馈这一人类沟通活动中极为常见的因素,这也是直线沟通模式所共有的缺点。

3. 奥斯古德与施拉姆循环模式(the Osgood & Schramm model)　是施拉姆在奥斯古德理论的基础上于1954年提出的。该模式的特点是没有输出者和接收者的概念,沟通双方都是主体,通过信息的授受处于你来我往的相互作用之中,强调双方的相互转化,是对传统直线单向模式的一个突破。缺陷是沟通双方放在完全平等的关系中,与某些沟通的现实情况不相符合。

4. 韦伯人际沟通模式(the Webb model)　韦伯认为人际沟通主要是研究人际关系,人际关系的模式决定了沟通的模式。该模式强调了人际沟通关系随着时间而发展,是动态的相互关系。

三、沟通的特点与基本原则

(一) 沟通的特点

1. 互动性　沟通是发送者和接收者之间的相互活动。沟通要有两人或两人以上的沟通主体参加,是发送者和接收者相互作用的活动,即参加沟通的一方都试图影响另一方;每一方既是发送者又是接收者,各自不断发出信息,期待对方作出某种反应。

2. 动态性　沟通双方不断地受到来自他人信息的影响,始终处于动态变化之中。同时,信息本身就具有流动的性质。它从事实本身转变为符号信息的传递过程,就是一个动态的过程。

3. 不可逆性　一方面,信息发出并被接收者获取就无法收回。另一方面,接收者一旦被某一信息影响,其后果也不可能收回。虽然可以发出其他信息修正以前信息的影响,但无法消除已实现的效果。

4. 社会性　沟通的社会性在于人类能够运用符号系统沟通彼此的思想,调节各自的行为,结成一个有机的整体,从事各种社会活动。

沟通的这些特点,决定了它的功能:收集、处理和传递必要的新闻、图片、意见、评论,以便了解并作出反应和决定;提供大众化的知识,使人们在社会中有效地发挥作用,增强社会凝聚力和社会意识;促进社会近期目标和最终目标的实现;交换必要的事实,以便达成一致意见或澄清不同观点;传授知识,以促进在人生各个阶段智力的发展、品格的培养、技术与能力的获取。

(二) 沟通的基本原则

进行有效的沟通,必须遵循一定的原则,沟通才能及时、准确、有效。一般说来,沟通应遵循以下基本原则。

1. 诚信原则　诚信是沟通的基础和前提。沟通最基本的心理保证是安全感,没有安全感的沟通交往是难以进行的。只有以真诚的态度与人沟通,才能引起情感上的共鸣。

2. 明确原则　当信息沟通所用的语言和传递方式能够被接收者所理解时,就可以认为它是明确的信息。明确信息能保证沟通的效果,所以沟通过程中要使用通俗易懂的、相互理解的文字、语言、口气来传递信息。

3. 简明原则　简明是指表达同样多的信息,要尽可能占用较少的信息载体容量。这样做既可以降低信息保存、传输和管理的成本,也可以提高信息使用者处理和阅读信息的效率。

4. 连续原则　有效沟通还必须具有时间、沟通内容与方式上的连续性。如果不了解沟通对象的过去,会影响预测他现在或将来的行为,而这种预测将会影响与之沟通的行为。

第二节 ｜ 医学人际关系

一、人际关系的内涵

(一) 人际关系的定义

人际关系(interpersonal relationship)是在 20 世纪初由美国人事管理协会率先提出的,也被称为人际关系论,1933 年由美国哈佛大学教授梅约创立。对这个概念可以从三个方面理解:其一,人与人相互交往过程中心理关系的亲密性、融洽性和协调性的程度;其二,人际关系由三种心理成分组成,即认知、情感和行为成分;其三,人际关系是在彼此交往的过程中建立和发展起来的。

社会学将人际关系定义为人们在工作或生活活动过程中所建立的一种社会关系。心理学将人际关系定义为人与人在交往中建立的直接心理上联系。

(二) 人际关系的特点

1. 层次性　人际关系的建立需要一个认识过程。许多研究者和专家指出,人际关系的发展需要经过一系列相当有规律的阶段或顺序。如果建立的人际关系没有按照预料的顺序发展,这种关系就会引起当事人的惶恐不安。

2. 易变性　人际关系不是一成不变的。一个人从出生起,要经过少年、青年、成年等不同阶段,无论是人还是人际关系都不会停滞不前。相反,随着人们及其所处的环境变化,人们之间的关系也在不断变化。

3. 复杂性　人际关系之所以复杂,是由于它的多面性所致,它的每个方面都处于变化之中,存在于某个特殊的背景之中。同时人际关系随着年龄、环境、条件的变化,也不断发展和变化。

4. 多重性　多重性是指人际关系具有多因素和多角色的特点,每个人在社会交往中扮演着不同的角色。一个人可以在病人面前扮演护士角色,在同事面前扮演朋友角色,在丈夫面前扮演妻子角色,在孩子面前扮演母亲角色等。在扮演各种角色的同时,又会因物质利益或精神因素导致角色的强化或减弱,这种集多角色多因素的状况,使人际关系具有多重性。

5. 目的性　在人际关系的建立和发展过程中,均具有不同程度的目的性。随着社会的发展,人际关系的目的性更为复杂。

（三）人际关系的作用

美国著名人际关系专家戴尔·卡耐基说过：一个成功的企业家只有 15% 是靠他的专业知识，而 85% 是靠他的人际关系与领导能力。因此，人际关系对每个人来说都是非常重要的。人们之所以要与其他人建立关系，常常出于以下四个方面的原因。

1. 了解自己 通过与其他人建立关系来了解自己，增强良好的自我感觉。如果不通过别人的看法来证实自我评价，自我评价就不会可靠；当自我评价得到别人的支持时，这种评价也就得到了强化。

2. 提高效率 良好的人际关系有利于提高工作效率。在工作中建立良好的人际关系，不仅可以与其他人协调一致，而且还可以获得他人的支持和帮助，从而极大地减轻工作压力。同时，与周围人保持良好的关系，还有利于形成内部融洽的群体氛围，增进群体的团结合作，便于发挥群体的整体效能。

3. 增进身心健康 人际关系与身心健康有密切关系。人际关系好，心情愉快，有安全感，就能促进身心健康。改善人际关系对身心疾病的防治有很大作用。当你与他人建立友好关系后，你对自己的良好感觉就会增强。当你发现自己处处受欢迎，甚至得到他人关心时，自我感觉会更佳。

4. 促进行为改变 人际关系对促进人的行为改变有很大作用。人们在交往中，彼此的行为相互作用，相互模仿。人际关系好，一方的行为会对另一方有很大的暗示作用。

二、医学人际关系的概述

（一）医学人际关系特征

医学服务的本质就是满足社会人群的健康需求和人际沟通需求。医学服务是一种基于道德文化和职业文化的医疗卫生服务。由于医学服务的对象是人，医学服务不同于一般意义上的社会服务活动，在功能和运作上都具有其特殊性。

1. 道德效应和经济效应的统一 医疗卫生服务活动，从制度、社会背景以及社会人群需求来看，在形式和内容上都表现出道德性。从社会学的角度看，社会人群的医疗卫生是一种社会公益事业。同时，医疗卫生事业发展要求和我国医疗卫生体制又赋予医疗卫生服务机构另一种经济效益的内涵。这种融道德效应与经济效应于一体的特征，是医疗卫生服务产生道德价值和经济价值双重效应的基础。

2. 有形服务与无形服务的统一 医疗卫生提供的服务与产品一样既是有形的，又是无形的。有形服务，如各种具体的检查、治疗、护理等活动，是医务人员为社会人群提供的一种以实际形态存在的物质服务，使社会人群能实际感觉到和获得治疗疾病、维护健康等服务的实惠内容。无形服务，如医院文化、人员理念、医务人员进行的病情分析、诊断等，是医务人员以一些临床"活动"为病人提供的服务和帮助，不以具体的"实物或产品"形式呈现，这种无形服务与提供这些服务的医务人员密切相关。

3. 综合服务与卫生服务的统一 随着社会的进步和科学技术的发展，人们对医疗护理服务的需求已逐步从单一的治疗护理疾病转向多样化的要求，如健康知识的获取、治疗方法的知情选择、方便的流程、舒适的环境等。由此可见，医疗卫生服务是治病救人、健康服务和综合服务的统一。

（二）常见的医学人际关系

1. 医患关系

（1）定义：医患关系（doctor-patient relationship），是在医学实践活动中产生的人际关系。狭义的医患关系是指医生与患者之间的关系。广义的医患关系是指医务人员（包括医生、护士、医技人员、医疗行政和后勤管理人员等）与患者一方（包括患者本人、患者的亲属、监护人、单位组织等）之间的关系。

医患关系表现为两个层面：一是医患关系的非技术层面，即与医务人员诊疗技术无关的层面，如医务人员的服务态度等。二是医患关系的技术层面，在诊疗过程中，医务人员与患者（及家属）围绕诊疗技术性的问题建立的关系。例如征求患者对治疗的意见、讨论治疗方案等。

（2）医患关系的模式：医患关系模式是对医患间不同交往状况的概括性描述。1956 年萨斯（Szase）和荷伦德（Hollender）在《医患关系的基本模式》一文中根据医患双方主动性的不同，提出了三种基本模式。

1）主动-被动型：在传统的医患关系中，医务人员始终处于主动的地位，患者处于被动服从的地位，两者之间没有相互的作用，形成了不同的、独立的两个主体。仅适用于全依赖型患者，如昏迷、休克、全身麻醉后患者及患病的婴幼儿等。

2）指导-合作型：这是一种构成现代医学实践中医患关系基础的模型，医患间存在相互作用，使患者由"被动"变为"自愿"的模式比前一种模式有所进步，适用于清醒、有感觉和自我意志的患者。这是目前大多数人心目中的医患模式。

3）共同参与型：此型医患关系中，患者的独立性更强，医患关系是双向的，双方处于平等的地位，有着治好疾病的共同愿望和积极性。患者不仅主动配合并参与诊治，而且有一定的自我诊治能力，从心理和社会等方面能够促进患者达到最佳的诊治效果和健康状态，适用于长期的慢性病患者或本身从事医务工作的同行。

（3）医患关系的影响因素：医患关系是建立在一定的社会、文化、经济、伦理道德基础之上，自然会受到这些因素的影响。除此之外，还受以下因素的影响。

1）与医务人员有关的因素：道德水平和职业志向；人格特征、交际能力和个人品质；医学观念、服务模式、服务态度；心理状态、自我能力；服务能力，医疗过失、纠纷的处理方式。

2）与患者有关的因素：道德价值观；文化修养、社会地位与自尊程度；人格特征、个人品质与交际能力；主观意愿、就医目的、对医疗服务的要求、参与能力；心理状态、患病体验与就医经验；治疗结果与满意度。

3）与医疗管理有关的因素：医疗设置的合理性；医疗资源的可用性和可得性；医疗机构的服务与管理程序；管理制度与监督机制的完善程度；收费的合理性与监督机制等。

4）与医学科学技术发展有关的因素：医学观念、医学方法、医疗技术、仪器设备等。

（4）建立和谐的医患关系

1）正确处理医患双方权利和义务：一方面，患者应享有一定的独立和自愿的决定权利。我国《中华人民共和国民法典》规定"公民有生命健康权""享有名誉权，公民的人格尊严受法律保护"。公民的人格和维护生命健康的要求必须受到医务人员的尊重。但人是社会的人，患者的权利不可能脱离一定的社会条件和社会所能提供的医疗服务而单独地存在和实现。另一方面，在医疗活动中，医务人员亦具有一定的独立、自主的权利，患者虽然可以对疾病的诊治提出各种参考意见，但这些不能干预和代替医务人员根据医学科学作出的决定。

2）加强医德建设，提高医疗质量：一是要求医务人员树立正确的人生观和价值观，正确处理医患关系；二是要不断总结经验、教训，使技术精益求精，把高尚的医德情操和精湛的医疗技术交融在一起。树立"以患者为中心"的理念，积极创造条件，尽可能地满足患者生理、心理、环境、生活等需求。

3）给患者以端庄可亲的第一印象：在医患交往中，医务人员留给患者的第一印象，在一定程度上影响到医患间的相互关系。医务人员的服饰、发型、神态、举止等给人以可敬和可信的形象，患者就会感到亲近和信赖，有一种安全感。这有助于建立良好的医患关系，也有利于诊疗活动的顺利进行。

4）建立良好的沟通氛围：医务人员对患者的态度、情感表露是交往技巧的重要组成部分。医务人员发自内心的同情、理解和关心会通过言谈举止自然地流露出来，给患者以温暖和支持。医务人员既要有丰富的自然和社会科学知识、沟通的技巧，还要有真诚、耐心、理解和同情，才能使患者敞开心扉，畅所欲言。在和谐的气氛中，准确了解病情，达到正确诊断和治疗的目的。

2. 医际关系　指医疗系统内部，个体与个体、个体与群体、群体与群体之间的关系，是以医疗实践和医院管理为基础的医疗人际关系的重要组成部分。

（1）医务人员之间的关系

1）家庭型关系模式：在传统私人开业的医疗诊所中，这种模式比较多见，它以血缘关系为基础，年长者常常兼业务上的指导者（老师）和血缘关系上的长辈双重身份。血缘关系是联系双方的重要纽带。

2）师徒型关系模式：这是从家庭型医际关系模式演变而来。由于双方没有血缘上的联系，而以师徒关系为纽带,作为学生或徒弟的医务人员一般须服从老师(师父)的指导,作为师父的医务人员对徒弟的要求很严格。以上两种模式在中国少数医院或诊所中尚能见到。

3)指导-被指导模式:是现代医院中最常见的一种关系模式。以工作与业务的联系为纽带,多见于不同专业职称的医务人员之间。上级医务人员对下级医务人员虽然承担着业务上的指导任务,但要求不一定很严格。下级医务人员有时也能发表自己的意见,但在大多数情况下,由于经验少和资历浅而处于被指导者的地位,因此一般都以服从为主,很少提出相反的意见。

4)平等合作模式:这是现代医院中较多见的关系模式。同级或不同级医务人员在工作、业务交往中,都存在一种平等合作、相互支持的关系。当然,业务水平、业务职称相似的人更容易建立这种平等合作的关系。这种关系对于完成医疗任务、提高专业水平都有着积极意义。

医务人员之间的关系与其他人际关系一样,也一定会受到社会政治、经济、文化、性别等多种因素的影响。

(2)医护人员之间的关系:医护关系是指医生与护士的关系。传统的医护观认为医护关系是一种主从关系,实际上成了一种支配与被支配的关系。医学的发展促进了护理专业的诞生,护士经过系统学习、训练,以自己出色的工作改变了护士职业在社会中的地位和形象。

从本质上讲,医护关系是一种行业内的专业分工关系,医生和护士从事两种不同的医疗职业,是社会分工,也是医疗活动和医学发展的需要。医护关系应当是平等的,主要是工作内容、专业性质方面的不同。

在临床实际工作中,医护之间更是一种相互协作、相互配合的共事关系。根据医疗规范规定,对于医生医嘱,护士既有执行的义务,也有监督和参与决策的权利。护士应当尊重和执行医生的决策,医生也应当尊重护士的意见。

(3)医护人员与医院行政管理人员之间的关系:医院行政管理人员是指不直接参与医疗实践,主要从事行政管理工作的人员。临床工作人员与管理人员这两个群体的关系往往会影响到一个医院的工作业绩和工作效率。他们有着共同的工作目标:"一切为患者健康着想。"处理好他们之间的关系应该努力做到:相互支持、相互配合、相互尊重。提高医院管理人员的服务能力与水平,建立各种信息的沟通渠道,鼓励医护人员积极参与医院的管理和建设,多从临床需求的角度出谋划策,为管理者的决策提供好基础信息。

第三节 ｜ 医患沟通

一、概述

(一)医患沟通的内涵

1. 医患沟通的定义　在医疗卫生和保健工作中,医患双方围绕伤病、诊疗、健康及相关因素等主题,以医方为主导,通过各有特征的全方位信息的多途径交流,科学指引诊疗患者伤病,使医患双方形成共识并建立信任合作关系,达到维护人类健康、促进医学发展和社会进步的目的。

由于"医"和"患"都有狭义与广义的区分,因此,医患沟通也有狭义与广义的内涵。狭义的医患沟通,是指医疗机构的医务人员在日常诊疗过程中,与患者及家属就伤病、诊疗、健康及相关因素(如费用、服务等),主要以诊疗服务的方式进行的沟通交流,它构成了单纯医技与医疗综合服务实践中十分重要的基础环节,也是医患沟通的主要构成。由于它发生在各医疗机构中的医患个体之间,虽然面广量大,但绝大部分的医患沟通一般范围小、难度小、影响小,不易引起人们的关注。它的主要意义在于,科学指引诊疗患者伤病,提高现实医疗卫生服务水平。

广义的医患沟通,是指各类医务工作者、卫生管理人员及医疗卫生机构,包括医学教育工作者,主要围绕医疗卫生和健康服务的法律法规、政策制度、道德与规范、医疗技术与服务标准、医学人才培养等方面,以非诊疗服务的方式与社会各界进行的沟通交流,如制定新的医疗卫生政策、修订医疗技术与服务标准等。广义的医患沟通产生的社会效益和现实意义是非常大的,它不仅有利于医患双方个体的信任合作及关系融洽,更重要的是它能推动医学发展和社会进步。

2. 医患沟通的目的

(1)正确诊断疾病的基础:首先只有收集患者尽可能多的疾病相关信息,并进行分析、研究,才能作出正确的诊断报告。沟通越多,获得的信息就越全面,诊断正确率也就越高,误诊率就越低。

(2)医患共同决策的需要:征求患者及家属对治疗方案(包括费用)的选择意见,增强医患合作与患者的依从性;患者病情是变化的,需要医护人员随时与患者和家属沟通,掌握准确的病情信息,不断调整治疗方案,以获得满意的疗效;增强患者抗病的信心与能力,同时做好健康教育。

(3)妥善解决医患纠纷:随着社会进步和人们维权意识的增强,对医疗过程中的风险和种种不确定因素引起的医患纠纷,一直都存在。发生医患纠纷后,采取何种方法来化解,冷漠、对立、冲突都不是解决纠纷的良方,通过医患沟通的途径解决纠纷,避免矛盾激化,是医患双方共担医疗风险的有效方法。

(二)常用的医患沟通技巧

1. 尊重关心患者

(1)了解患者的价值观、情感、态度及文化背景:患者的文化程度、生活环境、文化背景、信仰和价值观,直接影响患者对某些事件的看法和采取的行为。医护人员只有在充分了解患者情况的基础上,才能与患者很好地进行沟通,避免误解。

(2)传递温暖的感觉:尊重患者是与患者进行良好沟通并建立良好医患关系的先决条件。病重的患者可能存在着生活部分或完全不能自理等问题,易产生孤独、焦虑、自卑的感觉,医护人员更应主动关心患者,多与其沟通,了解和满足患者的需要。对患者而言,患病后总认为自己的病痛很严重,希望得到医护人员的特别关注和照顾。

(3)获得患者的信任:在日常医护工作中,表现出愿意帮助患者、关心患者的行为和态度,使其感到被尊重、被关心和被重视。真诚对待患者,赢得患者的信任。医患之间只有建立较深的信任感,才能达到较高层次的沟通。

2. 理解患者的感觉　医护人员在医疗实践过程中积累了丰富的临床经验,是理解和同情患者的前提。但由于受年龄、阅历和生活视野等因素的限制,人们亲身体验、亲眼所见的事物总是不够的,这就需要靠"移情"来补偿。移情不是指情感的转移,而是对人更高一层的理解与同情。其含义包括:用对方的眼光来看待对方世界;用对方的心来体会对方的世界。如果我们能设身处地地从患者的角度理解他们的疾苦,给予真诚的关怀,就能使医疗工作更有成效。

3. 倾听患者的意见

(1)积极的倾听态度:表示出对患者的述说感兴趣,是鼓励患者继续进行医患沟通的动力。如果是正式谈话,应事先安排合适的时间,不要让其他事情分散自己的注意力。在倾听患者述说的过程中,不轻易打断患者的陈述;尽量在各方面使患者感到舒适,如谈话的时间及地点、沟通的方式等。

(2)善用非语言沟通:在倾听患者意见时,医务人员的手势、面部表情、语调等能传递出对患者的关心和对沟通的关注等信息。在患者行走时挽扶他,痛苦时抚慰他,紧张时握住他的双手以及帮助患者整理用品,将其用品放在患者易于取拿之处等,这些行为都是无声的语言,传递着医护人员的关心和爱心。医护人员也可以通过观察患者的表情得到一些信息,如医护人员从患者痛苦的表情和捂住腹部的姿势,判断出患者可能有腹部不适病情。

(3)多用开放式谈话方式:开放式谈话原则上是向患者提出问题,患者根据实际情况回答,而不是由医护人员提供答案,让患者在几个答案中选择。

4. 提供积极的帮助

(1)对患者的需要及时作出反应:在绝大多数情况下,医护人员与患者交谈都带有一定的目的性。患者的一般需要和情感需要应得到及时回应。如患者向护士诉说某处疼痛时,应首先评估患者的疼痛情况,并给予及时处理;如问题严重,护士不能单独处理时,应及时通知医务人员进行处理,不能因忙其他事情而怠慢。

(2)保护患者的隐私:若谈话的内容涉及患者的隐私,不要传播给与治疗和护理无关的医务人员,更不能当笑料或趣闻四处播散。如有必要转达给他人时,应征得患者的同意。

(3)向患者提供健康教育:医疗活动中,应尽量利用与患者接触的时间,向患者提供有关信息,解答患者的疑问,进行健康教育。在向患者提供信息时,应使用通俗易懂的语言,尽量不用或少用医学专业术语。

二、医患沟通的方式

(一)门诊沟通

门诊是医院医疗服务的前沿窗口,医务人员在此直接对患者进行诊疗、咨询、体检和预防保健。门诊患者流量大、环境嘈杂、病种复杂、医务人员工作量大、时效性强、技术要求高,就诊患者心情急切,很难在短时间内与医务人员之间建立有效的信任,极易引发医患矛盾和冲突,甚至医患纠纷。因此在门诊的医疗服务中,医患沟通显得尤为重要。

1. 门诊患者特征

(1)患者身份各异:门诊患者来自社会各阶层,其职业、文化程度、经济状况、生活背景不尽相同。不同患者的经济承受能力和医疗保障方式不一样,这些因素直接影响患者对疾病的认知程度和就医需求。

(2)病种复杂:门诊疾病谱广泛、病种繁杂,特别是初诊患者临床诊断尚未明确,故对医务人员的诊疗水平有较高要求。若为常见病、多发病往往可得到尽快诊断,及时处理。若疾病累及多系统或临床症状不典型,往往需要进一步检查和多专科会诊,加之诊疗费用等非医疗因素影响,患者可能出现焦躁情绪。一些慢性病患者和文化层次较高的患者,他们对自身疾病知识有一定了解,对医院的医疗服务有较高的要求。对于病情较重的患者及老年患者,既对生活充满渴望,又对治疗前景持悲观态度。

(3)就诊随机:门诊患者的就诊时间、数量有很强的随机性。尤其在上午,常常出现门诊高峰现象,候诊时间延长,部分患者会因急躁出现抵触情绪,增加医务人员对疾病诊断的难度。同时,高峰门诊量增加了药剂、检验、影像各科工作量,容易出现差错,产生医患纠纷的概率增加。

2. 门诊工作特点

(1)诊疗工作繁重且时限性强:门诊工作要求医生在单位时间内接诊数量众多的患者,诊疗工作十分繁重。在综合性医院,一名临床医生上午往往要接诊数十名患者,在有限的时间内,要完成每一例患者从询问病史到体格检查、阅读既往诊治资料、分析病情到提出处置意见、解答患者问题,完成诊治过程,确非易事。短暂的接诊时间与提高医疗服务质量形成突出矛盾,要求临床医务人员不仅要熟练掌握本专科的诊疗技术,同时要对相关学科有较深入的了解。

(2)接诊过程不连贯且风险性大:由于参加门诊的各科专家多采取定期轮换,不能长期固定。各位专家每周按规定时间参加门诊加之临时公派任务、休假等因素,导致门诊医务人员流动相对频繁。因此,对就诊患者,特别是多次复诊的患者,往往会遇见不同医务人员接诊。客观上增加接诊医务人员了解患者诊治全过程的难度,诊疗风险增大。

(3)就诊环节关联性强:门诊是由多环节组成的诊疗功能较齐全的整体系统。门诊诊疗全过程涉及导医、预检、分诊挂号、候诊、交费、检查、治疗、取药等许多环节。患者要完成就诊过程必须经过上述环节,因而设置合理流程,使各环节间紧密连接,才能保证就诊流程顺畅。

3. 门诊医患沟通的策略

(1)建立相互信任的医患关系:同理心、尊重、真诚、耐心、相互理解是医患交流沟通的基础。增加患者在诊疗过程中的参与度,让患者有充分的知情权和选择权。医务人员在与患者交流过程中抓住患者的一些关键关注点,鼓励患者说出不愿说的和病情相关的内容,是深入理解患者病情的良好契机,并且往往能够引起患者的高度认可和共鸣。

（2）做好充分有效的沟通工作：门诊患者抱怨最多的是没有足够多的时间向医务人员诉说自己的病情。医患之间有效互动是医患沟通过程中最主要的技术与技巧。医务人员应对患者特别在意的病痛要表示同情，对患者的困惑要表示理解，对患者的顾虑要给予足够的关心，对患者的疑惑要给予合理、恰当的解释。要善于使用通俗易懂的语言和恰当的比喻、类比等，解释疾病现象、治疗方法和疾病预后等，尽可能避免出现过多的专业术语；同时要关注患者对医务人员表述的理解是否正确，确保医患双方沟通顺畅。对处于不同情境的患者，应该采用合适的交流策略与技巧。

（3）建立舒适的就诊环境：就诊环境是患者对医院的最初印象，舒适、合理的就诊环境显著影响患者的心情和对医院的信任，是建立和谐医患关系的最基本要素之一。

（二）病房内沟通

在病房住院的患者往往意味着病情较为严重或较为复杂，需要住院做详细的检查，以明确诊断，并需要接受系统的治疗。因所患疾病不同，患者容易表现出不一致的心理与特点，医务人员在病房沟通时需要采取不同的沟通策略。

1. 针对患方的病情与健康教育 一旦明确诊断，应告诉患者及其家属该病的病因、临床特点、治疗方法、疗程等，使其对病情、疗效和预后有足够的认识，有助于增加对治疗的依从性，减少因为不知情而引起的医疗纠纷，一味隐瞒患者病情的传统方式弊大于利。健康科学的生活方式不仅是疾病治疗的基础，也是决定疗效的重要因素。在治疗疾病的同时，向患者及家属积极宣传医学常识，使他们增强健康意识及对一些疾病的认识，有利于疾病的早期发现、诊断和治疗。

2. 给予患方治疗方案知情选择 诊疗过程中应充分注意患者与家属的知情权，结合患者的病情、经济情况等，综合选择个性化的治疗方案。同一患者疾病的诊断是相同的，但治疗方案可以不同。同一疾病可能有不同的治疗方案，除考虑病情本身外，也要结合患者的具体情况，使患方在充分理解的基础上自愿选择并签署知情同意书后方可实施。

外科住院患者的沟通为手术前、手术中和手术后三个环节。①手术前与患者的沟通：医务人员要同患方进行一次详细的谈话，告诉患者手术的名称、方法，手术中的感受，手术中可能出现的问题及其处理，让患方了解手术的大致情况。如果患者想知道实情，而家属不愿让患者知道，应在执行保护性医疗制度的情况下，满足患者的部分愿望；对于某些病情较重、预后较差者，应特别考虑谈话技巧，与患者谈话时，可以有所保留，与家属谈话时应把问题说清楚。②手术中与患者的沟通：术中医务人员切不可在非全身麻醉患者面前露出惊讶、可惜、无可奈何等表情，以免患者收到不良的暗示，不要说容易引起患者误会的话。在手术过程中发现病情变化或对损伤程度估计不足，导致术前方案不能采用时，应立即下台告诉患者和患者的家属，根据术中情况提供可选择的治疗方案，征得同意并签字后方可继续，尤其是问题严重的患者，要及时采取积极有效的沟通，讲解更改治疗方案的必要性，提供补救措施，避免擅自选择治疗方案导致难以控制的医疗纠纷。③手术后与患者的沟通：手术后患者回到病房，医务人员要重视术后患者的观察，细心与患者交谈，及时发现问题，正确处理，对保证患者生命安全是十分重要的。

3. 引导患者和家属配合治疗 在疾病的治疗过程中，患者及其家属的态度对疗效和预后有着直接的影响，所以，引导他们积极配合治疗，战胜疾病。如慢性阻塞性肺疾病、支气管哮喘、肺间质纤维化等疾病，漫长的病程、反复的急性加重、长期的药物治疗、较重的经济负担使得患者及其家属身心疲惫，有时难免产生放弃治疗的打算。针对这类患者，医务人员要体谅、宽慰患者，用成功治疗的病例及患者本身的进步来鼓励他们，充分调动其治疗的积极性，也可用反面例子中的教训来告诉他们如不正确治疗疾病，有进一步发展的危害，鼓励家属配合医护人员一起治疗和照顾好患者，家属的关怀和不放弃是对患者最大的激励。

（三）线上沟通

1. 概念 线上医患沟通是基于互联网通信技术以电脑终端或移动设备为载体、以医务人员与患者之间进行实时或非实时的医疗健康信息咨询为目的的新型医疗服务形式。线上医患沟通能够突破传统就医模式下对时空地域的限制，使问诊流程、诊疗范式、医患关系相应地发生了新变化，也使医患沟通出现了新特点与新趋势。

2. 线上医患沟通的特点

（1）突出了患者的主体性：由于医学专业壁垒的存在，医务人员在医疗实践中具有权威性，在医患关系中处于较强的主导地位。互联网医疗的发展为患者了解与学习更多医学知识提供了机会，为患者主动了解相关病情创造了条件。在线医患沟通情况下，专业医疗资源与医学信息赋予患者更强的对医患沟通交流的把控感，沟通中患者更具有主导性，积极参与程度更高。医务人员与患者以治愈疾病为统一目标，相互协调、密切配合，处于一种平等的交流状态，有利于良好医患关系模式的建立。

（2）更好地满足患者对医疗信息的需求：医患信息不对称以及医患间的沟通不足是医患关系紧张的重要原因。线下医患沟通中由于医务人员工作量大、问诊患者多，能够与一位患者进行沟通交流的时间有限，医务人员多数会掌控着与患者交流进程与方向，以求为更多的患者提供问诊服务。患者在线下问诊中无法获得满足自身需要的医疗信息，难以获得满意的就医服务。线上的医患沟通突破了面对面沟通中时间与地域的限制，可以通过实时或非实时的方式进行医患间的沟通，同时线上沟通可以使患者有充分的时间提出自己对于病情和健康知识的疑问，沟通结束后也可回看聊天记录，可以为患者提供详细、全面的医疗与健康信息，更快、更好地满足患者对医学信息的需求。

（3）优化诊疗流程、降低就医成本：我国医疗水平分布不均衡，三甲医院看病难，患者焦急看病的心理与医院有限的医疗资源存在矛盾。远程医疗、在线咨询问诊等互联网医疗的出现，可以较好地解决这一难题。患者足不出户即可获得医疗咨询服务，网络终端可以传输文字、图片、视频等信息，患者通过线上问诊找到适合自己病情的医务人员，这个过程其实完成了科室分诊工作，而后患者可以与医务人员实时对话或采取留言咨询的形式，与线上医务人员进行有效交流，同时对于不能线上解决的问题，还便于患者与医务人员预约就诊。对于需要经常复诊的患者，线上问诊能有效节省每次就医的交通成本与时间成本。远程医疗除了可以满足患者就近就医的同时也可以使患者接受更高水平的治疗，异地专家可以进行远程会诊，使患者省去了长途奔波的劳累，有效降低了医疗成本，使医疗资源得到更充分与高效的利用。

3. 线上医患沟通存在的问题

（1）线上医患沟通时效性差：互联网医疗平台提供的线上医患沟通与传统的面对面医患沟通相比，会存在时效性较差的问题。线上医患沟通存在不同程度的延时，根据不同的咨询类型，患者问诊与咨询过程可持续几分钟到24小时甚至是48小时。虽然大多数在线问诊平台会显示多长时间以内医务人员会回复患者信息，但是医患双方对线上沟通的及时性需求存在区别。例如患者受疾病折磨，在寻求线上问诊时处于疾病发展迅速时期，那么患者对线上医务人员的及时性回复期待较高。由于客观因素的限制难以达到患者理想的实时沟通的需求，可能会影响患者对医务人员的信任以及对网络问诊的使用情况。另外，不同种类的疾病也决定了患者对沟通时效性的需求程度。急症患者对医务人员回复速度的要求肯定要远高于慢性病患者。但是不论是慢性病患者还是急症患者，都会对时效性强、效率高的沟通更为满意。不及时的线上沟通会降低患者参与沟通的积极性，减少患者自我报告疾病情况的意愿，进而影响医患信任的构建与维持。

（2）医疗风险较高：线上问诊平台提供了包括图文问诊、电话问诊以及视频问诊等形式，但在实践中图文问诊仍占有主要地位。相较于面对面沟通，线上沟通过程中医务人员可获取的患者信息从立体的、全面的转变为孤立的、碎片化的，医务人员需要从患者提供的有限信息中结合个人的专业知识与经验作出判断，在一定程度上阻碍了面对面问诊时的体格检查以及进行"望、闻、问、切"的基础性诊疗范式，特别是需要进行影像学检查，依靠触感、听感进行诊断的科室受到线上问诊制约最为明显。医患间的沟通包括语言、语气、态度、肢体动作、面部表情等多种形式。线上沟通多以文字形式为主，在沟通过程中由于难以观察到患者的面部表情、肢体语言、身体状态等信息，医务人员接收到的信息与患者实际想传递的信息之间更有可能存在偏差，医务人员难以对患者的病情作出明确的判断，误诊漏诊的可能性较高。

（3）线上医患沟通质量良莠不齐：互联网中的医疗信息纷繁复杂，质量参差不齐。患者绝大多数不具备医学背景，难以鉴别获取到的医学信息是真是假，导致患者在接收到错误医学信息后信以为真，由此出现了很多"问题型"患者。这类患者在问诊过程中当出现医务人员提供的正确医学信息与已经接受的错误信息不相符时，会更愿意相信错误信息，从而对医务人员的专业水平产生怀疑，如果沟通解释后患者仍坚信错误信息，会加剧患者对医务人员的不信任感，影响医患关系。

（4）医患对线上诊疗效果存在认知差异：由于受到沟通方式、患者提供的信息等客观因素的限制，医务人员的线上疾病诊断能力受到约束。医务人员对于无法确诊的疾病会建议患者到周围的医院进行线下看诊。而医务人员提供的这种不确定性的答案并不能使患者感到满意。不少患者容易忽视医务人员提供的医疗建议或者服务所具有的经济价值，而仅将医务人员是否确诊疾病、是否开药作为衡量线上问诊效果的标准。例如在骨科、肿瘤科起到至关重要的触诊功能无法发挥时，出于谨慎与安全顾虑，线上问诊时医务人员难以对患者的病情给出非常明确的判断，多回复一些宏观性建议、常识性建议或是建议患者到线下医院进行更详细的检查。在这种情况下，患者通过线上问诊却没有得到准确答案反而被告知仍需去医院检查，可能会降低患者对线上沟通以及互联网医疗平台的使用意愿。由此可知，线上沟通过程中医务人员和患者对沟通的效果存在较大程度上的认知差异。同时，医务人员在发现线上沟通过程中可能出现这种问题时，容易使医务人员在与患者的沟通过程中产生较多的心理负担，增加了线上医患沟通的不确定性。

4. 线上医患沟通的策略 相较于传统的面对面沟通，线上医患沟通对医务人员的沟通能力有了更高的要求，除提高自身专业技术水平外，医务人员需要认识到医患沟通的重要性，还需要锻炼使用互联网进行医患沟通的能力与技巧：①沟通内容通俗易懂：基于互联网的线上问诊限制了医患间面对面的交谈，稍有不注意容易导致沟通出现障碍与隔阂。将专业的医学术语通过简单易懂的方式传递给患者并使患者充分理解是医务人员必须具备的一项专业技能。在非语言沟通、沟通场景和环境缺失的情况下，医务人员需提高在线医患沟通的"温度"。患者可以通过文字感受到医务人员的语气和态度，同时在沟通中使用积极性的表情符号也可以让患者感受到重视、理解、尊重。②注意沟通的时效性：线上沟通过程中医务人员回复消息慢容易给患者造成不佳的沟通体验。针对这种问题，医务人员要认识到及时沟通在患者就医过程中的重要性，尽可能保证回复问题的时效性。当医务人员面临不得不暂时停止线上问诊时，应及时向患者告知情况并争取患者的理解，避免患者等待较长时间。③树立"以患者为中心"的理念：线上医患沟通过程中，医务人员应充分发挥信息提供者角色的同时承担好服务者角色，为患者提供医学帮助与心灵慰藉。耐心倾听患者的诉求，尽可能收集更多疾病信息，更全面地了解患者状态。同时对患者进行积极正向的引导，帮助患者理解医学的不确定性，了解到医学不是万能的，降低对线上沟通的过高期望，增强自身的理性就医意识，医务人员需要对患者提供情感支持，给患者倾诉的机会、耐心解释。医务人员可以调整线上问诊方式，提供可量化、可操作、可执行的指标和建议，引导患者回答医务人员需要知道的疾病信息，提高沟通效率。

同时，也要让患者正确认识线上医患沟通具有的局限性。随着互联网和医学的发展，在线问诊有了巨大的进步，医患沟通有了新兴便捷的沟通方式，突破了时间空间上的限制，节约了医疗资源。但线上医患沟通并不是完美的，也存在一定的问题与限制，需要正确认识线上沟通中存在的不足，合理调整在线问诊的期望值，认识到在线问诊的辅助性地位，尊重医务人员提供的知识和劳动，承认和重视线上医务人员提供的医疗建议的价值。患者在线上问诊过程中应特别注意对病情描述的条理化和结构化，既不能夸大也不能遮掩真实病情，主动提供检查单据和过往病史，减少问诊过程中的不确定性和误诊的风险。虽然目前互联网医生多采取实名制，但网络上的医务人员医疗水平参差不齐，不同医务人员掌握医学知识的能力、自身的悟性以及专业度也存在很大差别。因此患者自身需要具备识别、筛选与使用网络医学信息的能力，不盲从和轻信网络上的医学信息。提高患者对网上医学信息的辨识能力有助于提升线上医患沟通的效率。

（赵 光）

本章思维导图

本章目标测试

NOTES

第十一章 健康与疾病

本章数字资源

健康与疾病是人类个体生命过程中的不同状态,在致病因素作用下,体内、外环境相对平衡的状态受到破坏,健康机体的结构、功能与代谢发生改变,随之产生疾病。而医学则是保护和加强人类健康、预防和治疗疾病的科学知识体系和实践活动。医学不仅涉及生物学问题,还涉及重要的社会学问题。医学不仅要从个体、系统、器官、组织、细胞、分子等微观层面,还应从家庭、社区、社会、生物界、地球、宇宙等宏观视角,去理解和揭示生命、健康、疾病、衰老和死亡等基本生物医学现象的本质和相互联系。

第一节 生 命

生命(life)、健康(health)与疾病(disease)是医学最重要的概念。生命是人类一切活动的前提,研究生命的特征和进化,了解生命的标准和价值,对于理解健康和疾病问题的本质及其调控有极大的裨益。

一、生命的定义

生命是由核酸、蛋白质等生物大分子所组成的生物体,进行的以物质、信息和能量三种要素为代表的综合运动形式。

地球上,生物种类繁多、数量庞大,生命现象错综复杂,随着对生命现象研究的不断深入,可归纳出从最简单的原核生物到最复杂的高等动物的所有生命(除病毒以外)都有以下的基本特征:①具有特定的物质结构(细胞);②通过物质和能量交换维持生存(新陈代谢);③有对内外刺激产生反应并进行自我调节的能力(应激);④可通过特定的方式产生与自己相同的个体(生殖与发育);⑤在漫长的物种生存中,其生活形态和方式既保持相对恒定又会发生相应变化(遗传与变异);⑥生命的发展经历了由简单到复杂、由低级到高级的漫长过程(进化)。人的生命是自觉和理性的存在,是生物属性和社会属性高度统一的整体。

二、生命的进化

在距今38亿年前的原始海洋中,出现了含有蛋白质、类脂等有机物的团聚体微粒,之后脱氧核糖核酸形成了最初的生命遗传物质。距今34亿~15亿年前,原始生物是地球上仅有的生物物种。某些原始生物经光合作用获得碳原子形成自养生物,另一些原始生物则形成了从甲烷、硫等物质获取能量的异养生物。逐渐地,生物演变成为具有外膜但没有完整细胞核的原核生物。到距今15亿~11亿年前,出现了拥有完整细胞壁和细胞器的真核生物。早期真核生物都是单细胞生物,在距今5亿~2亿年前出现了多细胞植物和动物。距今500万~400万年间,古代猿类中的一支演化成人类。

如果把地球生命的进化史形象化地浓缩到一天,那么地球的诞生是24小时的零点,地球上首批正式居民——厌氧细菌在早晨7点诞生,午后13点出现了需氧性异养细菌,鱼和陆生植物产生于晚上22点,而人类这个目前为止宇宙中唯一已知的智慧生物,则是在这一天最后一分钟才开始出现。

三、生命的标准

有两种关于人的生命标准的理论体系,即个体/生物学标准和承认/授权标准。个体/生物学标准认为从受精卵着床时起,或者从28周孕龄胎儿离开母体时起,生命就开始了。承认/授权标准是社会学标准,强调胎儿必须得到父母和社会的接受,生命才算开始。由于人的社会性是人区别于其他动物的最本质特征,因此人的生命开始的时间显然不能只从生物、遗传、发育等自然科学范畴来判断,还必须考虑到政治、经济、文化、道德等人文社会因素。

四、生命的价值

人类生命具有物质价值、精神价值和人性价值。生命的物质价值体现在人是创造物质和精神财富的主体;生命的精神价值即心理学价值,体现在生命的存在是某些个体的心灵慰藉和精神寄托;生命的人性价值或称道德价值,体现在所有生命均应受到人道主义善待。全部医疗活动,包括人工流产、试管婴儿等,都必须完整体现生命的物质价值、精神价值和人性价值的高度统一。

第二节 | 健 康

健康是人类社会生存和发展的基本条件,对健康的认识涉及医学的根本目的。医学不仅是研究疾病的科学,更是研究健康的科学。联合国环境和发展大会将保护和增进人类健康写入《21世纪议程》。《中华人民共和国宪法》明确规定:国家发展医疗卫生事业,发展现代医药和我国传统医药,鼓励和支持农村集体经济组织、国家企业事业组织和街道组织举办各种医疗卫生设施,开展群众性的卫生活动,保护人民健康。《中国健康事业的发展与人权进步》白皮书中也明确提出:中国坚持为人民健康服务,把提高人民的健康水平、实现人人得享健康作为发展的重要目标;实现全民健康是中国共产党和中国政府对人民的郑重承诺。2016年中共中央、国务院印发了《"健康中国2030"规划纲要》(简称《纲要》),实施健康中国战略已经写入中国共产党第十九次全国代表大会报告中。《纲要》提出推进健康中国建设,是全面建成小康社会、基本实现社会主义现代化的重要基础,是全面提升中华民族健康素质、实现人民健康与经济社会协调发展的国家战略,是积极参与全球健康治理、履行2030年可持续发展议程国际承诺的重大举措;未来15年,是推进健康中国建设的重要战略机遇期。

一、健康的定义

健康的定义随着社会的发展而不断变化和完善,不同的学科也有不同的认识(表11-1)。

表11-1 不同学科的健康定义

学科观点	健康定义
流行病学	宿主对环境致病因素具有抵抗力的状态
生态学	人和生态适应协调的产物
社会学	个人身体和/或行为状态符合社会规范
生物医学	身体在结构、功能上的良好状态
生物-心理-社会医学	身体结构功能正常,精神和社会适应能力良好
经济学	通过购买健康服务而获得的商品

现代人的健康内容包括:身体健康、心理健康、心灵健康、社会健康、智力健康、道德健康、环境健康等。只有包容和体现健康的各方面,才能对其有更加全面科学的理解。世界卫生组织定义:"健康是身体上、精神上和社会适应上的完好状态,而不仅是没有疾病和虚弱"(Health is a state of complete physical, mental and social well being and not merely the absence of disease or infirmity)。一个人在身体、心理、社会适应良好和道德四方面都健康,才是完全健康的人。世界卫生组织对健康概念的描述是广义的、科学的、理想化的。对健康,有三点应特别指出。

1. 健康不仅是身体上的完好,还包括精神(心理、道德)上和社会适应上的完好,后两者对于人类尤为重要。精神和社会适应上长期不健康也会引起躯体疾病。全面健康须以生理健康为基础,心理健康为条件,环境健康作保障。

2. 健康与疾病是对立存在的,但没有疾病并不等同于健康。健康和疾病之间存在既非健康也无疾病的状态,称为亚健康状态。每个人都在健康到疾病连续体之间占有一个位置,并随时间推移和机体状态、环境变化而处于变动之中。

3. 健康是人类生存的基本权利之一。维护个体和群体的健康,是社会组织和每个社会成员的共同义务。社会组织有责任优质、公正地为社会成员提供使其保持健康的必要条件;社会成员也应增强健康意识,自觉参与到保障社会大众健康的工作中。

4. 世界卫生组织把人的健康从生物学的意义,扩展到了精神和社会关系(社会相互影响的质量)两个方面的健康状态,把人的身心、家庭和社会生活的健康状态均包括在内。

二、健康的标准

健康标准包括躯体健康标准和社会心理健康标准两部分。

(一)躯体健康标准

1. 精力充沛,睡眠良好,能从容担负日常工作。
2. 身体适应外界环境变化能力强。
3. 能抵抗感冒和普通传染病。
4. 体重适当,身体匀称,头、肩、四肢功能协调。
5. 眼睛明亮,反应敏锐,眼睑不发炎。
6. 无龋齿,无牙痛,牙龈颜色正常,无出血。
7. 头发有光泽,无头屑。
8. 肌肉丰满,皮肤富有弹性,脏器结构功能正常。

(二)社会心理健康标准

1. 生活目标明确,态度积极,理想切合实际。
2. 人格完整,情绪稳定,客观感受真实。
3. 正确评价自己的优缺点和能力。
4. 对所处环境有充分的安全感和良好的人际关系。
5. 有较强的自我情绪控制能力。
6. 在不违背集体意志的前提下,最大限度地发挥个性。
7. 恰当满足个人符合社会道德规范的欲望要求。
8. 对弱者充满同情心,对不良现象表示愤慨。

个体健康直接关系到整个社会的繁荣稳定和民族的繁衍进步。健康是人的基本权利,让所有人对健康拥有平等权利、平等义务和共同责任,是社会和经济发展的最终目的。

三、亚健康状态

亚健康状态(subhealth state)是指人体处于健康和疾病之间的中间状态。处于亚健康状态者,不能达到健康的标准,表现为一定时间的活力降低、功能和适应能力减退的症状,但不符合现代医学有关疾病的临床或亚临床诊断标准。除损伤可以使人体在瞬间从健康状态进入疾病状态外,人体的代谢、功能、形态从健康到疾病的转变,大都有一个从量变到质变的或长或短的亚健康过程。在这个过程中,机体各系统的生理功能和代谢过程活力降低,适应与恢复能力减退,周身疲乏无力,情绪低落颓丧,肌肉关节酸痛,消化功能减退,可导致接近临界水平的血压、血脂、血液黏滞度等的升高及免疫功能的紊乱。有资料估计,全部人群中健康者仅占 5%~10%,疾病者占 20%~25%,亚健康人群可占60%~70%。衰老、慢性疲劳综合征、经前期综合征、绝经综合征等均属于亚健康状态。

人体亚健康状态具有动态性和两重性,或回归健康或转向疾病。医务人员的责任就是自觉研究人体亚健康问题,积极促进其向健康转化。亚健康人群个体也应通过自我调控,强化营养、伦理、心理、社会等因素对健康的正面影响。此外,亚健康状态需要与疾病的无症状现象(疾病亚临床状态,或称亚临床疾病)相鉴别。疾病的无症状现象在本质上属于疾病,虽未见明显的疾病症状和体征,但机体内已存在病理性改变及实验室、影像或病理检查证据,例如临床上常见的无症状性(隐匿性)缺血性心脏病、癌症前期等。从某种意义上说,人体亚健康状态可能是疾病无症状现象的更早期形式。

四、大健康

大健康是根据时代发展、社会需求与疾病谱的改变,提出的一种全局的理念。它围绕着人的衣食住行以及人的生老病死,关注各类影响健康的危险因素和误区,提倡自我健康管理,是在对生命全过程全面呵护的理念指导下提出来的。

身心疾病是由心理社会因素起重要作用的具有持久的躯体病理形态变化的一类疾病,其临床表现以躯体症状为主。

医学模式从传统生物医学模式转变为如今的生物-心理-社会医学模式,推进了医学的社会化、加速了预防医学的发展、使卫生服务内容和范围逐渐扩大、改变了临床医学的思维模式、提供了发展综合医学教育的理论依据。健康观也由消极治疗获得健康到积极预防疾病而促进健康转变,由个体健康扩大到群体健康,由生理健康发展到心理健康,由生物健康扩充到社会健康。

第三节 │ 疾 病

医学不仅涉及生物学问题,还涉及社会学问题。因此,从生物大系统和社会大环境来研究疾病的基本性质(定义),发生原因(病因),发展过程(机制),结构、功能、代谢变化(病变)以及相应症状、体征和行为异常(临床表现)等的规律与本质,是疾病预防、诊断、治疗和康复的基础,对培养医学生有关健康与疾病问题的综合认知能力有十分重要的意义。

一、疾病的定义

疾病是有别于健康的生命运动方式与状态。人类对疾病的认识,经历了漫长的历史过程。古希腊医学家希波克拉底的液体病理学说提出,疾病是由于体内血液、黏液、黑胆汁、黄胆汁等四元素失衡而致。我国中医学说则认为,自然界皆由木、火、土、金、水五种基本物质构成,经由"六淫"(风、寒、暑、湿、燥、火)和"七情"(喜、怒、忧、思、悲、恐、惊)等导致疾病的发生。

与健康的定义相类似,不同学科对疾病的定义也各有其代表性的观点(表11-2)。

表11-2　不同学科的疾病定义

学科观点	疾病定义
解剖学	细胞超微结构的改变
生理学	稳态的破坏
遗传学	遗传性代谢紊乱
病因学	特殊病因引起的异常生命过程
生态学	个体在进化过程中获得的灵活性不能面对改变了的环境
心理学	是生物、心理和社会因素综合的产物
哲学	机体损伤与抗损伤的斗争过程
系统论	调节代偿机制的破坏从而使机体定态丧失
控制论	低熵稳态的破坏,从而使熵的增加和机体自由能的减少

现代医学认为,疾病是机体在外界和体内某些致病因素作用下,因自稳态调节紊乱而发生的生命活动异常,此时机体组织、细胞产生相应病理变化,出现各种症状、体征及社会行为的异常。病理变化(pathological change)是指疾病时机体发生的功能、代谢和形态结构的异常改变,如炎症、损伤、休克、心力衰竭等。症状(symptom)是指病人主观上的异常感觉和病态改变,如疼痛、乏力、注意力不集中、周身不适、恶心、畏寒等。体征(sign)是疾病的客观表现,如腹泻、肝脾大、心脏杂音、神经反射、周围血白细胞增高等。广义的症状可以包括体征。社会行为(social behavior)是指人际交往、劳动等作为社会成员的活动,如社会活动能力下降、孤独、烦躁及行为异常等。

二、疾病的原因

引起或促进疾病发生的原因称为病因(cause of disease)。病因是医学研究的核心问题,涉及生物学、医学、心理学、社会学等众多学科。广义上讲病因包括危险因素和发病机制。危险因素包括内在因素(机体)和外在条件(致病因子和环境),机体(organism)、致病因子(pathogenic factor)和环境(environment)构成了病因的三要素,三要素同时存在、相互作用,在一定条件下平衡失调才能发生疾病。各类病因要素相互影响,共同决定疾病的产生、演变和转归(图 11-1)。而发病机制则是指病理生理反应和病理解剖的变化等,更多地从基础医学和临床医学的角度来研究,目的是治疗疾病。

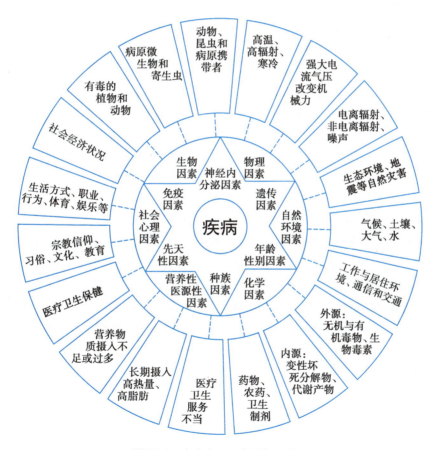

图 11-1　疾病病因要素的相互关系

(一)疾病发生的外在因素

1. **致病因子**　致病因子是疾病发生的必需的因素,按其性质可分为物理因子、化学因子和生物因子。

(1)物理因子:声、光、电、热、摩擦、外力及放射性物质等物理因子作用数量、时间与强度超出机体生理耐受阈值时,均可引起疾病。不同的物理因素对人体的影响各异,而人体对不同物理因素作用后的效应器官也各不相同,如对光的效应器官是眼睛,声则为听觉系统,噪声、振动、辐射等可作用于人体的各个系统。一旦脱离与物理因素的接触,对人体的直接作用立即终止。多数作用属于机体生理反应的失调,采用适当的医疗措施后,机体可恢复或较快恢复,但在大剂量、高强度、长时间的接触下,也能严重地伤害人体以致死亡。

物理因子导致的疾病包括:中暑、冻伤、噪声引起的不适、振动病、减压病、高山病、辐射损伤、电击伤、溺水等。

(2)化学因子:某些化学产品和工业"三废"(废水、废气、废渣)污染环境或经农药、医药、食品添加剂、化妆品等形式危害人体健康,可引起急、慢性中毒或致畸致突变。在致病因子中,化学性致病因子种类最全、致病情况复杂,是目前病因研究中的重点。

目前化学因子导致的疾病包括:金属和类金属中毒、溶剂中毒、有害气体中毒、芳香族氨基和硝基化合物中毒、农药及消毒剂中毒、高分子化合物中毒、药物中毒等。

(3)生物因子:在致病因子中,生物因子包括病原生物(细菌、病毒、真菌、立克次体、支原体、衣原体、螺旋体、放线菌、原虫、蠕虫、医学昆虫)及各种有害的动植物(毒蛇、蝎子、麦角等)。生物因子是传染病最主要的致病因子,同时也参与某些非传染病的致病过程。

1)病原生物:是引起感染性疾病的致病因子。微生物和机体相互作用有几种可能结果:①微生物大量繁殖,产生毒性物质,损害机体并导致疾病或死亡;②微生物与机体处于平衡状态,形成隐性感染或慢性感染,也可造成终身携带病原体状态(慢性乙型肝炎病毒携带者);③微生物侵入机体后,其基因组与机体的基因组整合持续终身(病毒基因的 DNA 整合);④宿主通过自身的防御机制或借助外源物质的帮助,消除侵入的病原体,恢复到发病前的状态,并具有特异的保护性免疫力。临床上将由致病病原生物侵袭所致的疾病统称感染性疾病。感染性疾病根据其是否具有传染性又分为传染病和非传染病。传染病的流行过程必须具备传染源、传染途径和人群易感性三个基本条件。这三个条件被称为流行过程的三个基本环节,只有当三个环节同时存在时,才会出现传染病的传播蔓延。非传染性感染性疾病是指病原体可以在机体内生产繁殖导致机体功能障碍和组织破坏,但不能将病原菌排出体外传给他人(非传染性)的感染性疾病。

2)有害的动植物:生物性致病因子还包括有害的动植物,这些因素引起的疾病主要是中毒性疾病。有毒的植物引起的中毒包括:①毒蕈中毒,有 80 余种蕈有毒,其中最毒的有 10 种。毒蕈种类多,有毒成分复杂,往往一种毒蕈含有多种毒素,有的相互协同,有的相互拮抗。②含氰苷植物中毒,如杏、桃、李和枇杷等果实中的核仁,木薯、酸竹笋、高粱嫩叶等都含有氰苷。③含硝酸盐植物中毒,大量施用含硝酸盐的化肥时,可增加蔬菜中硝酸盐的含量,如芹菜、大白菜、韭菜、萝卜和菠菜等。④棉酚中毒,主要是习惯食用棉籽油而引起的。⑤其他还有马桑、豆薯子、夹竹桃、乌头、红茴香与莽草子(实)等引起的中毒。动物性中毒有:①蛇毒中毒;②河豚中毒;③蟾蜍中毒;④鱼胆中毒;⑤其他还有昆虫毒素中毒、海洋水生物中毒等。

2. 环境 人类生活和工作的环境对疾病的发生具有重要作用。环境因素一般分为两类,即自然环境和社会环境。

(1)自然环境的影响:自然环境包括地理、气候和生物因素等。地理因素是指地形、地貌、土壤、水文等。地方病的发生与流行,与特定的地理因素有密切的联系。例如,地方性甲状腺肿的地理分布,主要集中在内地山区,与当地饮水及土壤中含碘量过低有关;食管癌高发于太行山两侧,并以河南、河北、山西三省交界为中心向四周扩散,发病率逐渐降低;克山病也具有地域性,目前认为该病可能也与硒等某种微量元素和营养物质缺乏有关;地方性氟中毒则发生于饮水、土壤及食物中含氟量高的区域。气候因素包括温度、湿度、雨量、风向、大气压等,它与某些疾病的关系十分密切。例如,长期日照不足,可使小儿维生素 D 合成减少而引起佝偻病;反之,日照过度可发生皮肤癌;气温下降可使慢性阻塞性肺疾病发作增加;季节转换时可引起消化性溃疡发病。生物因素是指自然界的一切动植物,包括疾病的媒介(如蚊蝇等)和病原体的储宿主(哺乳动物)。自然因素对传染病的影响,主要是通过影响病原体的生长繁殖和媒介昆虫消长调节传染病的发生与流行强度。

（2）社会环境的影响：社会环境是政治、经济、文化等因素的综合。影响健康和疾病的社会因素可大致分成如下七类：①社会制度，如家庭、宗教、经济和卫生保健制度；②社会经济情况，主要指一个国家和地区社会经济的发展水平；③社会文化变迁，如价值观念、风俗习惯、道德标准的变化；④社会结构，如社会阶层、城乡、婚姻等；⑤生活方式或行为，即人们的物质和精神的消费活动，以及自杀、吸毒、酗酒、性乱、赌博等社会不良行为；⑥社会性灾害，如洪水、地震等自然灾害，以及战争等人为灾害；⑦社会心理状态，是指在社会心理刺激、社会歧视、社会隔离状态下造成的人格、精神和心理障碍。

（二）疾病发生的内在因素

1. 机体内在条件和状况 疾病的发生与机体内在条件和状况密切相关。其中，神经内分泌、免疫和遗传因素的作用较为突出。

（1）神经内分泌因素：神经内分泌状态对疾病的发生十分重要。例如当垂体-肾上腺皮质功能下降时，机体防御能力降低，易发生炎症；甲状腺功能亢进时，抑制垂体促肾上腺皮质激素的分泌，增强机体对感染和毒物等的敏感性。又如胰岛素分泌不足引起糖尿病，也易伴发细菌感染；而高血压、溃疡病的发生，则与迷走神经长期过度兴奋有关；雌激素水平绝对或相对过高，可造成女性乳腺癌、子宫内膜癌、卵巢癌等的发生。

（2）免疫因素：当免疫系统对某些抗原刺激发生过度反应时，称为变态反应或过敏反应，如支气管哮喘、过敏性休克和2003年曾流行的严重急性呼吸综合征（SARS）等。有些机体对自身抗原产生免疫反应，引起自身组织损伤，如系统性红斑狼疮、类风湿关节炎等。有些机体的体液免疫或细胞免疫缺陷，易伴发肿瘤和感染，如获得性免疫缺陷综合征（艾滋病）等。免疫增生病的特征是免疫细胞异常增生，如传染性单核细胞增生症等。

（3）遗传因素：遗传对于疾病的作用体现在两方面：①基因突变或染色体畸变造成遗传物质缺陷直接引起子代遗传病，如唐氏综合征、血友病等，这类疾病又称分子病和染色体病，如6-磷酸葡萄糖脱氢酶基因缺乏者，可在服用氧化物药物或蚕豆后诱发急性溶血性贫血（蚕豆黄/蚕豆病）。②遗传缺陷使子代具有易诱发某些疾病的倾向称为遗传易感性，见于精神分裂症、糖尿病等。

（4）先天性因素：指能损害正在发育的胚胎和胎儿的因素。由先天性因素引起的疾病称为先天性疾病。有的先天性疾病是遗传性疾病，如唐氏综合征；但大部分先天性疾病是非遗传性的，如风疹病毒引起的先天性心脏病等。

（5）年龄因素：许多疾病的发生与年龄有关。如麻疹、水痘、百日咳、腮腺炎等易传播且发病后有较强免疫力的传染病，均在儿童中发病率较高，这是因为儿童缺乏对这类疾病的免疫力。一些慢性疾病，如糖尿病、骨质增生症、冠心病、前列腺增生症、恶性肿瘤等，则在老年人中多发，可能与老年人接触有害因素时间较长和代谢物质积累有关。

（6）性别因素：许多疾病的分布存在性别差异。如恶性肿瘤及动脉粥样硬化症的发病率和死亡率均以男性为高；而胆石症、胆囊炎、地方性甲状腺肿则以女性多见。疾病发生的性别差异，可能与两性解剖生理特点、内分泌状况、生活劳动环境的不同有关。

（7）种族因素：不同种族人群中某些疾病的患病率可受到遗传、地理、生活习惯等因素的影响而有差异。以肿瘤为例，马来人易患淋巴瘤，印度人易患口腔癌，中国人易患肝癌和鼻咽癌，而乳腺癌、大肠癌、前列腺癌则以欧美人种为多。我国新疆地区哈萨克族与维吾尔族均居住在新疆地区，但前者恶性肿瘤发病率为后者的两倍。不同种族骨量和骨折的发生率也有显著差别，美国白种人骨量仅为黑种人的90%，白种人骨折发生率则是黑种人的2~3倍。

2. 心理活动因素 心理活动包括心理过程和人格两部分。心理过程是指感觉、知觉、学习、思维、语言、情感、目的性和自制性等。人格又称个性，包括气质、性格、能力、理想、需要、欲望、世界观等。心理活动是在生理活动基础上产生的，但反过来又通过喜悦、苦恼、嫉妒、痛恨等内心感受的中介作用，影响人体的代谢功能和行为过程。消极的心理活动能损害健康，提高对躯体性疾病的易感性。

良好的人格特征,不仅是工作、交往、生活所必需的,也是身体健康的前提条件。而人格是先天与后天结合所塑造的,即人格特征是在先天遗传基础之上经过后天长期生活实践形成的。所以,加强人格修养,形成良好的人格特征是身体健康的必要条件。例如,在同样精神打击下,有人患了精神疾病,而有人安全无恙,就显示了不同的精神心理素质。还有癌症的发生同心理状态相关,不善于表达和宣泄、严重的焦虑和抑郁、过分压制自己的负性情绪等行为可从分子水平上引起细胞 DNA 自然修复功能的减退,促成原癌基因向癌基因转化;同时,神经内分泌系统的功能改变,使机体免疫系统功能下降,失去清除癌变细胞的能力,最终导致癌症发生。

3. **人的行为因素**　不良或不健康的行为生活方式与人的多种疾病,特别是慢性非传染性疾病密切相关。不良行为的表现多种多样,如不良的嗜好、不良的饮食习惯、不良的文体活动习惯、不健康的性行为、营养结构不合理、不良的医疗习惯、不良的心理因素、不遵守法律和交通法规。不良行为并非生活所必需,也并非无法戒除,但是戒除往往很困难。不良行为的产生原因极其复杂,主要与人的自身素质差、教育水平低下及愚昧无知有关,此外还与社会的伦理道德修养有关。要改变人们的不良行为,除进行广泛的宣传教育之外,还必须提高全民族的文化水平和道德修养。

(三) 医源性疾病

由于医疗卫生服务不当引起的疾病称为医源性疾病。造成医源性疾病的因素主要有:①诊断因素,如误诊、漏诊;②治疗因素,如误治、不合理用药;③器械因素,如使用内镜引起的损伤;④预防因素,如免疫接种方式不当;⑤防护因素,如对医用核素或射线防护不周;⑥服务行为因素,如医护人员用语不当引起病人心理伤害等。常见的医源性疾病包括医院获得性感染、药源性疾病、医源性营养不良、医务人员职业病等。

应该指出,疾病的病因只是说明某些因素在疾病发生发展过程中起到重要作用,甚至可能是引起疾病的必需因素,但这并不意味着该因素单独存在时也是引起某种疾病的充分病因。例如年龄、性别、既往史、心理素质、遗传易感性等主要构成疾病的易感因素,而营养状态、经济水平、居住条件、医疗保健等则构成疾病的诱发因素,接触病原体、药物应用不当、职业暴露等形成疾病发生的促进因素,而多次暴露于相同的生物、化学、物理因子以及过度劳累则有可能成为加重疾病的强化因素。必须强调,大多数疾病都是多种病因综合作用的结果,其中既包括遗传和体质方面的原因,也含有社会环境和自然环境方面的原因。可以是许多因素共同引起一种疾病,如吸烟、高血压、高胆固醇血症均为导致冠心病的病因;也可以是一种因素与多种疾病有关,如 EB 病毒可引起传染性单核细胞增多症、鼻咽癌和伯基特淋巴瘤等。或者是多种因素联合、相继或叠加作用致病,如有文献报道,吸烟与暴露于石棉尘均是肺癌的病因。无两因素时肺癌死亡率为 11/10 万,吸烟者为 123/10 万,仅暴露于石棉尘者为 58/10 万,而既吸烟又暴露于石棉尘者则为 602/10 万。

三、疾病的自然进程

发生疾病时,机体内环境稳定性与对自然和社会外环境的适应性受到破坏,进入与健康状态完全不同的失衡运动态势,其自然进程(natural process)大致可分为以下四个时期(图 11-2)。

(一) 易感期

易感期(susceptible period)为尚未发病,但是已具备发病基础和条件的时期。一旦致病因素齐备并达到一定强度,或机体防御功能低下处于亚健康状态,构成充分病因便可发病。例如血清胆固醇、甘油三酯增高会导致冠心病,有高血压家族史的青年容易患高血压等。易感期是疾病预防的最佳时期。

(二) 发病前期

从病因开始产生作用到出现最早临床症状、体征前这段时期称为发病前期(early onset period),在传染病此期称为潜伏期(incubation period)。不同疾病甚或同一疾病不同个体的发病前期差别很大,少则数小时,如食物中毒;多则数十年,如艾滋病。此期虽无明显疾病临床表现,但可借助生化、影像、内镜等检查找到疾病发生的征兆。本期是早期发现和治疗疾病的良好时机。

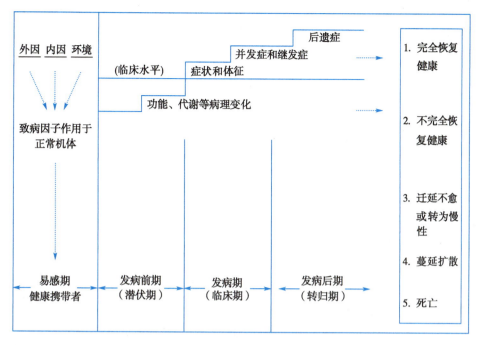

图 11-2 疾病的自然进程

（三）发病期

发病期（onset period）机体在形态、功能、代谢等方面已经出现明显的病理改变和相关的临床症状、体征，故又称临床期（clinical period）。此期疾病处于高潮时期，如急性阑尾炎呈现出发热、呕吐和转移性右下腹痛等典型临床症状和体征，周围血检查可见中性粒细胞数量增多，显微镜下可见阑尾充血、黏膜坏死等。此期疾病诊断已不困难，当务之急是针对病情采取有效的个性化治疗。对传染病而言，此期是最重要的传染期，应实施严格隔离措施。

（四）发病后期

发病后期（late onset period）又称转归期，可有以下六种走向。

1. 完全恢复健康 完全恢复健康又称为痊愈，是指疾病的症状和体征完全消失，各系统器官代谢、结构、功能均已恢复至正常，人的躯体、精神和心理状态与社会环境间重新达到平衡。某些传染病痊愈后还使机体获得免疫力。

2. 不完全恢复健康 不完全恢复健康是指疾病发病期的主要症状和体征已经消失，但机体的功能、代谢和结构并未恢复正常，在存在某些病变的情况下，通过代偿恢复来维持相对正常的生命过程。如烧伤后产生的瘢痕、脊髓灰质炎或脑血管意外引起的肢体运动障碍等，故发病后期有时也称为残障期。

3. 迁延不愈或转为慢性 致病因素持续作用或治疗不彻底时，可使急性疾病迁延不愈转为慢性。如急性肝炎转变为慢性肝炎、急性肾炎转变为慢性肾炎等。当致病因素减弱或抵抗力增强时，慢性病可逐步痊愈。慢性病也可急性发作，如慢性阑尾炎急性发作等，急性发作常常使慢性疾病病情恶化。

4. 蔓延扩散 在致病因素较强、机体免疫力较差的情况下，某些疾病的致病因子可经血管、淋巴管、组织间隙等，由局部向邻近组织蔓延或向全身播散，这些致病因子包括细菌、病毒、肿瘤细胞、化学毒物等。例如结核分枝杆菌在肺内形成结核病灶，可沿淋巴管蔓延，引起肺门淋巴结结核；肿瘤细胞也可侵入局部血管随血流运行至他处，形成远隔器官转移性肿瘤。疾病的蔓延扩散还可导致疾病并发症和继发症的产生。

5. 并发症、继发症和后遗症 并发症（complication）是指一种疾病在发展过程中引起另一种疾病或症状；继发症（secondary disease）是指在某一疾病基础上引发的新疾病；而后遗症（sequelae）系某一疾病结束后所遗留的相对永久性的结构与功能障碍。例如大叶性肺炎可伴有纤维素性胸膜炎等并发症;也可在纤维素性炎症基础上继发肺脓肿,或在败血症基础上继发感染性休克;而脊髓灰质炎则可引起下肢运动障碍。

6. 死亡 病情未能得到有效控制,有可能造成病人死亡。此外,死亡也可以由衰老和意外伤害引起。

四、疾病过程的共同规律

疾病过程的共同规律是指疾病发生、发展、转化过程中,疾病的病因、发病机制、机体代谢、结构、功能改变及其临床表现之间的相互关系,是从生物学、医学和哲学角度出发,解析疾病矛盾运动的性质、特点与规律。

(一) 自稳与紊乱动态平衡

通过神经和体液的调节作用,机体各系统之间及机体与外界自然环境之间保持适应关系,这种状态成为自稳态。疾病时,自稳态调节的某一方面先发生紊乱,进而通过连锁反应使自稳态调节的其他方面也相继发生紊乱。例如碘摄入不足首先引起甲状腺素分泌减少,通过反馈机制,垂体促甲状腺素分泌增多,促使甲状腺滤泡增生、肥大。如缺碘时间过长,滤泡上皮细胞因功能过度而衰竭,滤泡腔内充满不能碘化的甲状腺球蛋白胶质,随之发生甲状腺肿。

(二) 损伤与抗损伤贯穿始终

致病因素可引起机体损伤,同时机体也动员各种防卫代偿功能对抗所受的损伤。当损伤占据优势时,疾病趋于恶化;反之,当抗损伤占据优势时,疾病就缓解。例如大叶性肺炎时,一方面出现高热缺氧、肺泡壁毛细血管通透性异常、肺泡腔纤维蛋白渗出等损伤性变化,另一方面机体也产生周围血白细胞增多、特异性抗体形成等一系列抗损伤反应。损伤与抗损伤反应在一定条件下可向相反的方向转化。例如急性喉炎时,喉头黏膜的水肿、充血、白细胞渗出等本是机体的防御反应,但喉头黏膜高度肿胀又可导致喉头狭窄甚至窒息,从而转为损伤性变化。因此在临床实践中,只有周密观察损伤与抗损伤矛盾的相互转化,才能采取正确的诊断和治疗措施。

(三) 因果关系交替转化

因果关系中的每一环节,既可能是前一种变化的结果,又可能是后一个变化的原因。例如外伤性出血时,急性大量出血作为“因”,可引起有效循环血量减少这个“果”。有效循环血量减少又可作为“因”,产生重要器官缺氧和血压下降的“果”;缺氧和低血压再次成为“因”,最终引起循环和呼吸功能障碍的“果”。如能在疾病发展的主导环节上中止因果转化和恶性循环,也就掌握了疾病发展趋向的主动权。

(四) 局部与整体相互影响

疾病的局部病变可以通过神经和体液的途径影响整体功能,机体全身状态也可以通过这些途径影响局部病变。以疖(毛囊炎)为例,它在局部引起充血、水肿等炎症反应,也可以通过神经体液途径引起白细胞增高、发热、寒战等全身性反应。有时疖是糖尿病的局部表现,只有治疗糖尿病后局部毛囊炎病变才会得到控制。全面分析疾病的全身和局部病变的内在联系,是医疗实践中必须把握的基本原则之一。

(五) 外因和内因共同作用

影响疾病发生的外部因素和内部因素共同决定疾病的产生、发展和结局。如没有脑膜炎奈瑟菌感染的外因,机体就不会发生流行性脑脊髓膜炎。但该病流行期间却只有少数个体发病,说明还是内因起着主导作用。只有辩证地认识外因和内因在疾病发生发展中的作用,对具体疾病进行具体分析,才能全面正确地预防和诊治疾病。

(六) 本质与表象相对应

疾病发生时机体必有代谢、功能或结构上的异常构成了疾病的内在本质,并表现出症状、体征或其他化学、物理检查所能观察到的变化。例如病毒性肝炎时,如果没有肝炎病毒引起的肝细胞变性坏死,临床上出现恶心、黄疸、乙型肝炎病毒抗原及其抗体阳性等都成了无本之源;如果没有上述临床症状、体征或理化检查阳性的外在显露,我们也无法判断乙型肝炎的存在和程度。

五、疾病发生的一般机制

疾病发生的一般机制是指各种疾病形成的共同机制,是个别疾病特有机制的总和。近年来随着医学基础理论的发展,各种新的实验技术的广泛应用,不同学科的交融,使人们对于疾病的发生机制有了新的认识。

(一)神经体液机制

正常机体维持内环境的自我稳定是通过神经体液调节来实现的。有的致病因子直接损伤神经系统,有的致病因子通过神经反射来抑制或促进神经递质发挥作用。同时,体液调节也可通过内分泌激素起作用,而内分泌腺的活动则受到神经机制的调节。例如原发性高血压时,精神或心理的刺激可引起大脑皮质和皮质下中枢功能紊乱,使调节血压的血管运动中枢反应性增强,交感神经兴奋,去甲肾上腺素释放增加,小动脉收缩;同时也刺激肾上腺髓质使其兴奋释放肾上腺素,使心率加快、心输出量增加;由于肾小动脉收缩,肾素-血管紧张素-醛固酮系统激活,血压升高。溃疡病、创伤、休克等许多疾病,也都有神经体液因素的参与。

(二)细胞机制

致病因素可直接导致机体细胞代谢、功能和结构障碍,从而引起疾病。某些病因非选择性地直接损伤组织细胞,如机械力可引起各种外伤、低温可引起冻伤。另一些病因则可对组织细胞产生选择性直接损伤,如四氯化碳中毒主要引起肝细胞变性坏死;乙型脑炎病毒则损伤中枢神经细胞。致病因素还可引起细胞膜和细胞器功能障碍。如当细胞膜离子主动转运功能失调时,细胞内 Na^+、Ca^{2+} 大量积聚,导致细胞水肿。线粒体功能障碍时,氧化还原电位下降,各种酶系统受到抑制,同时使依赖环磷酸腺苷(cAMP)作为第二信使的激素不能发挥其调节作用,最终导致细胞死亡。

(三)分子机制

在分子水平上研究疾病发生机制,使人类对于疾病本质的认识进入了新阶段。近年来,人类基因组学、蛋白质组学、糖组学研究对阐述疾病的分子机制起到极大的推进作用。如镰状细胞贫血,现已知是由于血红蛋白珠蛋白分子中 β-肽链氨基端第六位的谷氨酸被缬氨酸取代,导致血红蛋白稳定性被破坏,造成红细胞变形溶血。一些蛋白质、酶、受体等的缺失则是基因的异常所造成的,如低密度脂蛋白(LDL)受体基因缺失可引起家族性高胆固醇血症。近年来发现,生长因子、癌基因、抑癌基因等在维持细胞内环境稳态调节中发挥重要作用,对于正常细胞繁殖、分化乃至肿瘤发生、演进等,都是决定性的影响因素。例如在结肠癌形成过程中,从正常上皮转变为增生上皮,可能与 apc 抑癌基因丢失或突变有关;早期腺瘤发展为中期腺瘤及晚期腺瘤,分别涉及 K-ras 癌基因突变和 dcc 抑癌基因丢失;而晚期发生的 dcc 和 p53 两种抑癌基因丢失,则促发了肿瘤从良性腺瘤到恶性腺癌的进展。

六、疾病的分类

根据疾病的病因学、病理学、解剖学、遗传学、生理学、社会学等,对疾病的特点、性质、归属进行分类,有利于疾病的预防、治疗和预后。世界卫生组织"疾病和有关健康问题的国际分类"(ICD-11)是全球疾病损伤及死亡原因的统一标准化分类。

一级分类如下。

1. 某些传染病和寄生虫病(1A00-1H0Z)

2. 肿瘤(2A00-2F9Z)

3. 血液及造血器官疾病(3A00-3C0Z)

4. 免疫系统疾病(4A00-4B4Z)

5. 内分泌、营养和代谢疾病(5A00-5D46)

6. 精神、行为或神经发育障碍(6A00-6E8Z)

7. 睡眠-觉醒障碍(7A00-7B2Z)

8. 神经系统疾病（8A00-8E7Z）

9. 眼和附器疾病（9A00-9E1Z）

10. 耳和乳突疾病（AA00-AC0Z）

11. 循环系统疾病（BA00-BE2Z）

12. 呼吸系统疾病（CA00-CB7Z）

13. 消化系统疾病（DA00-DE2Z）

14. 皮肤疾病（EA00-EM0Z）

15. 肌肉骨骼系统和结缔组织疾病（FA00-FC0Z）

16. 泌尿生殖系统疾病（GA00-GC8Z）

17. 性健康相关情况（HA00-HA8Z）

18. 妊娠、分娩和产褥期（JA00-JB6Z）

19. 起源于围产期的某些情况（KA00-KD5Z）

20. 发育异常（LA00-LD9Z）

21. 症状、体征或临床所见,不可归类在他处者（MA00-MH2Y）

22. 损伤、中毒和外因的某些其他后果（NA00-NF2Z）

23. 疾病与死亡的外因（PA00-PL2Z）

24. 影响健康状态和与保健机构接触的因素（QA00-QF4Z）

25. 用于特殊目的的编码（RA00-RA26）

26. 传统医学（SA00-SJ3Z）

V. 功能补充部分（VA00-VC50）

X. 扩展码（XS8H-XX2QG9）

疾病在人群中有较高发病率时称为常见病或多发病,如一些慢性病、传染病、寄生虫病、地方病和职业病等。慢性病（慢性非传染性疾病,noncommunicable disease,NCD）主要包括:①心脑血管病,如高血压、冠心病、脑卒中;②肿瘤,特别是各种恶性肿瘤;③代谢性疾病,如糖尿病;④神经精神障碍与精神病;⑤遗传性疾病;⑥慢性职业病及公害病,如硅沉着病（又称硅肺）;⑦慢性阻塞性肺疾病,如慢性支气管炎和肺气肿;⑧其他慢性病,如肝硬化、营养障碍等。传染病（infectious disease）是指由各种致病微生物或其他病原体所引起的具有传播流行特性的疾病。根据《中华人民共和国传染病防治法》,有甲、乙、丙三类,实行分类管理,如鼠疫、霍乱（甲类）,严重急性呼吸综合征、艾滋病、病毒性肝炎、人感染高致病性禽流感等（乙类）,流行性感冒、流行性腮腺炎、风疹等（丙类）。流行病（epidemic disease）是指能在较短时间内感染众多人口并引起广泛蔓延的传染病,如流行性感冒、流行性脑脊髓膜炎、艾滋病等。寄生虫病（parasitic disease）是由寄生虫引起的疾病,常见的有阿米巴病、疟疾、丝虫病、蛔虫病等。地方病（endemic disease）是宿主长期暴露于当地特定的自然和社会致病因素而形成的地方性流行性疾病,如克山病、碘缺乏病、血吸虫病等。职业病（occupational disease）是指劳动者在生产劳动及其他职业活动中因接触职业性有害因素引起的疾病,如肺尘埃沉着病（又称尘肺）等。有的疾病可兼有上述多类疾病的特点,如血吸虫病同时属于寄生虫病、地方病、传染病和流行病。此外,有较明确病理形态学损害的疾病称为器质性疾病（organic disease）,而以功能调节紊乱为主的疾病则称为功能性疾病（functional disease）,由思想、情感障碍引发的器质性疾病称为心身疾病（psychosomatic disease）。

七、疾病谱变化

疾病谱（spectrum of disease）是指某一地区危害人群健康的诸多疾病中,按其发生频率及危害程度顺序排列而成的疾病谱带。疾病谱在不同时期不同人群中的发病率、死亡率有时会发生较大变化,称为疾病谱变化。有人把近百年来工业化国家疾病谱的变化分为三个阶段,相应的,其疾病预防模式转变也分为三个阶段(具体可参见第十三章)。

需要特别指出的是,人类疾病谱由传染病为主逐渐转向慢性非传染性疾病为主,是当代疾病谱变化的总趋势。慢性非传染性疾病主要包括心脑血管疾病、癌症、慢性呼吸系统疾病、糖尿病和口腔疾病,以及内分泌、肾脏、骨骼、神经等疾病,具有病程长、病因复杂、迁延性、无自愈和极少治愈、健康损害和社会危害严重等特点,是严重威胁我国居民健康的一类疾病,已成为影响国家经济社会发展的重大公共卫生问题。随着我国工业化、城镇化、人口老龄化进程不断加快,居民生活方式、生态环境、食品安全状况等对健康的影响逐步显现,慢性病发病、患病和死亡人数不断增多,群众慢性病疾病负担日益沉重。慢性病影响因素的综合性、复杂性决定了防治任务的长期性和艰巨性。我们要科学、动态、全面地掌握疾病谱变化及其规律,充分认识社会因素和心理因素与疾病的发生,特别是与慢性病发生的密切关系,从生物、心理、社会几方面全方位多层次加以研究,有针对性地提高预防与战胜疾病的能力。国家卫生健康委员会近年来开展一系列工作,全力推进慢性病防控高质量发展,从出台《"健康中国 2030"规划纲要》,到实施《健康中国行动(2019—2030 年)》;从制定《中国防治慢性病中长期规划(2017—2025 年)》,到建设国家慢性病综合防控示范区。关键数据显示我国慢性病防控能力进一步提升,防控水平进一步改善。

八、疾病的价值与意义

疾病是生命中的另一种常态,也是整个生命历程中最艰苦的部分,是人类苦难的重要根源所在。在生命过程中,疾病一方面意味着部分功能的丧失,另一方面伴随着痛苦。疾病反映了人在自然中的有限和柔弱,健康、治愈和幸福生活是人类社会之美好对疾病的颠覆,在双方的对抗中,抵抗疾病、增进健康成为人类守护生命也即医学的原动力。

在生物维度上,各种类型的疾病对人的躯体、精神造成了各种各样的损伤,妨碍了生命的维护和延长,对主体和他人、群体和社会产生伤害,最终表现为对自由、平等、公平、正义的侵害,充分显示了疾病的负性价值。在人文维度,疾病带来个体身体失控、道德误判、社会关系紊乱、物质精神财富消耗等的同时又不断激发人类社会的潜能,促进人性的回归,引发人性的多元思考等。

疾病在生命中的重要意义和价值在于指引人类社会懂得如何从人的角度来理顺和管理疾病带来的无序状态,从伦理角度进行探究生命,以科学文明的心态对待疾病和生命,以生命的维护和延长为指向开展医学研究和医学实践,引导现代人对"有时去治疗,常常去帮助,总是去安慰"的理性认识,对生命的自主、人的终极关怀等方面的审慎,具有重要启示意义。

第四节 | 衰 老

生命过程就是生长、发育向衰老、死亡转化的过程。科学辩证地看待衰老与死亡问题,无论对于医学工作者还是对于普通民众,都具有十分重要的意义。

一、衰老的定义

衰老(senescence)是生物体随着年龄增长而发生的组织结构、生理功能和心理行为的退行性变化。在细胞水平和个体水平分别表现为细胞衰老和个体衰老,导致器官重量减轻,细胞萎缩丢失,胞质色素(如脂褐素)沉着,间质增生硬化,功能代谢降低,适应能力减弱。所有的生物体从生命一开始就会逐渐衰老,会不可逆地随着时间推移不断进展,其原因不是由于外伤、事故等外因的作用,而是受制于基因代谢等内在因素,导致成年后患病率和死亡率随年龄增加。

二、衰老的机制

衰老的机制是人类长期以来一直探索的课题,引起衰老的因素主要可分为两部分,分别是程序性与损伤因素导致的衰老,主要的学说也分为两大类。

(一) 遗传基因的程序化表达

遗传基因的程序化表达(programmed expression of gene genetics)学说认为生物的衰老是由遗传因素决定的,即生物的生长、发育、成熟和衰老都是细胞基因库中的既定基因按事先安排好的程序依次表达完成的。最终的衰老死亡是遗传信息耗竭的结果。现已知道,控制细胞分裂次数的机制与细胞内染色体末端的端粒结构有关。端粒及其合成酶具有维持染色体结构完整性和解决其末端复制的作用,正常体细胞每分裂一次,染色体的端粒就会逐次变短一些,直到细胞不再分裂,导致衰老与死亡。男性平均年龄低于女性,可能与男性端粒长度缩短较快有关。将端粒酶加入正常细胞内,可能延长细胞的生命。此外,动物体内某些基因组 DNA 的丢失率与动物最长寿命成反比,老年动物脑中 DNA 甲基转移酶也较年轻动物为少。

(二) 细胞代谢损伤的长期积累

细胞代谢损伤的长期积累(long term accumulation of cell metabolic damage)学说认为,机体由于自由基等有害物质的损害,可诱导正常脂质过氧化反应,使线粒体等细胞器的膜的流动性、通透性和完整性受损,DNA 断裂突变,正常修复和复制过程因此发生错误,$p53$、$p16$、$p27$ 等抑制性基因过度激活。随着错误的积累,生成异常蛋白质,原有蛋白多肽和酶的功能丧失,细胞分裂停止。由于理化因素诱发或自发的体细胞突变,可破坏细胞的基因和染色体,积累到一定程度也会导致细胞衰老。线粒体缺陷、蛋白畸变、抗氧化酶和蛋白溶解清除剂等也可形成网络,从而影响衰老过程。

综上可见,当机体细胞的衰老能按照遗传规定的速度依序进行,便可达到应有的自然寿限(自然衰老);如果有害因素妨碍了细胞的代谢功能,则衰老进程加快(早衰)。

第五节 | 死 亡

一、死亡的定义

生命的本质是机体同化、异化运动演变的过程,死亡(death)就是生命的终止和丧失。多细胞动物个体死亡时,并不是所有细胞都同时死亡。如人心搏停止后,气管上皮细胞还可进行纤毛摆动,表皮细胞甚至可再存活 120 小时。活体内细胞也并非全部生存,血细胞、上皮细胞和生殖细胞都在不停地衰老死亡。

人类个体的死亡分为生理性死亡和病理性死亡两种。生理性死亡是由于机体的自然老化所致,又称自然死亡、衰老死亡(老死)。据估测人类自然寿命应为 120~160 岁,因此人的生理性死亡并不常见。病理性死亡原因有:①重要生命脏器,如脑、心、肝、肾等严重不可逆性功能损伤;②慢性消耗性疾病,如恶性肿瘤晚期、严重肺结核、重度营养不良等引起的机体极度衰竭;③由于中毒、窒息、出血等意外事故所引起的严重急性功能失调。

一般而言,死亡的发生是一个从濒死的"活"的状态过渡到"死"的状态的渐进过程,可分为以下几个阶段:①濒死期(agonal stage),又称临终状态,是生命活动的最后阶段和死亡过程的开始阶段。此时脑干以上的中枢神经系统处于深度抑制,临床上表现为意识模糊或丧失,反射迟钝或减弱,心搏和呼吸微弱。部分病人经抢救或可延续生命。②临床死亡期(clinical death stage),主要标志是自主呼吸和心搏停止,瞳孔散大固定,对光反射消失。此时延髓处于极度抑制状态,但整体生命并没有真正结束,若采取恰当措施,尚有复苏可能。③生物死亡期(biological death stage),是死亡过程的最终不可逆阶段。此期各器官系统的新陈代谢相继停止,虽然在一定时间内某些组织仍然存活,但整个机体已不能复活。

二、脑死亡

脑死亡(brain death)是包括大脑、间脑,特别是脑干各部分在内的全脑功能不可逆性丧失,是医学、法律学、伦理学都能接受的人类死亡标准,目前世界上已有80多个国家和地区承认并实行脑死亡标准。2019年,国家卫生健康委员会脑损伤质控评价中心推出中国成人《脑死亡判定标准与操作规范(第二版)》。脑死亡的提出突破了关于死亡认定的传统观念。一旦大脑和脑干功能终结,不管是否仍有心脏跳动或肺脏呼吸,其作为人的生命本质已不复存在。脑死亡既是生物学死亡,也是社会学死亡,具有人类个体生命终结的全部含义。

脑死亡概念对于准确判断个体死亡的发生、确立终止复苏抢救时间都具有十分重要的意义。但脑死亡这个术语不应被滥用或混淆,如大脑皮质死亡、不可逆昏迷和永久性植物状态等,均与脑死亡有本质的区别,将植物人或长期昏迷者知觉和意识的恢复看成是脑死亡的复苏是不正确的。

三、临终关怀

临终关怀(hospice care)是为疾病终末期病人在临终前通过控制痛苦和不适症状,提供身体、心理、精神等方面的照护和人文关怀等服务,以提高生命质量,帮助病人舒适、安详、有尊严离世。临终关怀学是医学中一门新兴的交叉学科,以临终病人和家属为中心,以多学科协作模式进行,主要内容包括疼痛及其他症状控制,舒适照护,心理、精神及社会支持等,充分体现了"生物-心理-社会"现代医学模式的特色。我国目前针对临终关怀服务也制定了相关的管理规范和实践指南,加强指导各地安宁疗护中心的建设和管理,规范临终关怀服务行为。

本章思维导图

本章目标测试

(江　涛)

第十二章 | 临床诊断与治疗

临床诊断是临床医生运用医学知识、技能和经验，对病情作出的判断。临床治疗是运用各种治疗方法和手段对疾病作出的干预。临床诊断和治疗离不开循证医学证据的支持，循证医学的发展有助于不断提高临床医生的诊断和治疗水平。临床诊断、治疗和病历的记录与管理是临床实践的主要工作，需要遵守相关的卫生法律与法规，卫生法规对促进医学进步和保护医患双方权益起着重要作用。

第一节 | 临床诊断

临床诊断是临床医生按照内在思维范式对病情的表现作出分析、判断、解释和说明，是进行一切临床医疗工作的前提。围绕治疗而开展的病因分析、预后分析和临床治疗这三项工作都必须以准确的诊断为前提。

一、临床诊断的基本原则及思维过程

（一）临床诊断的基本原则

在疾病诊断过程中，常遵循以下几项临床诊断的基本原则。

1. **"一元论"原则**　一种疾病常有多种症状和体征，同一种症状或体征可以体现在不同的疾病上。临床医生应尽可能用一种疾病解释多种临床表现，得出一个临床诊断，避免用多个诊断分别解释不同的症状和体征，即"一元论"原则。当一种疾病确实不能解释病人的多种临床表现时，再考虑是否还患有其他疾病。

2. **优先考虑常见病、多发病**　一些疾病的发病率和患病率较高，新发疾病的人数和患病人数基数大，称为常见病和多发病。而有些疾病发病率、患病率和患病人数都较低，称为罕见病。当存在多种诊断可能性时，要优先考虑常见病、多发病。如果首先考虑罕见病，可能需要消耗大量医疗资源去治疗和验证，同时给病人带来较大的心理和经济负担。这种诊断原则可以减少诊断方向错误的机会。

3. **优先考虑器质性疾病**　有病理解剖学改变的疾病称为器质性疾病，反之则称为功能性疾病。功能性疾病的临床表现多种多样，有时与器质性疾病的临床表现非常相似。功能性疾病的诊断应当慎重，必须首先排除器质性疾病，当二者的鉴别存在困难时，应首先考虑器质性疾病，以免延误治疗，影响疗效，甚至给病人带来损害。器质性疾病可以有功能性疾病的临床表现，也可以合并功能性疾病，此时应将重点放在器质性疾病的诊治上。

4. **优先考虑可治性疾病**　大多数疾病都有明确的治疗方法且能获得良好预后，而一些疾病目前尚无有效的治疗方法。当面对这两种诊断可能性时，应首先考虑可治性疾病并开始治疗，以免延误病情，同时减轻病人的负担和痛苦。但是不能忽略不可治疾病或预后较差的疾病的可能性。

5. **实事求是的原则**　临床医生应实事求是地采集临床资料，实事求是地面对各种临床表现，避免主观性和片面性，不能按照自己局限的知识范围和有限的临床经验进行取舍，以避免临床诊断的遗漏，不应根据自己固定的认知框架纳入临床表现，以减少临床诊断的失误。

6. **以人为本的原则**　临床诊断的对象是疾病，而医生服务的对象是病人。在临床诊断过程中，应与病人多接触、多沟通，尽可能地获取第一手临床资料，应避免将重心过度放在临床表现上，而忽略了与病人的交流，这样有助于全面获取临床资料，减少诊断过程中的周折，尽快作出正确的临床诊断。

7. 以病人为整体的原则　一种疾病的临床表现、轻重程度除受疾病本身的生物学因素影响外，还受年龄、性别、文化程度、心理状况、社会背景等多种因素的影响。在临床诊断过程中，要以病人为整体，综合考虑生物-心理-社会因素对疾病的影响。

（二）临床诊断的思维过程

医生从接触病人的瞬间开始，诊断的思维过程就已在进行之中。在诊疗过程中，临床医生需要回答病人三个基础的问题。①是什么：我患了什么病？所患疾病对我有何不利影响？②为什么：病因是什么？发病机制是什么？③怎么办：能够采取哪些治疗手段，以及它们如何对疾病产生干预？今后如何预防？为了回答好以上三个问题，临床医生需要完成临床诊断的三个基本过程，即搜集临床资料、分析作出诊断、验证纠正诊断。

1. 搜集临床资料　对病人进行病史采集、体格检查和有选择地进行辅助检查，尽可能真实全面地搜集临床资料，统统都受临床思维的支配。经过正规训练的医生，通常不会忽视与病情直接相关的症状、体征和检查，但有可能不注意了解完整的背景资料，包括病人是一个怎样的人及其社会背景、家庭背景和个人背景等。而了解这些资料对于准确地诊断疾病、提高治疗效果十分重要，在慢性病及精神心理疾病中尤其如此。漏诊会使一些本可以治愈的疾病耽误治疗时机，进而给病人带来不可挽救的损害。另外，对一些病因明确、不伴有其他危险症状和体征的疾病，则能放心判定其预后是良好的，如上呼吸道感染。在搜集临床资料的过程中，医生便可对疾病的病因和诱因、是急性的还是慢性的、是否有危及生命的症状与体征等情况有了初步印象，从而给予相应的处理。

明确辅助检查是否必要可行。获取每个病人的全部信息，既无必要也无可能，在什么范围内收集信息取决于临床医生的经验和智慧。但可以肯定，不管病情如何，给病人进行大量检查显然不妥。检查必须根据病人的症状和体征加以选择，而且要考虑到病人的经济承受能力和配合能力。原则上，能够用简单廉价的检查解决问题的，不应该进行复杂昂贵的检查。病人情况不允许时，即使必要的检查也不能施行或暂缓进行，例如一个怀疑为肺癌但伴有严重心脏病的人，纤维支气管镜检查要十分慎重。当检查不能为病人提供更多的帮助时，即使病因未完全明确，也要适可而止。例如以转移癌为首发表现的病人，当常规检查、相应的超声、CT、MRI 或 PET/CT 及内镜检查还不能明确原发病灶时，就应该给予针对癌症的治疗。因为再做其他检查以找出原发病的概率很小，反而会给病人带来更多的痛苦和更严重的焦虑甚至延误病情，不如在治疗过程中继续观察病情，原发病灶或许就会暴露出来。

2. 分析作出诊断　在完成临床资料的搜集过程后，要及时对已经获得的临床资料进行综合分析、判断，形成初步诊断。一般而言，医生在刚接触一个病人时，对他的病情可能考虑 10 到 20 种可能性，特别是疾病处于发病初期或存在不典型症状时，需结合排除诊断和鉴别诊断，逐步缩小初步诊断的范围，最后留下最可能的疾病诊断。有些疾病的诊断目前缺乏"金标准"，而且存在其他临床表现相似的疾病，病人当前的症状也有可能是其他疾病的早期表现，主要采用排除性诊断。对于一些临床表现相同或相似，但治疗方案大相径庭甚至截然相反的疾病，需要做好鉴别诊断，例如脑梗死和脑出血，均需要超早期治疗但治疗原则相反，完善颅脑 CT 检查便可作出鉴别。需要指出，医生不可能等待一切临床资料完备后才作出诊断，因为许多临床资料的获取需要时间，还有些临床资料需要到病情的一定阶段才能获得，而病人通常急切需要治疗，不允许等待，对于急危重症病人更是如此。所以，依据已有的临床资料，对病情进行假定推断并在此基础上作出初步诊断非常必要。初步诊断可以进一步引导医生去思考、追查线索，并在对症处理或试验性治疗的过程中积累更多资料，进而修改或证实原有的诊断。

对于并发症、合并症的诊断也非常重要。及时就诊并得到正确处理的疾病可能没有并发症，而没有并发症的疾病的预后一般要好得多。以麻疹为例，在无并发症的情况下，皮疹和发热随疾病的自然过程而逐步消失，而有肺炎等并发症者，处理就要困难些，甚至有可能因此而致命。病人往往因一个主要疾病就医，诊疗过程中发现还合并其他系统的疾病，例如一个老年病人因脑卒中就诊，完善辅助检查等临床资料后发现合并肿瘤、心力衰竭、肺炎等疾病，此时需要将病人作为一个整体看待，进行综合治疗。

3. 验证纠正诊断 用治疗或观察病情的手段对诊断结论进行检验则是验证诊断过程。任何一个临床诊断,不管诊断依据多么充分而全面,分析多么合理,也只是在一定条件下对疾病过程中的某一阶段的认识,即使是临床上的最终诊断,通常也只是相对的。诊断是否正确,必须通过治疗结果或较长时间的观察来验证。临床上常有病人死亡时仍不能形成统一的诊断意见,需要进行尸体解剖才能确诊,但有死后解剖仍不能形成诊断意见的情况。对于治疗效果与期望的预后矛盾或随着病程进展临床表现发生变化的病人,应重新审视所掌握的病史资料是否系统完整、重要的体征是否遗漏、原有的临床判断是否正确,必须进一步进行分析、讨论,考虑是否需要纠正诊断。此时不能说明最初的诊断是完全错误的,只是作出最初诊断时这些相似疾病的临床表现还未完全显现。

通过全面地收集资料和综合分析,一个完整的临床诊断包含病因诊断、病理形态学诊断和病理生理学诊断,还有同时包含这三种基本形式的综合诊断。

(1)病因诊断(etiological diagnosis):病因决定着疾病的性质,病因诊断能明确提出致病的主要因素和阐明疾病的本质,如风湿性心脏病的病因是链球菌感染及其后遗症、结核性脑膜炎的病因是结核分枝杆菌感染、血友病的病因是凝血因子缺乏等,这样的诊断对疾病的发展、转归、预防和治疗有重要的指导价值。对病因尚不明确的疾病可以用另外的方式表示,如克山病、大骨节病、再生障碍性贫血等。

(2)病理形态学诊断(pathomorpholoIgical diagnosis):是在显微镜下观察器官、组织和细胞的形态结构变化,严格地说,通过组织病理学或细胞学检查才能作出病理形态学诊断。在大多数情况下,病理形态学诊断是临床诊断的“金标准”,特别是对肿瘤性疾病和临床表现不典型的复杂疾病。手术过程中常对切除的组织标本进行病理形态学检查,以判断良恶性和进行分型,指导下一步治疗方案。病理形态学诊断也可以通过询问病史、体格检查、各种辅助检查等间接方法作出判断,如肝硬化、胸膜炎、脑血栓形成、急性肾小球肾炎等。

(3)病理生理学诊断(pathophysiological diagnosis):诊断疾病不仅要明确病因及病理形态改变,还要明确病变的发生机制和所引起的功能变化以及机体的种种反应。这种对疾病发生发展规律的认识即病理生理学诊断。有些疾病的形态改变并不十分明显,而主要表现为功能性改变或机体代谢方面的改变,如意识障碍、心功能不全等。

(4)综合诊断:诊断应尽可能为治疗提供详尽的信息,例如酒精中毒性肝硬化,就包含了病因、解剖及病理生理学诊断,治疗措施则随之相应提出。另外还有临时诊断。许多情况下,上述诊断难以在短时间内建立,则只能形成一个暂时的印象诊断。例如临床上最常见的“发热待查”。病因不明,病理生理学改变不明显,更不可能形成病理形态学诊断。在对症处理后诊断有可能明确,也完全有可能在症状消失或恶化后还是不能明确诊断。这是因为医学对疾病的本质还没有完全认识,企望对所有的疾病都做到明确诊断是不现实的。

要实现正确的临床诊断,需做到以下方面:①具备高尚的医疗服务素质;②做到可信的疾病资料搜集;③不断提升自身的医学专业知识;④累积丰富的临床工作经验;⑤掌握科学的临床思维方法。

二、临床诊断中常用的思维方法

临床医学既是一门科学又是一门艺术,决定了医生的思维方法是千变万化、丰富多彩的,我们只能就其常用并经临床实践证明是行之有效的思维方法作出归纳。医学生要在将来的临床实践中体会这些思维方法,逐步形成自己的思维方式。临床诊断思维方法从总的来说,可以从以下两方面建立起印象诊断。

(一) 从症状入手

1. 归缩诊断法 一个症状的背后可能隐藏着数种、数十种甚至上百种疾病,需要医生凭借医学知识和临床经验,首先确定哪些疾病是最有可能的,哪些疾病是最无可能的,最大限度地缩小诊断范围,这就是归缩诊断法。以头晕为例,如果病人是中老年人,一般情况尚好,不伴头痛及天旋地转的感觉,无呼吸困难,其病因最大的可能是疲劳、紧张、颈椎病、脑肿瘤、动脉硬化等,而贫血、梅尼埃病、心脏病的可能性不大。这时就可以按照主次先后和难易程度,运用相应辅助检查去证实或排除可能性最大的疾病。

2. **逻辑框架法**　经过系统医学知识学习的临床医生已经建立起自己的知识框架,形成一系列基于症状和体征的"诊断公式",当面对经长期临床实践反复验证的"典型描述"和特定的"症状组合"时,能够快速纳入知识框架,几乎在一瞬间想到可能性最大的疾病名称,可以帮助医生迅速作出初步诊断。例如"以晨轻暮重为特征的上睑下垂"提示重症肌无力,"慢性咳嗽、咳脓痰伴咳血"提示支气管扩张症。这种思维方法需要大量临床经验的支持,结合其他临床诊断思维方法可以提高诊断准确性。必须注意的是使用这种思维方法要保持客观性和科学性,避免主观和先入为主,减少诊断失误的可能。

3. **横向列举法**　是从一个主要临床表现入手,列举各种疾病的可能性,注意不同类型疾病间的差异,结合病人的特点,抓住疾病的特征,再重点使用伴随症状进行除外诊断,最后落实到一个疾病上的诊断思维方法。

(二) 从疾病入手

1. **顺向诊断法**　对一些常见病、病因明确和症状典型的疾病,以病人的典型病史、症状、体征和辅助检查为诊断依据,可以直接作出诊断。这种诊断方法在临床实践中最为常用。例如一个一侧口角歪斜、鼻唇沟和额纹变浅、眼睑闭合不全的病人,可以直接诊断为面神经麻痹。

2. **逆向诊断法**　是根据现有的临床资料,通过否定其他疾病,间接肯定某一疾病存在的思维方法,常用于诊断疑难疾病。对病情十分复杂、表现又不典型的病例,在运用了现有手段全面检查后诊断仍不明确,只能在尽可能大的范围内逐一进行比较、分析,按照不同层次依此否定某些疾病,留下无法排除的暂作为假定诊断。

三、临床诊断方法、技术及其评价

临床诊断方法主要包括病史采集、体格检查及必要的辅助检查。

(一) 病史采集

病史主要通过问诊和阅读以往的病历获得。问诊是有艺术的,并不是机械的,它是医生对病人或陪诊者进行的一种有目的的询问,以获取病人的病情资料。问诊在临床工作中的作用举足轻重,病人申述的各种不适称为症状,但有时症状与体征是相同的,例如巩膜黄染,既可由病人主诉又可由医生查出。病人的人际关系、家族背景、社会角色等与病情有关的资料则主要是通过问诊获得。有人估计,诊断和治疗方案的线索中,60%~80% 的信息来自问诊。也就是说,有经验的医生通过问诊,诊断意见已经基本形成,剩下来要做的事情就是通过相应检查或治疗来验证自己的印象诊断。有效的问诊首先来自与病人良好的沟通,其方法、技巧及注意事项可参阅本书第十章"医学人际关系与沟通"。

(二) 体格检查

体格检查是医生运用自己的感官、手法或借助于传统的辅助工具(听诊器、叩诊锤、血压计、体温计等),对病人进行细致的观察与系统的检查,找出机体的正常或异常征象。体格检查所发现的问题称为体征。其主要方法有视诊、触诊、叩诊、听诊和嗅诊,骨科、神经科等专科检查中还有一些特别的手法,例如对病理反射的检查。

视诊适用范围很广,能提供重要的诊断资料,有些疾病仅用视诊即可明确诊断(如浅在的血管瘤、白化病、营养不良、某些先天畸形等)。但视诊必须要有丰富的医学知识和临床经验,否则会出现视而不见的情况。

触诊、叩诊可应用于身体的各个部位,可以进一步明确视诊所不能明确的体征,如体温、震颤、波动、摩擦感以及肿物的大小、形态、质地、压痛、表面性质等。

病人的气味、声音变化通过嗅诊和听诊可以感知,有时能提供具有诊断意义的线索,例如喉返神经麻痹时的声音嘶哑、肝性脑病病人的肝臭味等。听诊通常是指用耳朵直接或用听诊器间接听取的呼吸音、心音、血管搏动音、肠鸣音等,是体格检查的重要手段。

(三)必要的辅助检查

辅助检查是相对于问诊和查体的检查方法,是医疗人员通过医学设备对身体进行检查,找出身体是否存在异常表现。辅助检查通常包括实验室检查、影像学检查、内镜检查、病理学检查。有些辅助检查不能归属于这四类,如心电图检查、肺功能检查、染色体检查、基因检测、流式细胞学检查等称之为其他特殊检查。所有辅助检查均存在假阳性和假阴性的概率,不可过分依赖,要与临床结合,并分析其可信度。

1. **实验室检查**(laboratory examination) 是通过物理学、化学和生物学等实验室方法,对病人的血液、体液、分泌物、排泄物等进行检查,为临床诊断、治疗提供直接和间接依据。各种实验室检查的临床意义不尽相同,有些可作为诊断依据直接作出疾病诊断,如乙型肝炎表面抗原阳性即可认为病人受过乙型肝炎病毒感染。绝大多数的实验室检查仅具有辅助诊断价值,因此在申请检查项目和阅读实验室报告时需要注意以下问题:①实验室检查基本上只提供数据不提供诊断,需要医生根据数据结合临床情况作出相应的诊断。②绝大多数实验室检查项目都非只反映一种疾病,经常是好几种疾病具有同样的化验异常。实验室检查结果必须和病史、症状、体征及其他辅助检查结合起来综合分析才能得出正确的结论。切忌先入为主,以避免单凭检验异常即作出疾病诊断。③检验项目众多,要熟悉每种检查的指标及容易导致假阳性、假阴性的因素。根据病情适当选用检验才能得到预期效果。不要认为实验室检查多多益善,否则只会徒增病人身心痛苦和经济负担。④同一个化验项目,各个地区和医院使用的方法可能不同,正常值也就有差异,书本提供的正常值仅供参考。⑤任何化验都有一定的误差。如果其他检查无特殊发现,仅一次某项化验不正常,不一定说明多少问题。因为检查时的身体情况、饮食、天气、送检的标本是否合乎要求、检验中的失误等,都可能影响检验结果,需要全面分析。

临床上常存在这样的情况,对符合自己意愿的结果盲目相信,对不符合自己意愿的结果则要求推倒重来,再次检查的结果符合自己的心愿就认为上一次是弄错了。此种可能当然存在,但也不能截然除外第一次是对的而第二次是错的情况。这是造成临床偏差和实验研究偏倚的一个重要原因。

2. **影像学检查** 一般包括普通 X 射线、CT、MRI、数字减影血管造影(DSA)、核素检查和超声检查。

(1)普通 X 射线检查有透视、摄片和造影三种:透视经济简便,最重要的是能动态观察各器官的活动情况,通过改变体位观察病变所在位置;缺点是较小的病灶易被忽略,不能留下永久记录,无法与日后的检查进行比较。摄片恰好能弥补透视的不足,故两者常结合应用。从透视和摄片中获益最多的是肺部和骨的疾病。对于缺乏自然对比的组织或器官,尤其是中等密度的组织或器官,可用人为的方法引入适量的密度高于或低于该组织或器官的物质(造影剂),使之产生对比,即所谓的造影检查。造影检查最常用于消化道和输尿管病变。

(2)CT 有平扫、增强扫描和造影扫描三种:CT 由于对多种疾病的特殊诊断价值,现已广泛应用于临床。CT 平扫对于颅脑疾患的应用价值最高,由于 CT 的应用,气脑造影之类危险较大的检查已被放弃,原来鉴别诊断困难的脑出血与脑梗死变得十分简单,但脑干及颅后窝的病变易被 CT 漏诊。对于胸部疾患,CT 能显示普通 X 射线检查难以发现的病灶,如隐蔽在心脏后或脊柱旁的肿瘤、纵隔内的肿块。对于肝脏,CT 诊断血管瘤最为准确,还能区分肝硬化、脂肪肝与肝脏肿瘤。CT 增强扫描是在CT 平扫基础上,通过静脉注射对比剂提高病变组织与周围组织的密度差,从而提高诊断准确率,可用于鉴别血管性与非血管性病变、诊断恶性肿瘤等。经过计算机特殊处理的 CT 灌注成像还可显示脑、肿瘤等的血流供应情况。CT 造影扫描是在 CT 平扫基础上注射造影剂,通过计算机处理后形成图像,应用最广泛的是 CT 血管造影(CTA),可以三维显示指定血管,诊断血管狭窄、动脉瘤、动脉夹层等。

（3）MRI 获得的图像有横断面、矢状面与冠状面,能更直观地显示出病变区域,对脑、脊髓、肿瘤、关节病变的诊断价值最大。对于肺及纵隔的肿瘤,能够更加准确地了解邻近重要脏器是否已受侵犯,对决定能否手术甚有帮助。MRI 的扫描范围较大,不易像 CT 那样因扫描层次的限制而漏掉病变部位,能够发现细微的病变。目前核磁成像在临床应用广泛且发展较快,磁共振增强成像、功能性磁共振成像、磁共振波谱成像、磁共振弥散张量成像等已取得应用,可根据不同的临床情况选择合适的成像方式。

（4）DSA 是用来了解血管分布和病变情况的一种先进技术。能消除不含造影剂的软组织、骨骼的干扰,使血管的影像清晰地实时显示在荧光屏或照片上。在临床应用上,DSA 对血管性疾病的诊断与治疗价值最大,其次是肿瘤的诊断与治疗。

（5）核素检查可用于诊断甲状腺、肝、肾、肾上腺、骨等部位的病变。骨扫描是核素检查方法之一,它使用放射性核素锝-99m 或铟-113m 来标记磷化合物,并观察这些化合物沉积于骨组织的情况。骨扫描可用于诊断原发性骨肿瘤、骨髓炎、代谢性骨病、关节病等,了解骨折后的愈合及监测移植骨成活情况,发现肿瘤骨转移比一般 X 射线照片要早,甚至在病人尚无自觉症状时就能发现问题。骨扫描对胸骨、肋骨、骨盆的病变尤其敏感,而普通的 X 射线照片由于受到周围组织的干扰,常容易造成漏诊。此外,骨扫描一次就能很方便地观察到全身骨组织,而 X 射线检查只能逐个部位地拍片。

PET/CT 也属于核素检查,是将发射正电子的放射性核素如 ^{18}F 标记葡萄糖注入体内,根据不同病变摄取量的差异,用 PET/CT 进行局部断层扫描或全身扫描,从而灵敏、准确地分析病灶的性质。该技术在肿瘤临床应用最多,如肿瘤良恶性的鉴别诊断、肿瘤转移灶尤其软组织淋巴结转移灶的发现及定位、肿瘤治疗效果监测以及肿瘤复发与治疗后的坏死、瘢痕的鉴别。PET/CT 同样存在假阳性和假阴性的问题。

（6）超声检查主要用于诊断腹腔、盆腔脏器、乳腺和甲状腺、浅表组织、心脏、血管等部位的疾患,对确定积液、结石等有着非常重要的作用。超声的突出优点是无创、没有辐射、便携、操作方便,可用于床旁检查,可反复多次检查,广泛应用于妊娠时的产前诊断。目前可在普通超声的基础上进行超声造影、超声介入检查等。

与实验室检查不同,上述影像学检查可以确定病灶的大小、数目、位置并且给出影像学诊断。但影像学检查不能提供病理资料。

每种影像学诊断都各有其局限性,例如 MRI 诊断脑出血的能力不如 CT,装有心脏起搏器或金属人工关节的病人禁止做 MRI 检查。骨扫描显示骨的结构不如 X 射线照片、磁共振、CT 照片那样清晰,肿瘤骨转移、原发性骨肿瘤、骨髓炎、代谢性骨病(如骨质疏松症)都可以表现出核素浓聚。当病灶与周围组织缺少对比时,即使临床检查能发现的,超声不一定能够查出。

3. 内镜检查　内镜是通过光学装置,对深部或与外界相通的器官进行直接观察的医疗器械。依据其用途的不同,内镜有鼻咽镜、喉镜、食管镜、支气管镜、纵隔镜、胃镜、结肠镜、直肠镜、腹腔镜等。多数内镜柔软可以随器官的解剖走向自由弯曲,称为纤维内镜,例如纤维支气管镜、纤维结肠镜等。

各种内镜检查的最大优点是可以通过它们直接观察病灶的位置、大小、形态、色泽,同时获取组织做病理学检查,从而能得到确诊的依据。这是实验室检查和影像学检查所无法比拟的。内镜的另一突出优点是能早期发现癌症。癌在刚开始时一般仅限于黏膜层,体积只能以毫米计。在这个阶段,最先进的影像学检查也无能为力。而内镜不仅能发现它们,还能同时毫不费力地将其切除。

内镜检查的局限性在于,不少病人由于身体状况的限制无法接受内镜检查。内镜只能观察到器官表面,如果病灶位于黏膜之下,检查可能得出假阴性结果。有时病灶表面存在炎症,内镜可能取不到实质性病变部位,同样也可能得到假阴性结果。此外,内镜检查结果也受操作医生的经验影响。

4. 病理学检查　包括组织病理学检查和细胞病理学检查,后者依据标本的来源不同,尚可再分为脱落细胞学检查和针吸细胞学检查。病理学检查可以确定病变的性质,在各种辅助检查中准确度最高。一般而言,病理学检查确定病变为恶性时错误的概率极小,报告为良性时错误的概率较大。这可能是因为病理医生报告病变为恶性需要承担很大的风险,不能不谨慎;临床医生或病理技术员没能为病理学检查提供合适的标本;检查手段及病理医生的学识、经验有限。

如果说病理学检查确定病变为恶性相对容易,确定恶性病变的组织类型常有较多的困难,这时就需要用到免疫组化和分子生物学检查。例如,滤泡性恶性淋巴瘤与淋巴结的反应性增生有时光凭显微镜很难分辨,但两者免疫组化特征不同,前者只表达 k 和 γ(免疫球蛋白的轻链),而后者同时表达 k 和 γ。有时恶性淋巴瘤与未分化癌不易区别,但如果采用免疫组化技术,即可发现前者白细胞共同抗原(leukocyte common antigen,LCA)阳性、角蛋白(keratin)阴性,未分化癌则正好相反;在各种上皮细胞来源的癌,细胞角蛋白阳性而波形蛋白(vimentin)阴性,肉瘤则相反;恶性淋巴瘤可分为 T 细胞型、B 细胞型,这种分型对决定用药、估计预后的意义甚大,但单靠临床表现来区分它们常不可靠,采用相应的抗体标记组织标本就可予以辨别;组织中能查到甲胎蛋白(AFP),原发肿瘤可能在肝脏或性腺(卵巢、睾丸),查到人绒毛膜促性腺激素(human chorionic gonadotropin,HCG)说明原发肿瘤可能系绒毛膜上皮癌或睾丸癌。近年来,分子生物学方法如核酸分子杂交、聚合酶链反应(polymerase chain reaction,PCR)和 DNA 测序等,已逐步应用于肿瘤的基因分析和基因诊断,对肿瘤的个体化治疗正在发挥越来越大的影响。但免疫组化和分子生物学检查本质上属于实验室检查,假阳性与假阴性结果在所难免。当检查结果与临床相矛盾而自己又有把握不同意病理学检查结果时,临床医生一方面要向病理专家反映情况,一方面要做好继续观察的工作。

第二节 | 临床治疗

一、临床治疗的基本原则及思维过程

(一)临床治疗的基本原则

对病人作出初步诊断之后,紧接着要考虑如何治疗。治疗过程中,需遵循下列原则。

1. **职业道德原则** "我决心竭尽全力除人类之病痛,助健康之完美,维护医术的圣洁和荣誉。救死扶伤,不辞艰辛,执着追求,为祖国医药卫生事业的发展和人类身心健康奋斗终生。"这是我国医学生誓言的一部分,也是医生的职业道德要求。

2. **以人为本的原则** 医生的服务对象是人,看病不看人将会使效果大打折扣。病人有特殊的情感和需要,医护人员要以维护病人的最大利益为准则,时刻注意建立良好的医患关系,掌握熟练的情感交流技巧,让病人产生安全、信任和认同感,从而在治疗中积极配合。否则将严重影响治疗效果。

3. **重视心理治疗的原则** 很多疾病的表现不是一个或几个器官局部的病理变化能简单说明的,大都还受心理精神因素、家庭、社会、人际关系和环境影响。病人从得病一直到诊察、治疗、康复、预防,都有复杂的心理过程,每个医生都要学会从精神、心灵上为病人解除病痛。医生不仅要了解病情,而且要理解病人及其家属甚至朋友、同事、亲戚的喜怒哀乐和工作状况,其效果是单纯医疗技术难以实现的。

4. **整体性和统一性原则** 医生须处理好各种治疗方法之间的关系,如全身与局部、治标和治本、心理与躯体。医生应针对疾病及病情,采取综合治疗,以期最佳效果和最小不良反应。

5. **个体化原则** 人在身体素质、心理素质、个性特点及生活、工作环境等方面均有个体差异,以致疾病相同而临床表现各异,治疗方法相同而效果迥异。医生不仅要掌握疾病和治疗的普遍规律,还应考虑到个体差异,治疗手段如治疗方法、治疗方案、药物剂量、用药途径、疗程等均应个体化,切不可简单从事,犯教条主义一刀切的毛病。

6. **最优化原则** 以取得最佳疗效为目的,将治疗对人体的损伤降到最轻、并发症最少、风险最小。如疗效大致相同,在治疗方法上应尽可能以非手术治疗替代手术;在手术治疗中力求使用损伤轻、并发症少的方法。药物治疗则选择同类药中最有效的,毒副作用最轻者;要尽可能避免医源性疾

病的发生。

7. **最低成本原则**　我国是一个发展中国家,治疗中还要考虑人民群众的经济承受能力,尽量以最低的代价获得最好效果。

8. **预防为主原则**　防病于未然、防患于微末是古今通用的治疗准则。治疗过程中,医生有责任尽可能向病人介绍相关疾病的防治知识,康复过程中的注意事项。

(二)临床治疗的思维过程

一般而言,决定治疗方案的时候,总要遵循以下思维过程。

1. **明确治疗目标**　治疗能实现什么样的目标,是治愈,还是姑息性治疗、对症治疗,抑或巩固性治疗、预防复发、减少功能丧失、预防并发症。对于急性阑尾炎之类的疾病,治疗目标当然是尽可能获得治愈并且不留后遗症和并发症,是临床追求的最高境界;但对于多数内科慢性疾病,特别是晚期癌症,治愈在多数情况下还是不切实际的,这时就要降低治疗目标。

2. **选择治疗方案**　应用全部能够获得的证据,选择最适合的治疗方案。要考虑各种治疗手段的局限性、可能的并发症及其应对措施。分析各种治疗手段之间的相互作用,特别是各种药物之间的作用是协同还是相悖,还是各自起作用。评估治疗的获益与风险及成本效益。注意优先处理急危重症,优先治疗对病人生命和健康影响最大的疾病。病人往往患有多种疾病,需要判断轻重缓急、孰先孰后。需急诊处理的各种疾患,尤其要尽快决定是否手术干预、是否采取维持生命体征的措施。

3. **观察治疗效果**　随着病程和治疗的进展,随时观察病情,调整治疗方案,决定治疗何时停止,何时改变用量或改用其他疗法。观察治疗结果是否支持原先诊断,如果疗效不好,则要考虑是病情过于严重无可挽回,还是治疗方法选择不当或药物剂量偏差,抑或诊断有误,是否需要根据新的诊断再进行试验性治疗。一般而言,疗效好是支持初步诊断的。但也要注意,疗效好并非就一定能肯定原先的诊断无误。例如一个腹泻病人,大便检验有少数白细胞而诊断为细菌性肠炎,给予抗生素治疗症状很快消失。这似乎可以说明诊断是正确的,事实上,这个病人可能是细菌性肠炎、病毒性肠炎、消化不良等,而后两者是自限性疾病,用或不用抗生素都可痊愈。在这样的病例中,用治疗结果反证诊断的准确性比较勉强。

二、临床治疗方法、技术及其评价

(一)根据治疗目的分类

治疗方法很多,根据治疗目的可将其分为根治性治疗、支持性治疗、对症治疗、姑息性治疗、预防性治疗、康复治疗和诊断性治疗。

1. **根治性治疗**　是一类以去除发病因素为目标的治疗方法,也称为病因治疗。例如疟疾使用奎宁、梅毒和淋病使用青霉素,都是根治性治疗。切除长了癌肿的胃和患有结核的肾脏,虽然没有从根本上去除癌症和结核的发生原因,但是从切除了病灶这个意义上讲亦可以列入病因治疗的亚型。

2. **支持性治疗**　是一种从生理和心理方面支持机体战胜疾病的治疗方法。这种治疗通过适度休息、改善营养、调整环境、调节心理状态等手段,最大限度地去调动病人内在的抗御疾病的能力。

3. **对症治疗**　不是以去除病因为目标,而是以缓解病痛与不适,或间接地恢复病人功能为目标的治疗方法。与病因治疗相比,对症治疗应用得更多。当疾病没有病因治疗时,对症治疗就是唯一重要的办法。

4. **姑息性治疗**　疾病已不能治愈时,通过各种手段最大限度地减少病人痛苦延长生命。这种治疗以提高病人生活质量为最高原则,如果某治疗能暂时控制病情,但对延长生存并无好处,就要考虑有无必要施行。这种情况在晚期癌症的治疗中经常碰到,例如,晚期肝癌介入治疗可能暂时缩小病灶,但治疗的副作用及促进转移可能增加病人痛苦,甚至缩短病人寿命,因此要视病人要求慎重抉择。

5. **预防性治疗**　是对于易患某种疾病的危险人群,或患过某种疾病容易复发的病人进行的一种预防发病或复发的治疗方法,譬如对肥胖者让其减轻体重防止发生糖尿病等。

6. 康复治疗 是使病、伤、残者身心健康与功能恢复的重要手段,常与药物、手术疗法等临床治疗综合进行。

7. 诊断性治疗 诊断未完全明确但估计某种疾病可能性最大时,针对该病进行实验性治疗并观察临床效果,如果有效,该病的诊断即有可能成立。"发热待查"是最多用到诊断性治疗的情况。

(二)根据治疗手段分类

治疗方法还经常根据治疗手段分类,主要有以下几种。

1. 药物治疗 是应用合成或天然的化学物质治疗疾病的一种方法。药物治疗的分类方法较多,如按照医学体系(中药治疗、西药治疗、中西医结合治疗)、作用部位(消化系统、呼吸系统等)、药物作用(抗生素、抗肿瘤、化学药物治疗等)等。药物疗法也是最常使用的治疗手段。

2. 手术治疗 一般是指运用手术器械治疗疾病的方法,治疗的疾病包括外伤、感染、肿瘤、畸形、某些功能性疾病、器官移植或置换等六个方面。按手术时间可分为急症手术和择期手术,按手术范围可分为根治性手术和姑息性手术,按手术内容可分为修补手术、切除手术、引流手术、解除梗阻手术、移植手术等,按手术方式可分为传统手术、微创手术、机器人手术等。

3. 介入治疗 介入治疗的途径有经血管和不经血管两种,前者是以医学影像设备(X射线、DSA、CT或超声)为导向,将特制的穿刺针连同导管经血管插入到病变部位,然后通过导管注入药物或以物理手段直接治疗局部病灶;后者通常是在影像设备的引导下用穿刺针经皮肤直接到达病灶位置开始治疗。

4. 内镜治疗 内镜可用于消化系统、女性生殖系统、泌尿系统、呼吸系统等止血和较小肿瘤的切除。内镜治疗同样有创伤小、疗效高、并发症少、住院周期短的优点,但是如果肿瘤体积较大或肿瘤侵犯范围较广,内镜治疗则无能为力。

5. 物理疗法 主要包括冷冻疗法、加热疗法、激光治疗、电疗、光疗、水疗、磁疗、超声波疗法等。冷冻疗法是用液氮等制冷剂直接破坏病灶的一种疗法。该疗法原先主要用于皮肤或与体外相通部位的病变,近年来也用于肝脏等部位肿瘤的姑息治疗。加热疗法是通过超声、微波、射频等产生热能,治疗压疮、脉管炎、肿瘤等,临床有一定的治疗效果。激光治疗是应用激光气化、切割、烧灼、凝固、焊接、变性和加温等治疗病变,在眼科和皮肤科应用最为广泛。改良电休克治疗主要用于精神病、抑郁症的治疗。光疗主要有红外线理疗、治疗新生儿黄疸等。

6. 放射治疗 是利用X射线、β射线、中子射线和质子射线的生物学作用,移植和破坏病变组织,达到治疗目的的一种治疗方法。放射治疗现已成为治疗恶性肿瘤的重要手段。

7. 生物反应调节剂治疗 是运用各种治疗手段来调整机体免疫应答,治疗免疫功能异常性疾病的方法,也经常称为免疫疗法。一般可分为以下几种:化学药物如糖皮质激素、微生物制剂如卡介苗、细胞产物如干扰素、抗体如免疫球蛋白、抗原如各类减毒疫苗、免疫细胞如淋巴因子激活的自然杀伤细胞、肿瘤浸润淋巴细胞、针对肿瘤特异位点的靶向治疗等。

8. 干细胞移植治疗 干细胞是指具有多向分化能力的细胞,发现最早、研究最多的是造血干细胞。造血干细胞的发现为白血病的治疗提供了可靠的保障,大剂量化疗能够根除某些类型的白血病细胞,但因此产生的严重骨髓抑制也可致病人于死地。刺激干细胞增殖的细胞刺激因子以及广谱有效抗生素的使用、细胞分离鉴定扩增技术的成熟,使骨髓抑制的问题在很大程度上得到了解决。目前,大剂量化疗/造血干细胞移植已经成为白血病一种安全的治疗方法,并且逐步扩展到恶性淋巴瘤以及其他对化疗相对敏感的肿瘤,如多发性骨髓瘤的治疗等。针对其他疾病的干细胞治疗,效果还有待于进一步观察。

9. 基因治疗与基因疗法 基因治疗是用正常或野生型基因(统称为目的基因)校正或置换致病基因的一种治疗方式,其目的是让目的基因与被治疗者(宿主)体内特定细胞的基因发生整合,成为宿主遗传物质的一部分,进而表达目的基因的产物而实现治疗效果。当然,目的基因也可以不与宿主的基因整合,而只是通过其表达产物起作用,但这种疗效只能是暂时的,医学上将其称为基因疗法,以有别于基因治疗。

在基因治疗及基因疗法中,根据针对宿主病变细胞基因采取的措施不同,可进一步分为以下四种方法。

(1)基因置换:将致病基因整个地换以正常基因,使致病基因永久地得到更正。

(2)基因修正:将致病基因的突变碱基序列纠正,而正常部分予以保留。

(3)基因修饰:将目的基因导入病变细胞或其他细胞,让目的基因的表达产物改变缺陷细胞的功能或使原有的功能得到加强。

(4)基因失活:应用反义技术准确地封闭宿主体内某些有害基因的表达。

基因治疗及基因疗法基本上仍处于试验阶段,目前通过此疗法治愈的只限于个别疾病(如血友病)。此外,其疗效性及安全性,主要是宿主的长远作用和人类基因的影响如何,还需要时间观察。

10. 血液净化疗法 从肾外途径,用体外净化技术排除循环血液中的代谢废物、药物、毒物、致病因子及其他有害过剩物质,同时以人工手段辅助完成某些脏器功能,实现治疗目的,称为血液净化疗法。血液净化疗法包括多种不同方式,如血液透析、血液滤过、免疫吸附、腹膜透析、血液灌流、血浆置换等。血液净化疗法适应证主要为:肾衰竭、重症药物和毒药中毒、重症肝病、肝功能不全、多种免疫性疾病如重症肌无力危象、吉兰-巴雷综合征等。

11. 心理治疗 又称精神治疗,是通过语言或非语言的方式对病人进行治疗,以期减轻或消除症状,促进疾病治愈和康复的一种疗法。心理精神障碍可能是疾病的原因,也可能是疾病的后果。特别是在较为严重的慢性疾病如癌症的病人中,几乎每个病人均有不同程度的心理精神问题。面对病人的医务人员每天也都自觉或不自觉地以自己的技术、行为影响着病人的心理和精神状态。绝大多数的心理和精神问题通过心理咨询就能基本得到解决,但要将其作为一门可以灵活运用的治疗技术,仍然需要系统的学习。

12. 饮食疗法 是用食品及其膳食形式防治疾病的方法。在某些疾病中,饮食疗法有重要的辅助作用,例如糖尿病病人的低糖饮食,是控制血糖的首选有效方法;肾炎病人可以通过低盐饮食而减轻症状。

第三节 | 循证医学

一、循证医学的定义

循证医学(evidence-based medicine,EBM)是以证据为基础的医学。它强调将最新的研究证据与医务人员的临床经验相结合,以更好地评估医疗干预措施的有效性、安全性和成本效益。著名的流行病学家 David Sackett 将其定义为"在作出关于病人的临床问题的决策时,结合个体临床经验与当前最佳外部证据的科学实践"。

循证医学是一种方法论,它涵盖了信息获取、可靠性评估和临床决策制定的方法。循证医学与传统临床医学的主要区别在于前者是一种基于理性的医学方法,而后者则是一种经验主义的医学方法。然而,需要明确的是传统医学并不是不重视或不遵循证据,而是在证据收集和处理方式上存在差异,这主要表现在以下几个方面:①传统医学更注重动物实验结果,并将其应用于临床实践,而循证医学强调临床实践作为主要的证据来源。②传统医学的证据多基于医生的临床经验,并侧重于专家的经验和意见,而循证医学更注重收集已通过规范、严格评估的研究得出的结果作为证据。③传统医学以疾病和医生为中心,医生独自作出对病人处理的决策,而循证医学更关注病人的意愿,强调以病人为中心,医生和病人共同参与临床决策。此外,循证医学还更加关注群体卫生保健决策。④传统医学很少考虑成本效益问题,而循证医学将成本效益分析视为临床决策的重要依据。

循证医学通过强调对科学证据的重要性以及将其与临床实践相结合,为医务人员提供了更科学、可靠的决策方法。这种方法注重整合不同来源的证据,并促使医务人员更加系统地评估和应用这些证据,以提供个性化、高效和经济有效的医疗护理。

二、循证医学的历史

循证医学是医学领域中体现循证文化的一种方法论。早在 1769 年,Morgagni 在进行尸体解剖研究疾病时,就初步展现了循证医学的雏形。19 世纪,在法国唯结果论盛行的时期,循证医学的理念逐渐成熟起来。唯结果论主张根据行为的结果来评判其正确性。在医学领域,这意味着关注医学干预的临床实际效果,强调只有经过大量临床实践证实有效的干预手段才是正确和可取的。因此,循证医学也被称为求证医学或实证医学。

然而,唯结果论存在一定的局限性,因为结果的好坏并没有公认的标准,有时错误的做法可能带来好的结果。循证医学过分强调证据,有可能阻碍科学创新,限制了最新科学发现迅速应用于临床实践的速度。此外,全球各地的医生缺乏统一的行为规范,有些人可能受利益驱动和政治因素的影响,很难保证每个结果都能真实客观地反映必然性,在存在争议的观点之间作出选择有时是不可能的。因为这些原因,加上临床医生需要应对基础医学科学的迅猛发展,循证医学长期以来未能得到应有的重视。

直到 20 世纪 70 年代,以 Cochrane 为代表的流行病学家通过大量的工作发现,在现有的临床诊疗措施中,只有不到 20% 被证明有效。一个典型的例子是第一代钙通道阻滞剂如硝苯地平,它被认为能够扩张动脉血管、降低血压以减轻心脏后负荷,因此长期以来被广泛应用于急性心肌梗死的治疗中。然而,随机对照试验(randomized controlled trial,RCT)的研究结果却表明,这类药物实际上增加了急性心肌梗死病人的死亡率。这使得临床医生开始对常规使用的诊疗方法产生怀疑,并意识到有必要通过循证医学对这些方法进行再验证。由于 Cochrane 对循证医学的重要贡献,他的名字成为循证医学的代名词。

三、循证医学的基本过程和研究方法

1. **循证医学的基本过程** 包括如下过程:①提出问题:循证医学的第一步是明确一个具体的临床问题或健康问题。问题应该具有明确的目标和可测量的结果。②搜集证据:接下来,根据问题的特点,进行系统性的文献检索,以找到与问题相关的最新研究、临床试验和其他证据。这通常涉及使用专业数据库和其他信息资源进行检索,以确保收集到全面、可靠的证据。③评估证据:获得相关证据后,需要对其进行评估。这包括评估研究的方法学质量、样本规模、研究设计和结果的统计显著性。通过评估证据的可靠性和适用性,确定其对于回答提出的问题的贡献和可信度(表 12-1)。④综合证据:在评估证据的基础上,将不同研究的结果综合起来,以得出更全面、准确的结论。这可能涉及进行荟萃分析(meta-analysis)来合并和量化不同研究的结果,从而获得更具有统计学意义的结论。⑤制定决策:基于综合的证据,制定临床决策或健康管理建议。这需要将证据与病人的个体情况、价值观和偏好相结合,以制定最佳的医疗决策。⑥实施和评估:将制定的决策付诸实践,并对其效果进行评估。这可能涉及监测病人的疗效、安全性和满意度,以及对决策的成本效益进行评估。

表 12-1 证据的可靠性

可靠性分级	证据类型
I	良好的多中心随机对照研究的荟萃分析
II	至少一个设计良好的实验研究
III	设有对照组但未用随机方法分组。即证据来自设计良好的准实验研究,如队列研究、病例对照研究
IV	无对照组的病例观察。证据来自设计良好的非试验研究
V	专家意见。证据来自个案报道和临床病例

2. 循证医学的研究方法　主要有随机对照试验（RCT）、系统评价和荟萃分析（systematic review and meta-analysis）和临床指南（clinical guideline）等。

（1）随机对照试验：是循证医学中最可靠的研究设计之一。在随机对照试验中，研究参与者被随机分配到接受不同干预（如药物、治疗方法或介入措施）的组别，以评估干预对结果的影响。这种方法能够控制偏倚，并提供高水平的证据。

（2）系统评价和荟萃分析：系统评价是对特定研究问题进行全面、系统的文献检索和评估的过程。荟萃分析是对多个研究结果进行统计合并和分析的方法，以获得更具统计学意义的结论。系统评价和荟萃分析能够提供高质量、综合性的证据。

（3）临床指南：是基于循证医学原则，由专家组织或学术机构制定的系统性、标准化的指导方针，旨在为医生和其他医疗从业者提供根据最新科学证据的最佳临床实践建议。临床指南的目的是帮助医疗从业者在特定疾病或病症的诊断、治疗和管理中作出明智的决策。它们基于系统地收集、评估和综合最新的临床研究证据，并结合专家意见和临床经验，提供了一套规范化的指导原则。

四、循证医学的价值

循证医学在以下四方面有重要价值。①信息整合与传递：医学信息呈爆炸性增长，对于繁忙的临床医生来说，时间有限，难以消化吸收所有的信息。循证医学采用正确的方法整理和汇总有意义的证据，为临床医生提供可选择的信息，从而缩短将研究成果转化为临床应用的时间。②弥补文献缺陷：许多医学文献存在严重缺陷，可能误导临床实践。循证医学应用临床流行病学方法，能够从异质性研究结果中发现问题，并提出进一步的研究和观察内容。③成本效益分析：各国面临医疗资源供应不足和消费无限制增长的矛盾。政府必须努力控制不断增长的卫生保健费用，以最佳方式利用有限资源。循证医学非常重视成本效益分析，通过系统分析、荟萃分析和决策分析，为政府的公共卫生保健决策提供比较科学的依据。④提供公众参与和教育：随着公众受教育程度的提高，人们越来越希望获得最佳的诊断和治疗。公众具备了理解公共卫生政策制定、临床实践指南和政府规定的能力和权利，他们可以快速获取大量相对准确的信息。

五、循证医学的局限性

循证医学是当前备受关注的领域，基于循证医学的临床实践指南备受推崇。然而，我们需要注意以下几点。

1. 研究者偏倚和发表偏倚　研究者和期刊编辑倾向于发布"阳性"研究结果，忽略阴性结果的倾向可能引起误差。因此，在阅读相关文献时应注意以下方面：明确的研究实验设计，包括研究人群、方法和结果评估方式；随机分组的实施；病人的合理随访率和统计分析；在研究过程试验对象、研究人员和参与者中采用"盲法"；各组病人的年龄、性别、职业等的相似性；除干预手段外，其他诊疗方法的一致性；准确评估干预效果的大小；试验结果的适用性和是否考虑种族差异；描述所有重要试验结果；治疗效果是否超过治疗的危险性和费用；作者的工作单位、专业背景和权威性等是否经过有声誉的专家审稿。

2. 干预结果受到病人的社会经济环境或健康状况的影响　干预结果可能不仅仅由干预本身引起，还可能受到病人的社会经济环境或健康状况等因素的影响。大多数研究未考虑到病人的合并症，而这些合并症可能影响研究结果，特别是在研究组和对照组的生存差异不大时。此外，不同的文化背景和价值观也可能严重影响研究结果的推广性。

3. 循证医学的一般性结论与具体病人的矛盾　基于统计学的临床流行病学方法提供的证据只是人群中的平均值和趋势性结果。如何将这些证据应用于具体病人需要医生和病人共同决策。

4. 循证医学研究的经费问题　由于国家资金有限，大型临床研究常依赖于相关生产企业的资助。然而，这可能导致生产企业对研究过程进行干预，以获得有利于自身的结果。由于生产企业倾向于支持与其产品相关的临床试验,一些有价值但对生产企业无利的临床试验往往难以获得资助,这可能导致结果的不公正性。

5. 指南的制定可能受到专家观点的影响 由专家组制定的指南可能受到该小组专家观点和临床经验的影响。国外提出的指南也不一定完全适用于国内的情况。同一疾病在不同种族之间存在明显差异,不加分析地引用国外的治疗指南可能对病人造成伤害。此外,某些新的有价值的诊疗方法可能在经济上不适合国内人群或不被当地病人接受,并且在短时间内不宜纳入新的临床诊疗原则。

现代循证医学不可能对所有临床问题进行全面验证。缺乏循证医学证据或某种治疗在总体病人中效果不佳,并不意味着对个别病人无效。循证医学的结论可以指导临床实践,但无法完全替代经验。无论现在还是将来,经验对于医生都是必要和重要的。

各种指南和共识只是为医生和病人在抉择时提供参考。熟悉并尽可能采用这些指南是必要的,但它们不能成为处理具体病人的唯一准则,更不能教条地作为判断医疗行为是否正确的唯一法律证据。

第四节 | 病历的记录与管理

病历是指医务人员在医疗活动过程中形成的文字、符号、图标、影像、切片等资料的总和。在传统医学中,对病人的诊疗记录被称为诊籍、医案或脉案。而现代医学则使用病案、病历或病史这些术语。目前,临床中常用病案和病历来描述医疗记录。病案指的是病人出院后经整理装订成册的病历资料,而病历指的是病人正在治疗中,医务人员正在书写、医疗记录尚未完成的文件资料。因此,病历和病案之间的区别在于前者指的是病人在医院接受治疗期间医务人员正在书写的医疗记录,而后者则是指已经完成的医疗记录。

病历书写是指医生通过问诊、查体、辅助检查、诊断、治疗、护理等医疗活动来获取相关资料,并将其进行归纳、分析和整理,形成医疗活动记录的过程。病历记录是最重要的医疗档案和最基本的原始资料。评估临床诊断和治疗效果、了解病情变化和转归、总结临床经验和教训、进行临床科研等,都离不开病历记录。病历记录还反映了医务人员的业务水平、文学水平和工作态度,体现了他们的临床思维和操作历程。此外,病历记录还为医院管理和政府决策提供了不可或缺的医疗信息。在发生医疗事故或法律诉讼时,病历记录是不可或缺的原始资料,也是协助判定法律责任的重要依据。在医疗保险方面,病历是相关医疗费用支付的凭据。因此,从医学生进入临床工作的那一天起,就必须牢固树立记录病历是临床生涯中一项重要基本功的概念,并不断完善病历记录的技巧。

一、病历记录的基本要求

病历记录应当追求文字通顺、简练和准确,字迹清晰、整洁,并真实反映诊断治疗项目、过程和病情变化。伪造病历是违法行为。病历应使用蓝墨水或蓝黑墨水书写,完成后不得随意涂改。上级医师如需修改病历,应使用红墨水,并要求各级医生签署全名。

随着国家逐步加快对外开放的步伐,病历书写的外在要求可能会有相应的变化。过去,病历一律采用中文书写,然而在华的外国人或在国外生活的中国人回国治疗时,往往要求病历使用英文或其他语言书写,以便国外医生参考。随着电脑和网络的普及应用,电子病历和数据信息化已成为不可避免的发展趋势。越来越多的医院已经或正在推动这方面的工作,使用手写病历的时代或许不久就将成为历史。病历根据用途分为门(急)诊病历、住院病历和出院及转诊病历,不同类型的病历在内容和格式上有所差异。

1. 门(急)诊病历 对于病人的基本信息如姓名、性别和年龄是必不可少的,最好还包括职业、籍贯、工作单位和家庭地址等。门诊病历记录应该简明扼要,但必须包含就诊日期,对于危重急诊情况,应具体到时、分。主诉、现病史、必要的既往史、各种阳性体征和有意义的阴性体征、诊断或初步诊断以及治疗措施和处理意见等内容都应记录在病历上。如果需要请求其他科室的会诊,应在病历上清楚填写会诊的目的和本科室的初步意见。最后,医生应在病历上签名。对于复诊或门诊观察的病人,还需记录治疗后的病情变化、新的诊断和治疗措施等信息。当门诊病人需要住院进行检查和治疗时,医生应签署住院证,并在病历上明确记录住院的原因和初步印象诊断。

2. 住院病历 基本内容和格式与门诊病历相同,但要求更为详尽和严格。

(1)时间:所有新入院病人应在当天完成入院病历,急诊病人则需要立即书写。根据 2010 年颁布的《病历书写基本规范》,由经治医生或值班医生书写的病人的首次病程记录,应在病人入院后 8 小时内完成。首次病程记录应包括病例特点、拟诊讨论(诊断依据及鉴别诊断)、诊疗计划等内容。对于首次入院记录和危重病人的病程记录,时间要求应具体到时和分,以便其他医生准确了解病情变化的时间历程,并在发生医疗纠纷时提供重要线索。

(2)联系人:无论治疗结果是成功还是失败,病人无论是康复还是未愈,都需要进行随访。为了进行有效的随访,需要可靠的联系人信息。除病人本人外,其他联系人尤其不能忽视,因为病人出院后可能前往外地疗养,家庭住址可能与工作单位较远,或者在治疗后不幸过世而失去联系。有时,病人的家属要求对病情保密,这就需要有可靠的联系人信息。因此,在住院病历中记录可靠的联系人及其联系方式(单位、家庭住址、电话和电子邮箱)非常重要。

(3)病史记录:包括现病史、既往史、家庭史、个人生活史、女性病人的月经和生育史、体格检查、已进行的实验室检查、特殊检查、本次病史小结、初步诊断和治疗处理意见等内容,都应在入院病历和首次病程记录中详细反映。具体要求和意义可参考诊断学教材。对于再次入院的病人,可以简略了解既往史、家庭史、个人生活史和女性病人的月经和生育史,但一定要确切地记录所实施的治疗及其结果。

(4)病程记录(病程日志):包括当前的全部治疗情况,记录治疗后原有症状和体征的变化(好转、消失、不变或加重),是否出现新的症状和体征,病程中进行的检查及其结果,自己或上级医生对病情的分析和诊疗意见,以及需要提醒其他医生注意的内容。在实施新的处理时,要清楚记录施行方案和时间。一般来说,病程记录应每天进行书写,对于病情稳定的病人,每三天记录一次;对于重危病人和病情骤然变化的情况,应随时记录。对于长时间住院的病人,还需要每个月进行病情小结。在实习医生交接岗位时,应做好交接班记录。病程记录应由上级医生进行检查、提出同意或修改意见,并签字确认。对于科内或全院范围的会诊和疑难病例的讨论,应详细记录。请求其他科室医生会诊时,会诊医生应填写记录并签字。手术病人的术前准备、术前讨论和治疗的知情同意书、手术记录、麻醉记录、术后总结等都应完整地放置在病历中。

3. 出院及转诊病历 应包含病历摘要及各项检查要点、住院期间的治疗过程、病情转变和治疗效果、出院时情况和最终诊断、出院后处理方针和随诊计划以及病人需要注意的事项。出院总结应当在病人出院当天完成。当病人死亡时,除记录病历摘要和诊疗经过外,还应记录抢救措施、死亡时间、死亡时的情况以及死亡原因等信息。对于进行病理解剖的病人,应附上详细的病理解剖记录和病理诊断。

对于需要转院的病人,病历记录与出院病历相同,但需要列出转诊原因和目的,并经上级医生审核签字。

二、病历的保存与管理

1. 保存时间 病人出院后,病历应及时按照统一要求整理归档。在整理过程中,请注意按顺序粘贴各种检查汇报单,并附上病情介绍单或诊断证明书。门(急)诊病历档案的保存时间应从病人最后一次就诊之日起,至少保存 15 年。住院病历的保存时间应从病人最后一次住院至出院之日起,至少保存 30 年。

2. 查阅病历要求 需要明确的是,除医务工作人员和医疗服务治疗监控人员外,其他机构和个人不得未经授权查阅病人的病历。对于出于科研或教学目的需要查阅病历的情况,必须经过病人所在医疗机构有关部门的批准,并在查阅后立即归还。

3. 复印病历要求 当病人本人、代理人或死亡病人的近亲属或其他代理人要求复印病历时,必须提供有效身份证明或与病人代理人关系的法定证明材料。对于保险机构申请复印病历的情况,应提供保险合同复印件、承办人的有效身份证明以及病人本人或其代理人同意的法定证明材料。如果病人已故,应提供保险合同复印件、承办人的有效身份证明以及病人本人或其代理人同意的法定证明材料(除非合同或法律另有规定)。对于公安、司法机关因办理案件需要查阅、复印或复制病历资料的情况,医疗机构应在公安、司法机关部门出具的采集证据的法定证明和执行公务人员的有效身份证明后提供协助。一旦医疗机构受理复印或复制病历资料的申请,由负责医疗服务治疗监控的部门或专职兼职人员通知负责保管门(急)诊病历档案的部门、人员或病区。需要复印或复制的病历资料应在规定时间内送至指定地点,并在申请人在场的情况下进行复印或复制。复印或复制病历资料经申请人核对无误后,医疗机构应加盖证明印记。

第五节 | 临床实践中的法律问题

在临床实践中,由于医疗行为的高度专业性和不确定性,病人和家属往往难以全面理解医务人员的临床思维和具体诊疗行为。同时,由于条件限制、经验不足、处置不当等原因,医务人员可能对病人造成意想不到的严重后果,从而导致医疗纠纷和诉讼的数量明显增加。因此,医学生有必要学习与医疗相关的法律知识,以便在将来进入工作岗位时能够严格遵守法律规定,维护病人和自身的合法权益。

一、卫生法律与法规

卫生法律是我国法律体系的重要组成部分,其内容主要涵盖以下三个方面:第一,保障公民身体健康和生命安全。除《中华人民共和国宪法》《中华人民共和国刑法》《中华人民共和国民法典》等法律中的相关条款外,我国还颁布了一系列卫生法律,如《中华人民共和国药品管理法》《中华人民共和国食品安全法》《中华人民共和国传染病防治法》《中华人民共和国职业病防治法》等,以充分保障公民的健康权益。第二,规定医疗机构和医务人员的权利和义务。《中华人民共和国医师法》《中华人民共和国民法典》《中华人民共和国刑法》等法律中的相关规定反映了医疗机构和医务人员的权利和义务。第三,维护和改善社会生态环境。社会生态环境与医药卫生事业密切相关,卫生立法将这种联系纳入法治轨道,通过已颁布实施的《中华人民共和国环境保护法》《中华人民共和国海洋环境保护法》《中华人民共和国水污染防治法》等法律,保障社会生态环境的健康。

在卫生法体系中,法规是数量最多、应用最广泛的法律规范。国务院、中央有关主管部门、各省(自治区、直辖市)的人民代表大会及其常务委员会、国家行政机关等,都曾颁布了一系列卫生法规。例如,卫生部发布的《全国医院工作条例》《医疗机构管理条例》《医疗事故处理条例》《血液制品管理条例》等,以及国家有关部门颁布的《公共场所卫生管理条例》《艾滋病监测管理的若干规定》等。这些法规对于保障医疗活动的有序进行起到了重要作用。

除法规外,卫生法体系还包括非法律形式的医疗规范。这些规范包括医疗行业公认的规则、通行惯例、医疗职业道德以及特殊职业规定的其他注意义务。虽然这些规范在法律上没有强制约束力,但往往反映了具体医疗机构及其医务人员在医疗活动中应当遵守的义务,以及是否违反这些义务的情况。在适用范围内,非法律形式的医疗规范具有相对的法律或行政约束力,医疗机构及其医务人员违反这些规范时,可以直接作为认定医疗行为过失的依据。

非法律形式的医疗规范主要来自国家及地方主管部门、全国性行业协会或学会制定的各种标准、规程、规范和制度,还包括各医疗机构内部制定的各种规范。国家卫生健康主管部门颁布的《医院工作制度》《医院工作人员职责》等文件具体规定了医疗、护理、检验、医技等诊疗活动的工作方法。

二、卫生法中的法律责任

卫生法律责任是指卫生法主体由于违法行为、违约行为或者由于法律规定而应承担的某种不利后果。卫生法律责任具有以下特点：①与违法行为相联系，只有存在违法行为，才能追究法律责任；②内容是法律明确规定的；③具有国家强制性，由国家司法机关和国家授权的行政机关依法追究法律责任，并由国家强制力保证其执行，其他组织和个人无权行使这项权力。

根据违法行为的情节、动机、性质和其后果不同，违法者所承担的法律责任相应有行政责任、民事责任和刑事责任。

1. 行政责任 卫生法中的行政责任是指从事与卫生事业有关的企事业单位和工作人员，违反卫生法中有关行政管理方面的法律法规所应承担的法律责任。

2. 民事责任 卫生法中的民事责任指从事与卫生事业有关的机构和工作人员违反法律规定侵害公民健康权益时，应对受害人承担损害赔偿的责任。

3. 刑事责任 卫生法中的刑事责任是指行为人实施了刑事法律在医药卫生方面禁止的行为而所必须承担的法律后果。

三、医疗行为中的告知义务

医疗告知义务，一般是指为保障病人知情同意权的实现，医疗机构及其医务人员在诊疗过程中，依法应将病人的有关疾病诊断、诊疗措施以及疾病发展和治疗措施所面临的风险向病人本人或者其近亲属进行说明或告知的义务。

（一）告知的内容

1. 医疗机构的医疗水平、设备、技术状况等基本情况的告知义务。
2. 病人的病情的告知义务。
3. 对特殊检查、特殊治疗的检查、诊断方案以及检查诊断结果的告知义务。
4. 其他替代医疗方案。

（二）告知的方式

1. 书面告知。
2. 公示告知。
3. 口头告知。

（三）告知的对象

为保障病人知情同意权的有效行使，《中华人民共和国民法典》规定，医务人员在诊疗活动中应当向患者说明病情和医疗措施。需要实施手术、特殊检查、特殊治疗的，医务人员应当及时向患者具体说明医疗风险、替代医疗方案等情况，并取得其明确同意；不能或者不宜向患者说明的，应当向患者的近亲属说明，并取得其明确同意。

（四）违反告知义务的行为

实践中违反告知义务的行为主要有四种常见类型：未履行告知义务、未充分履行告知义务、虚假告知及错误告知。

四、医疗损害及其分类

医疗损害是指医务人员在进行诊疗活动时，使病人的生命健康权、财产权受到侵害的客观事实，以及由此引起的病人及其家属的精神伤害。由于医疗损害内涵和外延远远大于医疗事故，因此医疗诉讼中一般使用医疗损害，不再区分医疗事故和医疗过错。

（一）医疗损害的特征

1. 医疗机构及其医务人员存在医疗过错。

2. 病人有一定的损害后果。

3. 医疗机构及其医务人员的医疗过错与病人受到损害间存在因果关系。

(二) 医疗损害的类型

1. 医疗技术损害 是医疗机构和从业人员违反了医学原理,违反诊疗常规、行为准则或者医学规范的救治流程,造成了病人损害。

2. 医疗产品损害 指的是医务人员在诊疗护理过程中,由于所采用的药物、消毒制剂、血制品以及医疗器械等产品不合格所造成的对病人权益的损害。

3. 医疗伦理损害 主要是医务人员在进行诊疗活动的过程中违反了告知义务、保密义务等作为医务人员所应当遵循的良心和职业上的规则并造成了病人生理上和心理上的各种损害。医疗伦理损害责任中尤其关注病人的知情权、同意权、隐私权三项权利的保护。

(三) 医疗损害责任的承担

1. 医疗损害责任类型 对于医疗技术损害责任,原则上采取过错责任原则;对于医疗伦理损害责任,则采取过错推定责任原则;而对于医疗产品损害责任,则适用无过错责任原则。

2. 医疗损害责任主体 医疗机构承担的替代责任,即医务人员的职务性行为由医疗机构承担责任;医务人员,即医务人员在非职务行为的情况下给病人造成了损害,由医务人员作为赔偿主体;第三方与医疗机构,即病人在就医时因第三方过错或医疗产品损害,病人可在医疗机构和第三方之间自由选择一方或者共同请求赔偿。

3. 医疗损害责任形式 《中华人民共和国民法典》规定的侵权责任形式包括:停止侵害、恢复名誉、消除影响、赔礼道歉和经济赔偿。

五、医疗损害和纠纷的现场处置

医务人员在医疗活动中发生或者发现医疗损害、出现可能引起医疗纠纷的医疗过失行为时,一方面要立即采取有效措施,避免或者减轻对病人身体健康的损害,防止损害扩大;另一方面要立即向所在科室负责人报告,科室负责人应当及时向本医疗机构负责医疗服务质量监控和/或投诉管理的部门或者专(兼)职人员报告(个体开业的医务人员应立即向当地的卫生行政部门报告),负责医疗服务质量监控和/或投诉管理的部门或者专(兼)职人员接到报告后,应当立即进行调查、核实,将有关情况如实向本医疗机构负责人报告,并向病人通报、解释,见图 12-1。

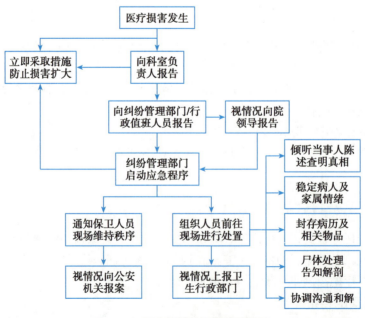

图 12-1 医疗纠纷的现场处置流程

六、医疗损害鉴定及法律处理程序

医疗损害赔偿属于民事纠纷,其解决方式可以由医患双方当事人选择自行协商。因此,医疗损害发生后,医务人员及医疗单位要认真对医疗损害进行调查并得出准确结论,诚恳地向病人方面说明真相,进行劝慰,取得谅解和支持。协商无法进行时,既可以由双方共同申请或提请当地县级以上医学会进行医疗事故鉴定,也可以单方或双方向法院提起诉讼,法院可以委托有关部门进行司法鉴定,其结论可由法官决定是否予以采信。提请鉴定或诉讼的时间限定为自当事人知道或者应当知道其身体健康受到损害之日起 1 年内。医疗事故技术鉴定属于行政处理程序,不能和法律程序同时进行,当事人只能在两者中选择其一。

医疗损害鉴定方式,一种是各级医学会鉴定专家组进行,另一种是通过司法鉴定部门进行。两者在鉴定中的功能与作用不存在孰高孰低,但毕竟有一些区别,见表 12-2。

表 12-2　医疗事故技术鉴定与司法鉴定的异同

项目	技术鉴定	司法鉴定
启动程序	卫生行政部门委托;双方当事人共同委托	法官启动
鉴定人员	医学专家主持,特邀或聘请法医	法医主持,特邀或聘请法医学专家
组织者	医学会(受卫生行政部门领导)	司法鉴定机构(受司法机关领导)或社会中介机构
鉴定内容	行为是否属于医疗事故	行为是否具有过错,过错与损害后果之间是否具有因果关系
鉴定的监督	医学会对鉴定专家资格审查的事前一般性监督;卫生行政机关对鉴定专家组出具的鉴定文书进行审查;上级医学会鉴定专家组进行再次鉴定	行政监督和司法监督

(一) 医疗事故鉴定

鉴定部门受理医疗事故技术鉴定后,要在 5 日内通知医疗事故争议双方当事人提交进行医疗事故技术鉴定所需的材料,当事人应当自此收到通知之日起 10 日内提交有关医疗事故技术鉴定的材料、书面陈述及答辩。鉴定部门应让医患双方在其主持下从专家库中随机抽取相关专业的专家组成鉴定专家组,在双方当事人陈述各自意见和证据后,由该专家组提出鉴定意见。

医疗事故技术鉴定分为首次鉴定和再次鉴定。设区的市级和省、自治区、直辖市直接管辖的县(市)级地方医学会负责组织专家鉴定组进行首次医疗事故技术鉴定工作。省、自治区、直辖市等地方医学会负责组织医疗事故争议的再次鉴定。

当事人对首次医疗事故技术鉴定结论不服的,可以自收到首次鉴定结论之日起 15 日内向上一级医学会申请重新鉴定,或者向上一级卫生行政部门申请复议。医疗事故技术鉴定的法律属性是专家证言,是民事诉讼证据之一,其与司法鉴定一样都不属于法律范畴。如果当事人对鉴定结论和卫生行政部门所作出的处理不服,可在接到处理通知之日起 15 日内,直接向当地人民法院起诉,如果法院接受该诉讼便进入法律程序。

(二) 法律处理程序

医疗事故的诉讼一般适合于民事诉讼法,应诉对象为当事的医疗单位,卫生行政部门和医疗事故技术鉴定专家组不作为应诉对象。处理民事诉讼的原则是:依法自愿调解原则,处分原则,支持起诉原则,人民调解原则。

民事诉讼的程序包括一审(起诉、受理、反诉、审理前的准备、开庭审理等)、二审(当事人不服地方各级人民法院的一审判决,在法定期限内向上一级人民法院提起上诉)、审判监督程序(法院发现已经发生法律效力的裁决和调解协议,在认定事实和运用法律等方面确有错误,依法对案件进行再审理)

等。如果法院裁定案件为医疗损害发生，就要根据医疗过失行为在医疗事故损害后果中的责任程度给病人以赔偿。在《中华人民共和国民法典》中，规定了患者有损害，但医疗机构不承担赔偿责任的情形，为医疗机构及其医务人员在诊疗过程中特殊情况的处理提供了一定的保障：

1. 患者或者其近亲属不配合医疗机构进行符合诊疗规范的诊疗。

2. 医务人员在抢救生命垂危的患者等紧急情况下已经尽到合理诊疗义务。

3. 限于当时的医疗水平难以诊疗。

此外，前款第一项情形中，医疗机构或者其医务人员也有过错的，应当承担相应的赔偿责任。

七、减少医疗损害和纠纷的措施

在临床实践中，努力减少和避免医疗损害不仅是医务人员自我保护的举措，也是为了最大限度地保护病人的利益。尽管减少和避免医疗损害不可能有固定的步骤，但遵循以下规则是非常有益的。

1. 提高医务人员的专业素养和技能水平，包括持续的专业培训、规范的操作流程和临床指南的制定，以确保医务人员具备必要的知识和技术能力。

2. 强化医患沟通，建立良好的医患关系。医务人员应倾听病人和家属的意见与需求，充分解释诊疗方案和风险，并与病人达成共识。

3. 引入第三方机构进行医疗质量评估和监督，以确保医疗服务的质量和安全。这包括定期的医疗机构评审、病例讨论和医疗错误报告等机制。

4. 加强医疗纠纷调解和仲裁机构的建设，为医患之间的纠纷提供及时、公正的解决渠道，减少诉讼的发生。

5. 建立健全的医疗事故报告和风险管理制度，鼓励医务人员及时报告医疗事故和不良事件，通过事后分析和总结经验教训，改进医疗服务质量。

6. 完善法律法规，明确医务人员的责任和义务，加强对医疗纠纷的法律监管和处理，保障病人和医务人员的权益。

7. 推动信息技术在医疗领域的应用，建立电子病历和医疗信息共享系统，提高医疗数据的准确性和可追溯性，减少因信息不对称而引发的纠纷。

这些措施的综合应用可以帮助减少医疗损害和纠纷的发生，保障病人的安全和权益，同时提升医疗质量和服务水平。

（徐忠信）

本章思维导图

本章目标测试

第十三章 | 疾病预防与卫生保健

随着对人类和环境认识的不断深化,人们逐渐发现主动预防疾病比被动治疗疾病更具有实际意义,逐步树立了多层面、全方位的大健康、大卫生、大医学观念。医学工作者应当承担起向社会提供整体卫生服务的责任,医疗机构也应拥有集预防、医疗、保健、康复、健康教育、优生优育技术服务等为一体的功能。疾病预防是现代医学的重要部分和终极目标。

第一节 | 疾病预防概论

疾病预防的思想来源于人类与疾病长期斗争的实践。人们对于医疗服务的需求不仅是有病就医,而且是预防疾病、促进健康、提高生命质量,其中疾病的预防是第一位重要的。

一、疾病预防与预防医学

早在我国春秋时期的《易经》《黄帝内经》等医籍中,就有了"君子以思患而豫(豫同预)防之""圣人不治已病,治未病,不治已乱,治未乱"的疾病预防思想。唐代医学家孙思邈在《备急千金要方》中指出,"上医医未病之病、中医医欲病之病、下医医已病之病",强调了预防为主、预防为上的思想。在西方,古希腊医学家希波克拉底在《气候水土论》中详细阐述了气候、空气、水质、城市方位、土壤及居住条件等环境因素对健康的影响,要求医生应当研究病人的生活环境、生活方式和生活习惯等,预测可能会发生的疾病,从而做到心中有数。18世纪初,英国医生爱丁伯格将加强对传染病病人进行检疫,防止公众得病的措施称为"政策医学"。后来又出现了维护和促进个体健康措施的观点,促使了"卫生学"(hygiene)的产生。在20世纪初叶战胜天花、霍乱、鼠疫、白喉等烈性传染病的基础上,人们逐渐认识到在疾病控制中公众对卫生健康的关心和政府为公众提供卫生服务的重要性,强调个人、家庭、社会等各方面对于疾病均应采取积极主动的预防措施。20世纪50年代,诞生了研究疾病预防的性质、任务、方法和规律的专门学科——预防医学(preventive medicine)。

预防医学是以人类群体为研究对象,应用生物医学、环境科学和人文社会科学等多学科的理论与方法,宏观与微观相结合地研究疾病发生与分布规律以及影响健康的各种因素,制定预防对策和措施,达到预防疾病、促进健康和提高生命质量为目的的一门医学学科。预防医学作为医学的重要组成部分,是在人类为求生存和发展,与危害健康的各种因素斗争的过程中产生和发展起来的。预防医学是整个医学大厦的顶端和先导,其角度、对象、方法以预先采取措施防止疾病发生和进展为特色,与基础医学、临床医学、康复医学一起构成了现代医学四大支柱。

二、预防医学的基本任务

预防医学主要研究人群的健康状况及其影响因素、预防疾病和促进健康的集体效果以及防治疾病的组织和管理方式等,其学科领域涵盖流行病学、卫生统计学、卫生毒理学、营养与食品卫生学、儿童少年卫生学、环境卫生学、劳动卫生与职业病学、社会医学与卫生管理学等。预防医学的基本任务如下。

1. 研究环境因素与人群健康的关系,阐明环境因素对人群健康影响的规律,提出利用有益的环境因素和控制有害的环境因素的卫生要求及预防对策的理论依据和实施原则。

2. 利用人群健康研究中的卫生统计学、流行病学和生态学等的原理和方法,客观定量地描述和分析各种环境因素对健康的影响,以及与心身疾病的内在联系和规律,力求获得对健康与疾病本质的认识。

3. 提出促进健康、预防疾病的宏观政策和策略,为制定卫生政策和策略、调整资源分配原则、设置卫生组织机构等的决策提供科学依据。

4. 采取有效的个体和群体预防措施,提出控制致病因子的具体卫生要求,预防疾病的发生、蔓延和恶化。这是疾病预防最本质的功能所在。

三、疾病预防的主要特点

疾病预防与疾病诊断、治疗、康复、保健相比,有以下几个鲜明的特点。

1. 前瞻性和全程性 以某种形式防止或延缓疾病发生和发展所采取的预防措施,其功效应全面覆盖于疾病之前、疾病之中和疾病之末,这是疾病三级预防全程化的真谛所在。疾病预防是从病因的源头开始防止疾病发生,因此具有前瞻性和全程性。例如通过儿童的计划免疫,有效地控制了结核、脊髓灰质炎、百日咳、白喉、破伤风、麻疹等疾病的发生。

2. 群体性和全民性 疾病预防包括个体预防和群体预防。在预防工作中所采取的治疗或隔离病人等措施,其目的在于保护更多的正常人群免受传染。因此,如果说临床医学注重病人个体,那么疾病预防更侧重于包括正常人、亚健康人群和病人在内的全体人群。

3. 宽泛性和宏观性 疾病预防的对象并非局限于人体自身,而将人类放到自然环境、社会环境等大背景中加以考察。从这个意义上来说,基础医学侧重于研究细胞和分子水平的结构、功能与代谢变化,临床医学侧重于器官、系统、个体疾病的诊断与治疗,而预防医学则注重人群、社区、社会、生物界、地球、宇宙等宏观领域对健康的影响,其知识领域更加宽泛、更加宏观。

4. 行政性和社会性 在卫生资源的提供、卫生政策的制定、流行性疾病的控制等方面,疾病预防都需要社会各个部门、全体居民甚至国际社会的大力协调和参与。国家机构和国际社会有责任从可持续性发展的角度,以公平有效的原则来提供完善的医疗卫生服务。强制性地采取某些必要的防制措施,是疾病预防具有普遍社会价值的重要体现,也是疾病预防工作行政性和社会性的反映。

第二节 | 疾病预防的宏观策略

疾病预防的宏观策略是指全国各地指导全面疾病预防工作的方针。有了正确的策略和措施的指导,再加上科学合理的具体措施,才能达到预防疾病、促进健康、提高生命质量的目的。

一、“预防为主”的卫生与健康工作方针

预防为主始终是我国卫生工作的战略重点。中华人民共和国成立之初,我国政府于 1952 年就提出了“面向工农兵、预防为主、团结中西医、卫生工作与群众运动相结合”的四大卫生工作方针。1997年《中共中央 国务院关于卫生改革与发展的决定》提出了“以农村为重点,预防为主,中西医并重,依靠科技与教育,动员全社会参与,为人民健康服务,为社会主义现代化建设服务”的卫生工作方针。党的十八届五中全会从维护全民健康和实现长远发展出发,提出“推进健康中国建设”新目标。为适应新形势新任务,2016 年 8 月全国卫生与健康大会提出了以人民健康为中心,坚持以基层为重点,以改革创新为动力,预防为主,中西医并重,把健康融入所有政策,人民共建共享的我国新时期卫生与健康工作的新方针。现代医学科学发展和疾病防治实践证明,一切疾病都是可以全部或部分预防的。特别是对于一些当今尚无有效治疗与康复办法的疾病,如艾滋病、心脑血管疾病等,预防工作更显示出其投入少、效益高、影响深广等显著优势。

当前我国疾病预防的重点是:①传染性疾病和慢性非传染性疾病的防控:2020—2022 年新型冠状病毒肺炎疫情,让全世界认识到各种新发传染病的挑战依然严峻,慢性非传染性疾病死亡率占总死

亡率的比例还在上升,心脑血管疾病、恶性肿瘤和其他慢性退行性疾病成为我国城乡居民最主要的死亡原因。②环境卫生工作:随着工业和经济的快速增长,以煤烟和汽车尾气为主的传统空气污染和工业废水排放引起的水污染是我国面临的重要问题,加强环境污染的监测和提高环境污染对健康影响的关注是我国当前的主要任务。③劳动卫生和职业病防治:生产环境中的劳动职业危害随着新行业、新工艺的涌现而增加。④放射卫生防护:对江河湖海和陆地的放射性水平进行监测,提高放射病的诊断、治疗和防护水平。⑤食品卫生与营养工作:保证食品的卫生、安全和合理营养,是人类维持健康、预防疾病的需要。⑥儿童少年卫生工作:关心青少年身心健康和发育成长,提高青少年营养状况。

二、医学模式与疾病预防模式的转变

医学模式反映了人们在某个特定时期对健康和疾病现象的哲学认识。神灵主义医学模式产生于人类社会早期,当时由于对发生在人体的生育、疾病、死亡等重大事件无法理解,人们就通过求神、占卜、拜神等手段来解除病痛。随着社会的发展和人们对自然界的不断深入了解,产生了自然哲学医学模式。18世纪以后,由于微生物学、免疫学、病理学等的重大发现,使医学进入了生物医学时代。生物医学模式偏重注意疾病与病因间的单因单果关系,虽然在传染病等疾病的控制和医学发展史上功不可没,但有一定的局限性。20世纪70年代以后,人们越来越认识到社会因素和心理因素与疾病的发生有关,特别是与慢性非传染性疾病的发生密切相关,必须从生物-心理-社会多方面、全方位、多层次地加以综合分析。这标志着生物-心理-社会医学模式的诞生。

疾病预防模式的改变也从一个侧面反映出医学模式的变迁。有人把工业化国家疾病及其预防模式的转变分为三个阶段。第一阶段(第一次卫生革命)以防治传染病、寄生虫病和地方病为主要目标,采取抗生素、免疫接种、消毒、杀虫、灭鼠等社会卫生措施,使传染病发病率和死亡率大幅度下降。第二阶段(第二次卫生革命)以慢性非传染性疾病为主攻目标,通过发展早期诊断技术、提高治疗效果、加强疾病和健康危险因素监测、改变不良的行为生活方式、合理营养和体育锻炼等措施,努力降低慢性非传染性疾病的发病率和死亡率。第三阶段(第三次卫生革命)以提高生命质量,促进全人类健康长寿和实现人人健康为奋斗目标,通过树立大健康和大卫生观念,加强健康促进和健康教育,坚持可持续发展策略,保护环境,推行自我保健、家庭保健和发展社区卫生服务等综合性措施,实现目标。发达国家这三个阶段经历了约100年,现已普遍进入第三阶段;而发展中国家则同时应对着三个阶段的挑战,因此面临更大的困难。

生物-心理-社会医学模式各因素间的关系参见图13-1。该模式将影响人类健康的因素分为四大类,各种因素对疾病影响的强弱,因不同疾病和疾病所处时期与阶段等而不同,如心脑血管疾病以行为生活方式为主、意外事故以环境因素为主、传染病则以卫生服务为主等。由于医学模式的变化,对维护健康、防治疾病等问题的思维方式、工作方式、管理方式和操作方式等也要发生一系列的转变。始终将人作为一个整体来看待,无论健康还是疾病时,都应该既要考虑人的生物学因素(系统、组织、细胞、分子、原子等),也要考虑其生活的家庭、社区、社会等环境因素;既要考虑人的生物属性,也要考虑人的社会属性和心理环境。

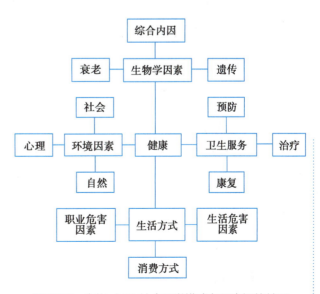

图13-1 生物-心理-社会医学模式各因素间的关系

三、社会大卫生观念

社会大卫生观念是相对于小卫生观念而言的。所谓小卫生观念是指以医生独立行医为特征的卫生服务。而大卫生观念则认为,卫生工作不单纯是卫生部门的专业技术工作,它必须与社会经济同步发展,动员和依靠全社会的力量来推进。大卫生观念是随着社会化大生产的发展而产生的,卫生事业也逐渐成为社会化的产物,体现了疾病预防需要全社会多层面参与的特点。

1. **大卫生是具有大规模社会建制的卫生活动** 防治疾病与社会进步和改革联系在一起,并且与人们的利益息息相关。由于卫生知识的普及和卫生需求的提高,医疗卫生保障日益成为社会各系统广泛参与的自觉行为。卫生部门与环境保护、教育、政法、食品、商业和金融保险部门等,共同形成广泛的卫生服务网络,促进卫生事业自身与整个社会协调发展。

2. **大卫生是整体化医学指导下的卫生活动** 人是自然属性、社会属性和生理活动、心理活动的统一体。医学及其预防保健体系将人特别是人群作为服务对象,融合自然科学和社会科学诸多学科领域,如生物医学、心理学、社会学、数学、工程技术学等,整合建立新的疾病预防学科群。整体化、系统化的医学进步,奠定了大卫生的理论基础。

3. **大卫生是具备福利和生产二重性的卫生活动** 卫生事业的福利性体现在卫生事业必须满足整个社会和所有人群不断增长的包括预防、保健、医疗以及康复在内的医疗卫生需求。卫生事业又具有生产性,不仅表现在能增进和提高劳动生产率(因此卫生对劳动力的保护被称为"健康投资"),还表现为卫生事业本身还是第三产业,必须服从于总的经济发展目标和基本经济规律。卫生总费用占GDP 比例是一个国家整体对卫生领域投入高低的标准。卫生总费用占 GDP 的比重不低于 5% 是世界卫生组织的基本要求。2019 年全世界平均卫生费用支出占 GDP 比重 9.9%,美国为 16.8%、瑞典为10.9%、德国为 11.7%,我国 2022 年为 7.0%,卫生总费用为 84 846.7 亿元。因此必须研究以有限的卫生资源通过合理调配和使用,达到公平、公正、有效为健康服务的目标。

第三节 | 疾病预防的主要措施

疾病预防是指防止疾病在人群中的发生。疾病控制是指减少疾病在人群中的发生和发展。预防是指疾病未发生前的一些措施。控制是指疾病在人群中发生后所采取的一些措施。每一种疾病的发生、发展都有其本身的规律,可采取三级预防的策略和措施,第一级预防措施是预防疾病的发生,第二、三级预防措施是控制疾病的发展。充分发挥个体预防和群体预防在疾病预防中的作用,同时通过公共卫生监测所获得的信息,为疾病预防提供重要依据。

一、个体预防和群体预防

疾病预防包括个体预防和群体预防,分别研究个体和群体的健康与疾病状况,以及预防疾病和增进健康的个体和群体效应。

(一) 个体预防

个体预防(individual prevention)是指针对个体所采取的预防疾病的措施。古代人们就已认识到健康和疾病的发生与外界因素有密切关系,并创造了许多预防疾病和保障自身健康的方法。如火的使用不仅缩短了人体消化食物的过程,还减少了中毒和胃肠病的发生;东汉名医华佗创造模仿动物动作的五禽戏来强身健体等。近代西方科学技术的进展,爱德华·詹纳(Edward Jenner)发明种牛痘、路易斯·巴斯德(Louis Pasteur)发明巴氏灭菌法等,对预防和控制疾病发挥了巨大作用。人们越来越认识到,强化个人健康责任,是疾病预防是否发生效应的关键。

强化健康意识、建立良好生活方式与行为习惯是疾病个体预防的重要方面。要有均衡饮食习惯,限制高脂肪、高蛋白、高糖和高盐摄入,控制体重,不吃不洁净的食物。要加强身体锻炼,保持稳定的生活规律。适量饮酒或不饮酒,避免吸烟,防止药物和毒品依赖。要掌握自我保健知识,避免生活和生产意外伤害。克服性格弱点,提倡愉快、积极的情绪,提高对重大事件的耐受和排解能力,加强与社会人群的和谐交往。

周期性健康检查是疾病个体预防的另一重要形式。周期性健康检查是由医生根据受检者健康危险因素为个体制订的健康检查计划,这些健康危险因素包括个人的年龄、性别、职业、家庭、生活事件、个性特征、行为方式、社会经济状况、宗教文化、健康信念和就医行为等方面。周期性健康检查的优点是具有个体化倾向和时效性。要把常见病、多发病和高危人群,作为周期性健康检查的重点。

(二)群体预防

群体预防(colony prevention)是指包括健康人在内的整个人群的疾病预防。群体预防主要通过改善社会环境、消除潜在危险因素等方式,达到保持健康、预防疾病的目标。

19世纪末20世纪初以来,人类积累了战胜天花、霍乱、鼠疫、白喉等烈性传染病的经验,并掌握了一整套系统的群体预防的方法。我国甲乙类法定报告传染病发病率在1955年为2 139.69/10万,1985年为874.82/10万,2016年为215.68/10万,2022年为172.4/10万。在全球消灭天花和脊髓灰质炎后,又将麻疹、狂犬病、结核病、麻风病列为有望全球消灭的传染病。

尽管如此,加强群体预防,在人群中控制传染病的流行和传播,仍是我国现阶段卫生工作的重点。其一,传染病依然是危害我国人民健康的主要因素之一,尤其是农村地区,传染病是疾病和死亡的重要原因之一,如病毒性肝炎、肺结核、梅毒、细菌性和阿米巴痢疾、艾滋病、狂犬病等;其二,一些已被控制的传染病如结核病、血吸虫病、淋病、梅毒等死灰复燃或卷土重来,发病率有抬头趋势;其三,一些新的人类传染病和病原体的出现,如艾滋病及HIV病毒、埃博拉出血热及其病毒、牛海绵状脑病、严重急性呼吸综合征及变异的冠状病毒、人感染高致病性禽流感等。因此传染病的预防仍然任重道远,群体预防在疾病预防中的作用还应进一步深化。

建立适合所有人群的公共卫生政策是做好群体预防的关键。这包括公共卫生的立法、监督管理及财政投入等,以确保整个人群都有依法享受基本预防、医疗和保健服务的权利。城乡社区卫生活动的开展是群体预防实施的重要保证,越来越多的预防、医疗、保健、康复、优生优育、健康教育等活动在社区内进行。以社区为单位的群体预防包括社区全部人群的预防和重点人群的预防,前者涵盖了社区中的健康人、病人、亚健康状态者及病原携带者,后者则为儿童、老年人、妇女及其他高危人群。预防工作的社区化将极大提高疾病预防的覆盖面和效益。

二、三级预防

根据疾病发生、发展和健康状态的变化规律,Leavell H. R.、Clark E.G.在1953年提出了疾病预防控制的三级预防概念,将预防策略分为三个不同等级称为三级预防(preventions at three levels)。第一级预防是病因预防,即防止疾病的发生;第二级预防是"三早"预防,即早期发现、早期诊断、早期治疗,对于传染病增加早期报告和早期隔离,为"五早"预防;第三级预防是合理治疗疾病,防止伤残,延长生命。三级预防是疾病预防的核心,每一种疾病都有其三级预防的措施。在疾病的预防控制中,不同的疾病所采取的策略和措施是不同的;即使是同一种疾病,在不同的地区或不同的人群采取的策略和措施也是不同的。三级预防体现了对个体和群体在疾病发生前后各个阶段的预防,它是在对疾病的病因、自然进程和转归等了解的基础上分阶段、全方位进行的,重点强调在疾病发生和发展的每一阶段,都可以采取适当的措施来预防疾病的产生与恶化。

(一)第一级预防

第一级预防(primary prevention)又称病因预防,指在疾病尚未发生时针对病因或危险因素等所采取的综合性预防措施,也是预防疾病和消灭疾病的根本措施。第一级预防的目标是防止或减少疾病发生,即无病防病,是疾病预防的最高目标。第一级预防的基本原则是适量运动、戒烟限酒、合理膳食、心理平衡。其主要措施为健康促进和健康保护。

1. 健康促进 是一级预防的基础。通过创造促进健康的环境使人们避免或减少暴露于各种行为、心理、社会环境的危险因素,从而改变机体的易感性,保护健康人免于发病。健康促进作为预防措施不是针对某个疾病,而是要避免产生和形成增加发病危险的因素,而这些因素广泛地存在于社会、经济和文化生活的方方面面。在人群基础上采取信息传播、行为干预等多种手段,提高人群的自我保健意识和能力,消除或减轻影响健康的危险因素,不断改善不良行为与生活方式,全面增进健康素质。健康促进包括以下内容。

(1)健康教育:是通过信息传播和行为干预,帮助个人和群体掌握卫生保健知识、树立健康观念、自愿采纳有利于健康的行为和生活方式的教育活动与过程。施行健康教育,消除或减轻影响健康的危险因素,促进个人或群体改变不良行为与生活方式,从而达到预防疾病、促进健康和提高生活质量的目的。不良行为与生活方式给个人、群体乃至社会的健康带来直接或间接的危害,它对机体具有潜袭性、累积性和泛影响性的特点。不良行为与生活方式涉及范围十分广泛,如吸烟、酗酒、不健康饮食、久坐而不锻炼、滥用药物、性紊乱、运动缺乏、驾车与乘飞机不系安全带等。通过提倡戒烟禁毒、优生优育、合理性生活、加强体育锻炼、弘扬环保意识、保持饮食卫生等健康的行为与生活方式,可以降低恶性肿瘤、心血管疾病、病毒性肝炎、艾滋病等慢性病和传染病的发病率。

(2)自我保健:是指个人在发病前进行干预以促进健康、增强机体生理及心理素质和社会适应能力。自我保健包括不吸烟、不饮酒、不性乱、远离毒品、注意合理营养和饮食卫生、加强体育锻炼、减少精神紧张等。例如合理营养是指全面均衡的营养,在人体代谢过程中,各种营养素都具有其独特的生理功能,不能摄入过多或过少。《中国居民膳食指南(2022)》提倡:食物多样,合理搭配;吃动平衡,健康体重;多吃蔬果、奶类、全谷和大豆;适量吃鱼、禽、蛋、瘦肉;少盐少油,控糖限酒;规律进食,足量饮水;会烹会选,会看标签;分筷分餐,杜绝浪费。体育锻炼对于促进生长发育、提高机体素质和防病水平有积极的意义。体育锻炼应有计划、有系统、循序渐进地进行,使身体在力量、速度、协调和耐力上都得到发展。体育锻炼的内容、方式、方法要因人因时而异,良好的体育锻炼习惯使人受益终身。

(3)环境保护和监测:由于人为因素的影响,全球环境恶化问题日渐突出。工业污染、食品污染、家居污染使人类的生命及繁衍质量都受到极大威胁。雾霾、沙尘暴、大气污染、水污染、荒漠化、森林退化、生物物种多样性消失等,对人们生活和经济发展已显示出相当的负面影响。应广泛采取物理、化学和生物检测手段,做好环境监测工作,充分治理工业"三废"、生活"三废"和农药、化肥等的污染,确保生态环境向良性循环方向发展。国家对大气、水体、土壤、居所、家用化学品及环境卫生的标准等都作出了明确的规定,以期作为改善环境、保护居民不受致病因子危害的根本保证。

2. 健康保护 是对于病因明确的疾病,或者具备特异预防手段的疾病所采取的措施。健康保护在预防和消除病因上起主要作用。

(1)针对病因的特异性预防:针对病因的特异性保护措施在预防疾病上发挥决定性作用。根据传染病的疫情监测或人群免疫水平分析,有计划地进行预防接种,可使机体产生特异性免疫力,阻断传染病的传播。我国在儿童中通过"五苗"(卡介苗、乙型肝炎疫苗、脊髓灰质炎疫苗、百白破疫苗和麻疹疫苗)的接种,对麻疹、结核、脊髓灰质炎、百日咳、白喉、破伤风和乙型肝炎等七种传染病进行强制性计划免疫。应该说,半个多世纪以来全世界传染病发病率迅速下降,主要得益于疾病的第一级预防,特别是免疫接种的作用。

对于病因已经明确的某些化学元素性地方病,可通过人为补充或减少某些元素的供给,预防和治疗这类疾病。如通过服用含碘食盐来防治地方性甲状腺肿,通过增加饮用水中含氟量来预防龋齿。对于硅沉着病等职业病,可以通过改善工艺流程,清除有害物质,减少疾病的发生。

(2)特殊人群的重点预防:在对整个人群进行全面预防保健的基础上,应注重高危人群、高危环境、高危反应在疾病预防中的重要地位。高危人群是指易受到致病因素危害发生某些疾病的特殊人群,如残疾人在重要生活事件中易受伤害;吸烟、血胆固醇过高者易患冠心病;有癌症家族史或有癌前病变者易发癌症等。噪声、环境污染、重大灾祸等被称为高危环境,常常诱发某些职业病、地方病和身心疾病等。机体对各种刺激的反应过度可引起高危反应,如精神紧张的人易患心动过速、高血压等病症。

老年人、妇女、儿童及青少年的预防保健是高危人群预防的重要组成部分。老年人预防保健主要注重老年人生理、心理和社会因素对其健康的影响,延缓衰老、孤独和死亡的来临,避免或减轻意识、记忆、语言和行为的障碍,提高老年人生命质量。妇幼保健是加强青春期、婚前期、孕产期、哺乳期、围绝经期的保护,做好生殖生育调节,保证母婴安全。儿童及青少年预防保健是依据儿童及青少年发育规律,探索遗传和教育生活环境对少年儿童的影响,为其成年期和老年期生命质量的提高奠定基础。

开展一级预防常采用双向策略,即把对整个人群的普遍预防和对高危人群的重点预防结合起来,两者相互补充,提高效率。前者称为全人群的预防策略,旨在降低整个人群对疾病危险因素的暴露水平,是通过健康促进实现的;后者称为高危人群的预防策略,旨在针对疾病高风险的个体采取预防干预措施来降低其将来发病的风险,是通过健康保护实现的。

(二) 第二级预防

第二级预防(secondary prevention)是指发病前期和发病早期实施的疾病预防措施,目的是在发病前期或发病的早期阶段就使疾病得到早期发现、早期诊断和早期治疗,又称"三早"预防。第二级预防不仅有利于终止个体疾病的进一步演进,而且有利于防止群体疾病的蔓延。对于致病因素尚不完全明确的疾病,如各种慢性非传染性疾病等的预防,特别应以第二级预防为重点。

尽管目前结核病、梅毒等传染病有复燃的趋势,又出现了严重急性呼吸综合征、禽流感人间感染等新兴传染病,但应该清醒地看到,人类正面临着从传染病猖獗向慢性病为主的转变,后者已成为人类死亡的主要原因。世界卫生组织公布了 2015 年全世界死亡排前十位的疾病依次为缺血性心脏病、脑卒中、呼吸道感染、慢性阻塞性肺疾病、肺癌、糖尿病、阿尔茨海默病、腹泻、肺结核和交通伤害。2020 年我国城市居民主要疾病死亡排名前十位的疾病依次为恶性肿瘤、心脏病、脑血管病、呼吸系统疾病、损伤和中毒外部原因、内分泌和营养及代谢疾病、消化系统疾病、神经系统疾病、泌尿生殖系统疾病、传染病(含呼吸道结核)。对慢性病的治疗和预防是第二次卫生革命的首要目标。

慢性病具有病人多、损害广、治愈率低等特点,而且病因机制不明者居多,因此完全做到第一级预防十分困难。慢性病的发生发展是一个相当漫长的过程,是致病因素长期作用的结果,因此慢性病的早期发现、早期诊断和早期治疗是完全可能的。例如宫颈癌,从原位癌发展到浸润癌可长达十余年;冠心病的发生,也是经过一个较长的静止期到中老年期逐渐发病的。由于慢性病与传染病在病因、传播方式、发病机制、病程及预后等各方面都有所不同,慢性病的预防工作亦与传染病有所不同(表 13-1)。掌握慢性病预防的这些特点,对于疾病预防的顺利开展非常有意义。

表 13-1　传染病预防与慢性病预防的比较

内容	传染病预防	慢性病预防
病因	有特异性的生物学病因、一定的潜伏期和明确的传播途径	病因多样,有些病因不明,病程起点不确定
病因预防	特异性预防措施有效,直接效果明确、迅速、可测量	综合性预防措施可有效,直接效果不明确,需长时间评价观察
发病机制	单纯、容易阻断	复杂,不易阻断
病程	短,或治愈或死亡	长,甚至终生带病,需连续性的三级预防
传播	有传染性,群体预防的效果极佳,以公共卫生人员和政府的责任为主	无传染性,群体预防的效果不突出,以个体的责任为主
预后	后遗症少而单纯,单一的功能康复即可	多器官多系统损害,需要综合性功能康复

实现疾病"早期发现、早期诊断"的主要方法是提高群众的防病意识,发展灵敏有效的诊断方法和技术,提高医务人员的诊断治疗水平。可根据人力、物力和财力的具体情况,参照成本-效益分析,分别选用普查、筛查、定期健康检查、高危人群重点项目检查以及设立专门防治机构等方法来实现第

二级预防。例如普查是早期发现疾病的方法之一,但耗费较大。因此可先进行筛检,列出重点检查对象,然后对结果阳性者再做进一步诊断。此外,还可采用重点登记的办法。例如防治高血压、脑血管病和冠心病时,重点登记脑卒中和急性心肌梗死两种疾病,据此来反映和判断高血压和冠心病的严重程度。向妇女传授乳房自检知识,从而提高乳腺癌早期发现率。

"早期治疗、合理用药"是第二级预防的重要内容。早期治疗有助于防止传染病蔓延传播,例如给予结核病人及时的抗结核药物治疗等。对高危人群或患过某种疾病容易复发者进行预防性治疗,也是第二级预防常采取的方法。如对有风湿热病史或已患风湿性心脏病者持续应用有效抗生素,避免链球菌侵入而诱发风湿热再发。

尽早、尽快对病人进行个体化、最优化治疗是实现第二级预防的关键。要选择风险损伤最少、毒副作用最轻、医疗费用最低、治疗效果最佳者作为首选治疗手段。同时注意处置相关疾病,力求做到治病求本、标本兼治、缓急相宜、及时妥当。早期治疗和合理用药也是防止急性期病人转变为病原携带者或慢性阶段的主要手段,对于降低因病致伤、因病致残等不良后果也起到重要的预防作用。

(三)第三级预防

第三级预防(tertiary prevention)又称临床预防,是对已病的病人进行适时、有效的处置,加速生理、心理和社会康复,减少并发症和后遗症的发生,避免因病致残。第三级预防主要是对症治疗和康复治疗措施。对症治疗可以改善症状,减少疾病的不良反应,防止复发转移,预防并发症和伤残等;康复治疗是对已丧失劳动力或伤残者通过康复治疗,促进其身心方面早日康复,使其恢复劳动力,争取病而不残或残而不废,保存其创造经济价值和社会价值的能力。例如及时治疗肝硬化,可阻止其恶变为肝癌;提早发现并处置癌症病人肿瘤的转移,可延长病人带瘤生存期。

综上所述,三级预防是预防疾病发生、控制疾病发展的基本措施,其基本原则是未病先防、已病防变、病后防复。疾病的自然进程和疾病三级预防措施之间的关系归纳总结见图13-2。三级预防内容涉及预防、保健、医疗、康复、心理、行为、社会等多个领域,需要多学科协同分担完成。若同时提供第一、二、三级预防服务,可产生更理想的综合预防效应,节省许多卫生资源。三级预防措施的落实,可根据其干预对象是群体或个体,分为社区预防服务和临床预防服务。社区预防服务是以社区为范围,以

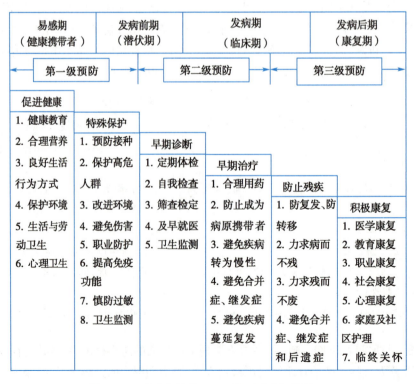

图13-2 疾病自然进程和三级预防之间的关系

群体为对象开展的预防工作;临床预防服务是在临床场所,以个体为对象实施个体的预防干预措施。

三、公共卫生监测

公共卫生监测是指有计划、连续和系统地收集疾病或其他公共卫生事件的资料,经过综合、分析、解释后及时将信息发送或反馈给相关的机构和人员,用于计划、实施和评估公共卫生实践的过程。公共卫生监测是制订、实施、评价疾病和公共卫生事件预防控制策略与措施的重要信息来源。

公共卫生监测根据监测范围分为疾病监测和与健康相关问题的监测两部分。疾病监测包括传染病监测和非传染病监测(如恶性肿瘤、心脑血管疾病、糖尿病、出生缺陷、职业病、伤害等);与健康相关问题的监测包括出生缺陷、行为危险因素、药物不良反应、环境和职业危害、营养和食品安全、突发公共卫生事件等的监测。

公共卫生监测的基本过程有四个方面。①收集资料:包括人口学资料,如疾病的发病与死亡资料;实验室检测资料,如病原学报告;危险因素调查资料,如吸烟、职业暴露史;干预措施资料,如食盐加碘、药物使用记录等;个体和群体专题调查报告,如暴发调查、媒介昆虫分布等。根据监测内容不同,所收集资料侧重点有所不同。②分析和评价资料:对收集到的原始资料进行核实整理、分析、解释、评价,提炼出有价值的信息。③反馈信息:将所获得的资料及其分析结果及时反馈给卫生健康行政部门、医疗卫生单位及社区居民等,以便对重要疫情作出反应,有利于医务人员和科研人员确定进一步工作重点和研究方向。④利用信息:充分利用监测资料是公共卫生监测的最终目的,为制定公共卫生策略和措施提供科学依据。

公共卫生监测工作有专门的监测组织机构和监测系统,世界范围的公共卫生监测任务主要由世界卫生组织的有关机构承担,国家及全国各级疾病预防控制中心是负责管理全国和地方公共卫生监测系统的机构。公共卫生监测系统有以人群、实验室、医院等为基础的监测系统和以高危人群为对象的哨点监测系统等。目前,中国疾病监测体系主要包括疾病报告管理信息系统、重点传染病监测系统、病媒生物监测系统、死因监测系统、症状监测系统和健康相关危险因素监测系统,形成了由中国疾病预防控制中心负责,辐射全国各级疾病预防控制中心和医疗机构的监测网络。

传染病是目前大多数国家疾病监测的主要对象。疟疾、流行性感冒、脊髓灰质炎、流行性斑疹伤寒和回归热被列为国际监测传染病。我国根据国情增加了登革热和艾滋病为国境卫生检疫监测的传染病。根据《中华人民共和国传染病防治法》的规定,我国将法定传染病分为甲、乙、丙三类,实行分类管理。凡发现有法定传染病病例,所有法定报告人都有义务向有关部门报告。此外,我国部分地区对恶性肿瘤、心血管疾病、出生缺陷等进行了监测,国外还开展了职业病、流产、吸烟、营养、围产期、医学水文气象等监测项目,实现了由单纯生物学-医学监测向生物-心理-社会综合监测的转变。

四、突发公共卫生事件的应对

我国《突发公共卫生事件应急条例》中规定,突发公共卫生事件是指突然发生,造成或者可能造成社会公众健康严重损害的重大传染病疫情、群体性不明原因疾病、重大食物和职业中毒以及其他严重影响公众健康的事件。引起突发公共卫生事件的原因大致可分为四种:①病原生物因素,包括病毒、细菌、真菌、寄生虫等,如2003年发生的严重急性呼吸综合征和其后发生的人感染高致病性禽流感;②食物中毒或有毒有害因素污染造成的群体中毒,如2002年南京汤山投毒事件;③放射性元素,如2011年3月日本地震引发的福岛核电站核泄漏事件;④自然灾害,如地震、台风、洪水、火山爆发、泥石流等的突然袭击。

(一) 突发公共卫生事件的特点

1. **突发性** 突发公共卫生事件由于发生的时间、地点、对象等都具有一定的不可预见性,往往是突然发生,出乎意料且很难预测。

2. **群体性** 突发公共卫生事件危害的对象不是特定的个体,而是社会群体,往往同时波及多人甚至整个工作或生活的群体。

3. 严重性 突发公共卫生事件往往涉及范围大,影响严重,不仅对人类的健康和生命造成重大损失,而且对社会稳定、经济发展也具有重要影响。据专家估计,2003 年我国严重急性呼吸综合征流行至少造成数千亿元人民币的损失。

4. 综合性 由于突发公共卫生事件严重威胁公众健康,其现场抢救、控制和转运救治、原因调查和善后处理等涉及多系统多部门的密切配合,政策性强,难度大,必须在政府领导下综合协调处理。

5. 国际性 随着全球化进程的加快,一些重大传染病可以通过交通、旅游、运输等各种渠道在国与国之间进行远距离的传播,因此在应对和处理突发公共卫生事件时,相关国家和国际社会必须团结协作,共渡难关。

(二) 应对突发公共卫生事件需建立的四种机制

1. 预警机制 提前识别危机,对可能发生的危机与后果进行事先估计,作好应急准备。

2. 快速反应机制 提高政府和社会处理危机事件的能力,协调各方面及时果断处理突发性事件,减少危机引起的损失和负面社会影响。

3. 信息披露机制 完善各种公共信息披露制度,增强政府信息公开的时效性与权威性。

4. 管理保障机制 把危机管理上升到国家战略的高度来认识,制定相应的法律法规,成立国家统一的危机应对专门机构和财政、资源和培训体系。2003 年 5 月 9 日国务院颁布了《突发公共卫生事件应急条例》,标志着我国已将突发公共卫生事件应急处理工作纳入法制化轨道,有助于我国突发公共卫生事件应急处理机制的建立和完善。

综上所述,当今的预防医学已从以疾病为中心转向以人的健康为中心;从分别注重个体病人或群体病人,转变为个体和群体预防并重,以社会预防为主;从以诊断治疗为重点,转变为防治结合、促进健康、提高生活质量和人口素质为重点;从主要依靠医学科技和卫生部门,转变为依靠个人、家庭、社区、全社会的共同参与;从身心健康为目标,转向以身心健康与自然环境及社会环境的和谐一致为目标。在生物-心理-社会医学模式指导下,现代预防医学把生物学预防和医学预防的范围和视野扩大到社会预防和心理预防;将疾病预防的原则和理念渗透到疾病发生、发展、转归的每一个环节;将疾病预防的策略和措施贯穿到疾病预防控制中心、医院、家庭、社区、社会中,实施预防、保健、治疗、护理、康复、安宁疗护等全方位全周期的医疗卫生服务,以预防为主的道路,使预防医学真正成为一个开放、前沿、综合、高效的医学分支。

第四节 | 卫生保健

保健是指疾病出现之前所采取的有利于保持健康的措施和行为的总和。从广义上讲,卫生保健是疾病预防的先导。疾病预防特别是第一级预防的许多原则和方法,也为卫生保健所遵循和使用,但保健比预防的作用更积极、更主动。如果预防主要是针对疾病,那么保健的目的则在于增进健康。

一、卫生保健的主要形式

实施保健的主体主要有五种形式。

1. 自我保健 是指个体在日常生活中采取的有利于自我身心健康的活动。自我保健是最充分、最经济、简便易行、效果显著的保健形式。自我保健需建立科学的生活习惯和生活方式,注意合理营养,加强个人卫生和饮食卫生,坚持体育锻炼,保持良好的人际关系,提高维护健康、预防疾病、自我诊断、自我治疗的能力,并合理利用医务人员和社会机构提供的保健服务等。

2. 家庭保健 家庭是以婚姻和血缘关系组成的社会基本单位,是个人健康和疾病发生发展最重要的背景,是开展社会卫生保健最优规模单位。家庭结构、功能和关系处于完好状态的健康家庭有利于增进家庭成员的健康,家庭成员生活上的相互照顾、心理上的相互支持、患病时的关心与护理等是家庭保健的重要内容。家庭生活周期所处的阶段不同,存在的家庭问题也会不同,相应卫生保健的重点也会不同。

3. 社区保健 社区是群体医疗保健活动的基本场所。社区保健是社区卫生服务的重要组成部分,以人的健康为中心、家庭为单位、社区为范围、需求为导向,以妇女、儿童、老年人、慢性病病人、残疾人等为重点,以解决社区主要卫生问题、满足人的基本卫生服务需求为目的,融预防、医疗、保健、康复、健康教育、优生优育技术服务等为一体,有效、经济、方便、综合、连续的基层卫生服务。

4. 社会保健 又称国家保健,即国家和地方政府根据各地社会经济发展情况,组织制定合理可行的卫生发展计划、政策和法律,综合协调社会各部门、各阶层力量,抓住重点,为解决个人、家庭和社区保健问题提供强大的社会支持。

5. 国际保健 "人人享有卫生保健"不仅是卫生保健的全球战略目标,并且是世界各国均应遵循的长期可持续性卫生发展战略。

在施行保健的客体方面,根据保健的对象不同,可分为围产期保健、新生儿保健、少儿期保健、青春期保健、围婚期保健、围绝经期保健、妇女保健、老年人保健等;根据保健内容的不同,分为膳食保健、气功按摩保健、药物保健、心理保健、休闲保健、运动保健以及康复保健等。世界卫生组织根据人的生命过程和生命特征,将卫生保健行动又分为生命准备期、生命保护、生命质量三个方面。

二、卫生保健的全球战略

近半个世纪以来,卫生保健的全球策略在联合国和世界卫生组织的倡导下,发生了三次历史性变革。1977 年世界卫生组织提出了"2000 年人人享有卫生保健",2000 年健康被列入联合国千年发展核心目标,2015 年联合国可持续发展峰会确立了良好的健康与福祉,要求确保健康的生活方式,促进各年龄段人口的福祉作为可持续发展目标。随着中国在全球卫生合作领域的影响力逐步扩大,2020 年习近平总书记提出了构建"人类卫生健康共同体"的倡议,确立了新时期中国全球卫生战略的目标,为中国参与全球卫生合作指明了方向。

(一) 21 世纪人人享有卫生保健

第二次世界大战后,世界各国经济发展极不平衡,卫生资源配备不合理,卫生体制不健全,造成了人口剧增、老龄化、环境污染、社会心理性疾病增多等问题。为了解决这些难题,世界卫生组织陆续通过了一系列宣言和决议,1977 年 5 月第 30 届世界卫生大会将"2000 年人人享有卫生保健"(health for all by the year 2000,HFA/2000)作为各国政府和世界卫生组织在 20 世纪内的主要卫生目标,也是一项具有全球意义的卫生战略目标。在此目标下,全球卫生工作有了长足的进步,但也存在健康公平性、疾病谱转变和健康问题复杂性等新的挑战。世界卫生组织及其成员国在总结自 1948 年世界卫生组织成立 50 年来世界卫生工作经验教训的基础上,1998 年 5 月在日内瓦召开的第 51 届世界卫生大会上提出了"21 世纪人人享有卫生保健"(health for all in the twenty first century)的总目标和具体目标,并再次确认实现人人享有卫生保健的目标需要通过初级卫生保健来实施。

1. 21 世纪人人享有卫生保健的价值准则 实现 21 世纪人人享有卫生保健的战略目标需要社会共同认定的价值准则有四点:一是承认享有最高可能的健康水平是一项基本人权;二是将伦理的原则用于卫生政策的制定、科学研究和卫生服务;三是实施以公平为导向的卫生政策和策略;四是将性别观纳入卫生政策和战略。

2. 21 世纪人人享有卫生保健的总目标 使全体人民增加期望寿命和提高生活质量,在国家之间和国家内部改进健康的公平程度,使全体人民利用可持续发展的卫生系统提供的服务。

3. 21 世纪人人享有卫生保健的具体目标 涉及卫生公平、生存指标、扭转五大流行病的上升趋势、根除和消灭一些疾病、改造生存环境(水、环境卫生、食品和住房)、促进健康、国家政策、连续性、信息监测、卫生政策与体制研究。

4. 21 世纪人人享有卫生保健的实施策略 21 世纪人人享有卫生保健是 2000 年人人享有卫生保健的继续与发展,各国政府、相关组织机构和全体人民应共同采取行动。其基本实施策略是:一是将与贫困作斗争成为工作重点,二是全方位促进健康,三是动员各部门合作,四是将健康列入可持续发展规划。

(二) 联合国千年发展目标

2000 年 9 月在纽约召开的联合国千年首脑会议上,189 个国家共同签署了《联合国千年宣言》(*United Nations Millennium Declaration*),制定出一系列量化的、有时间约束的目标,统称为"联合国千年发展目标"(millennium development goals,MDGs),这是全球首次为改善人类生存状况而作出的一系列承诺。联合国千年发展目标的目的是在 2015 年之前实现消除极端贫穷和饥饿,普及初等教育,促进两性平等并赋予妇女权利,降低儿童死亡率,改善孕产妇保健状况,与艾滋病、疟疾和其他疾病作斗争,确保环境的可持续性,全球合作促进发展 8 项总目标。8 项总目标中与卫生直接关联的有 3 项,即降低儿童死亡率,改善孕产妇保健,与艾滋病、疟疾和其他疾病作斗争。此外 2002—2007 年还设置了 18 项具体目标和 48 项进展监测指标,2008 年起扩充为 21 项具体目标和 60 项进展监测指标,并将所有目标的完成期限设置为 2015 年,呼吁全球范围内所有国家和主要发展机构共同帮助最贫困人口实现减贫和发展,以 1990 年的水平为标准,在 2015 年之前将全球贫困水平降低一半。在联合国千年发展目标的指导下,世界卫生组织 2003 年发布的全球卫生报告中提出了全面健康覆盖概念,号召世界各国政府完善筹资机制,确保人人都可以获得所需的卫生服务而不会有大的经济风险或陷入贫困的危险。

在"联合国千年发展目标"形成之后的 10 多年内,2015 年 7 月 6 日联合国所发布的《千年发展目标报告 2015 年》,由于世界各国(相当程度上主要是发展中国家)在落实"联合国千年发展目标"上的不懈努力,全世界的人们改善了他们的生活和未来。与卫生直接相关的 3 个目标完成情况,一是 1990—2015 年全球 5 岁以下儿童死亡率下降超过一半,从每 1 000 名活产婴儿中 90 人死亡降至 43 人死亡。二是 1990 年以来,全世界孕产妇死亡率下降了 45%,其中大部分发生在 2000 年以后。三是 2000—2013 年新感染艾滋病毒的人数下降了约 40%,从估计 350 万下降至 210 万。2000—2015 年主要是撒哈拉以南非洲的 5 岁以下儿童,避免了超过 620 万例因疟疾死亡;全球疟疾发病率下降了约 37%,疟疾死亡率下降了 58%。

(三) 联合国可持续发展目标

为保障各国人民生命安全和健康福祉,2015 年 9 月 25 日联合国 193 个成员国在纽约总部召开了联合国可持续发展峰会,正式通过了《变革我们的世界:2030 年可持续发展议程》,提出了 17 个可持续发展目标(sustainable development goals,SDGs),旨在 2000—2015 年联合国千年发展目标(MDGs)到期之后继续指导 2015—2030 年的全球发展工作。从 2016 年 1 月起,联合国 2030 议程中的 17 个可持续发展目标成为世界各国领导人与各国人民之间达成的社会契约。它们既是一份造福人类和地球的行动清单,也是谋求取得成功的一幅蓝图。可持续发展目标旨在从 2015 年到 2030 年间以综合方式彻底解决社会、经济和环境 3 个维度的发展问题,转向可持续发展道路。

可持续发展目标涵盖经济、社会和环境 3 个层面的 17 个全球发展目标和 169 项具体目标。17 个全球发展目标涉及消除贫穷、消除饥饿、健康福祉、优质教育、性别平等、清洁饮水、清洁能源、体面工作、工业创新、社会平等、永续社区、永续供求、气候行动、海洋环境、陆地生态、机构正义、全球伙伴。其中第三项目标为良好的健康与福祉,要求确保健康的生活方式、促进各年龄段人群的福祉。这是卫生健康领域的全球发展目标,多项可持续发展目标直接或间接涉及卫生健康议题,成为全球卫生治理的重要抓手。可持续发展目标的核心思想是全民参与,即动员全体人民通过采取健康的生活方式,自发保持身体健康。国家主席习近平出席了这次会议,并代表中国政府承诺了可持续发展目标。

(四) 人类卫生健康共同体

国家主席习近平在 2020 年 3 月 21 日与法国总统马克龙的通话中首次提出了"构建人类卫生健康共同体"(global community of health for all)。2020 年 5 月 18 日第 73 届世界卫生大会上,国家主席习近平发表了《团结合作战胜疫情,共同构建人类卫生健康共同体》的视频致辞,并提出了推动构建的六项建议和五大举措。2021 年 5 月 21 日在二十国集团领导人全球健康峰会上,国家主席习近平又发表了《携手共建人类卫生健康共同体》的视频讲话,提出五点建议和五项重大承诺。这是针对当前全球卫生治理的困境,从战略高度提出的战略新构想,确立了新时期中国全球卫生战略的目标,为中国参与全球卫生合作指明了方向。

"2000年人人享有卫生保健"的全球卫生战略目标提出之后,经过几十年的发展,全球卫生资源分配不公正,医疗领域重治疗轻预防,社会基层大众看病难和看病贵等现象已经成为各国社会综合发展中的严重问题。人类卫生健康共同体的提出,是对人人享有卫生保健的进一步响应和提升。中国作为发展中国家的代表,正在以新的大国姿态积极参与全球卫生合作和健康治理。中国全球健康战略有明确的价值观,就是"人民至上""生命至上"。其明确的态度立场,就是"坚持科学施策,统筹系统应对""坚持同舟共济,倡导团结合作""坚持公平合理,弥合'免疫鸿沟'""坚持标本兼治,完善治理体制",以构建人类卫生健康共同体。

三、初级卫生保健

1978年9月世界卫生组织和联合国儿童基金会在哈萨克斯坦的阿拉木图召开了国际初级卫生保健会议,发布了著名的《阿拉木图宣言》,正式提出了初级卫生保健(primary health care)这个概念,明确指出发展初级卫生保健是实现"2000年人人享有卫生保健"战略目标的基本策略和关键途径。初级卫生保健是一种基本的卫生保健,它依靠切实可行、学术上可靠而又受社会欢迎的方法和技术,是社区的个人和家庭通过积极参与能够普遍享有的,费用也是社区或国家依靠自力更生能够负担的卫生保健。初级卫生保健是国家卫生体系和整个社会经济发展的组成部分,是国家卫生系统的中心职能和主要环节。

初级卫生保健的四大基本任务是:健康促进、预防保健、基本医疗和社区康复。初级卫生保健的八项基本内容是:针对本国当前存在的主要卫生问题以及预防、控制疾病的方法开展健康教育;保证合理的营养,供应充足的安全饮用水和提供清洁卫生的环境条件;开展妇幼卫生保健和计划生育;针对主要传染病开展预防接种;预防和控制地方病;常见病和意外伤害的妥善处理;提供基本药物;通过影响生活方式和控制自然及社会心理环境来预防和控制慢性非传染性疾病和促进精神卫生。

2008年10月24日世界卫生组织为纪念阿拉木图国际初级卫生保健会议30周年发布了《2008年世界卫生报告》。该报告的主题为"初级卫生保健:过去重要,现在更重要",回顾了30年来全球卫生工作所取得的成绩和经验,审视了当今全球卫生工作所面临的挑战,再次重申了初级卫生保健所提出的价值观和原则,提出了初级卫生保健改革的四项目标:全民保健、以人为本的服务、有益的公共政策和领导力。通过该目标的实现,使得国家卫生系统能够变得更加连贯、更具效率和更加公平,并可极大地提高其有效性。40年后为了纪念《阿拉木图宣言》,世界卫生组织和联合国儿童基金会2018年10月在哈萨克斯坦的阿斯塔纳召开了全球初级卫生保健会议,重申了《阿拉木图宣言》,并发表《阿斯塔纳宣言》,提出重振初级卫生保健以实现全民健康覆盖和可持续发展目标,这将是全球卫生史上一个具有里程碑意义的会议。该宣言得到了世界卫生组织所有会员国一致认可,各国政府在四个关键领域作出了承诺,即一是在所有部门为增进健康作出大胆的政治选择;二是建立可持续的初级卫生保健服务;三是增强个人和社区权能;四是使利益攸关方的支持与国家政策、战略和计划保持一致。宣言强调将健康融入所有政策(health in all policies,HiAP),初级卫生保健要实现从健康促进、疾病预防到治疗、康复和安宁疗护的全生命周期的综合卫生服务。

世界卫生组织提出的"21世纪人人享有卫生保健"是一个全球性卫生战略目标,由于各国主要卫生问题、经济发展水平不同,初级卫生保健的侧重点也不相同,但达到初级卫生保健目标是世界各国必须完成的最基本任务,也是实现完整的卫生预防保健过程的首要因素。初级卫生保健是我国卫生健康系统的核心组成部分,也是实现联合国2030年可持续发展目标和全民健康覆盖的基石,因此,《"健康中国2030"规划纲要》明确提出我国到2020年建立覆盖城乡居民的中国特色基本医疗卫生制度,健康素养水平持续提高,健康服务体系完善高效,人人享有基本医疗卫生服务和基本体育健身服务,基本形成内涵丰富、结构合理的健康产业体系,主要健康指标居于中高收入国家前列;到2030年主要健康指标进入高收入国家行列;到2050年建成与社会主义现代化国家相适应的健康国家。

(厉　岩)

本章思维导图

本章目标测试

NOTES

171

第十四章 | 疾病的康复

现代康复与康复医学的形成与发展经历了漫长的历史。康复医学与预防医学、临床医学、保健医学共同构成完整的医学体系,康复医学是医学的第四方面,在整个医学体系中占有十分重要的地位。临床医师在病人的全面康复中起着非常重要的作用,应该掌握康复医学理论与实践,为病人提供及时有效的康复服务。

第一节 | 康复医学概述

一、康复

(一) 定义

康复(rehabilitation)是指采用各种措施,消除或减轻康复对象(病、伤、残者等)身心及社会功能障碍,使其功能达到或保持在最佳水平,增强其生活自理能力,重返社会,提高其生存质量。尽管有的病理变化无法消除,但经过康复,仍然可以使个体达到最佳的生存状态。

(二) 内涵

康复的各种措施包括医学、工程、教育、社会、职业的一切手段,分别称为医疗康复(medical rehabilitation)、康复工程(rehabilitation engineering)、教育康复(educational rehabilitation)、社会康复(social rehabilitation)、职业康复(vocational rehabilitation),以上这些措施构成全面康复(comprehensive rehabilitation)。

康复以整体的人为对象,针对病、伤、残者的功能障碍,以提高局部与整体功能水平为主线,以提高生活质量最终回归社会为目标。康复工作应尽早进行,使病、伤、残者所丧失或削弱的身心、社会功能尽快、最大限度地恢复、代偿或重建,以达到最佳状态,使病、伤、残者能担负起可负担、应负担的社会职能。康复不仅是训练残疾、残障者提高其功能以适应环境,还需要环境和社会作为一个整体来参与,以利于残疾、残障者重返社会。康复服务计划的制订和实施,要求病人本人、其家庭及所在社区参与。康复也是一种理念、指导思想,必须渗透到整个医疗系统,包括预防、早期识别、门诊、住院和出院后的病人的医疗计划中。

(三) 康复服务的方式

世界卫生组织提出康复服务的方式有 3 种:①机构康复(institution-based rehabilitation,IBR),包括综合医院中的临床相关科室、康复医学科、康复医院(中心)以及特殊的康复机构等,其特点是有较完善的康复设备,有经过正规训练的各类康复专业人员,开展的康复治疗比较系统和规范,能解决病、伤、残者各种康复问题。②社区康复(community-based rehabilitation,CBR),依靠社区资源(人力、财力、物力、技术等)为本社区病、伤、残者就地服务。③居家康复(home-based rehabilitation),也称为上门康复服务(out-reaching rehabilitation service,ORS),具有一定水平的康复专业人员,走出康复机构到病、伤、残者家庭开展康复服务。三种服务相辅相成。

(四) 有关政策法令

康复涉及许多社会学的内容,其发展依靠社会、政府和国际合作。联合国在 1971 年第 26 次大会通过了 2856 号决议《精神迟滞者权利宣言》;1975 年第 30 次大会通过了 3447 号决议《残疾人权利宣言》;1982 年第 37 次大会通过了 3752 号决议,确定 1983—1992 年为联合国残疾人 10 年,制定了《关于残疾人的世界行动纲领》;1993 年联合国通过了《残疾人机会均等标准规则》,规定每年 12 月 3 日为"国际残疾人日"。世界卫生组织于 1980 年制定了《国际残疾分类》方案,2000 年进行了修订;1981 年发表了《残疾的预防与康复》,2003 年着手修订;1994 年国际劳工组织、联合国教科文组织、世界卫生组织发表了联合意见书《社区康复——残疾人参与、残疾人受益》,2004 年又发表了新的联合意见书。2005 年第 58 届世界卫生大会通过了 WHA58.23 决议《残疾,包括预防、管理和康复》;2006 年月 12 月联合国大会通过了《残疾人权利国际公约》;2011 年 6 月 9 日世界卫生组织发布了《世界残疾报告》。这些文件对推动康复事业的发展,起了极为重要的作用。2022 年世界卫生组织发布的《全球残障人士健康平等报告》分析了造成残障人士系统性健康不平等的因素,并概述了减少这些不平等的重要政策和方案行动及建议。

我国现代康复起步较晚,自 20 世纪 80 年代初以来迅速引起政府重视。1988 年国务院批准颁布实施了《中国残疾人事业五年工作纲要》(1988—1992),有创见地提出了三项康复(白内障复明、小儿麻痹后遗症矫治、聋儿听力语言训练),取得了很大成绩,引起了国际关注。建设部、民政部和中国残疾人联合会在 1988 年发布了《方便残疾人使用的城市道路和建筑物设计规范》;1990 年 12 月 28 日全国人大常委会通过了我国第一部《中华人民共和国残疾人保障法》,于 1991 年 5 月 15 日起生效,2008 年 4 月 24 日通过修订;1994 年我国颁布实施了《残疾人教育条例》,是我国第一部有关残疾人教育的专项法规,2017 年进行了修订;2008 年 3 月 28 日国家公布了《中共中央　国务院关于促进残疾人事业发展的意见》,将残疾人康复纳入国家基本医疗卫生制度和基层医疗卫生服务内容,逐步实现残疾人人人享有康复服务。2009 年 4 月,国家发布了《中共中央　国务院关于深化医药卫生体制改革的意见》,首次提出了"预防、治疗、康复三结合"的三位一体方针;2010 年,卫生部、人力资源和社会保障部、民政部、财政部、中国残疾人联合会等部委联合发布了《关于将部分医疗康复项目纳入基本医疗保障范围的通知》;2011 年 4 月 14 日,卫生部发布了《综合医院康复医学科建设与管理指南》。2016 年 10 月 25 日中共中央、国务院印发《"健康中国 2030"规划纲要》,明确指出维护残疾人健康。2017 年 2 月 27 日,国务院发布了《残疾预防和残疾人康复条例》,首次以法规的形式明确了国家、社会、公民在残疾预防和残疾人康复工作中的责任。为贯彻落实中共中央、国务院关于残疾人事业的决策部署,"十四五"期间中国残疾人联合会、教育部、民政部、人力资源和社会保障部、国家卫生健康委员会、国家医疗保障局联合制定了《"十四五"残疾人康复服务实施方案》,进一步凸显了国家对康复事业的重视。

(五) 康复组织

关心支持康复事业的国际组织有:联合国教科文组织(UNESCO)、联合国儿童基金会(UNICEF)、国际劳工组织(ILO)、联合国粮食及农业组织(FAO)、联合国发展计划署(UNDP)、联合国经济及社会理事会(UNESC)等。一些非政府的国际组织有康复国际(RI)、残疾人国际(DPI)、国际物理医学与康复医学学会(ISPRM)、世界物理治疗联盟(WCPT)以及世界作业治疗师联盟(WFOT)等。我国康复学术组织有中国康复医学会、中华医学会物理医学与康复学分会、中国残疾人康复协会等。从中央到各省(自治区、直辖市)都有相应的残疾人联合会。

二、康复医学

(一) 定义

康复医学(rehabilitation medicine)是以研究病、伤、残者功能障碍的预防、评定和治疗为主要任务,以改善病、伤、残者的躯体功能,提高生活自理能力,改善生存质量为目的的一个医学专科,与保健、预防、临床共同组成全面医学(comprehensive medicine)。

(二) 对象、范围

康复医学的对象主要是由于损伤以及急、慢性疾病和老龄带来的功能障碍者、先天发育障碍者。功能障碍是指身体、心理不能发挥正常的功能。这些功能障碍问题,临床医学难以解决,康复医学实际涉及临床各专科。康复介入的时间,不仅在功能障碍以后,还应在出现之前,进行预防康复(preventive rehabilitation),这是一个重要的医疗思想。康复医学着眼于整体康复(integral rehabilitation),因而具有多科性、广泛性、社会性,充分体现了生物-心理-社会的医学模式。

临床医学是以疾病为主导,康复医学是以功能障碍为主导。功能障碍又分为器官水平的病损(impairment)、个体水平的残疾(disability)和社会水平的残障(handicap)三个层次,世界卫生组织据此制定了国际残疾分类法。针对不同层次的障碍有不同的康复对策,对于形态功能障碍要促进功能恢复,对并发症、继发症要进行预防和治疗;对于个体能力障碍,采取适应和代偿的对策,为了发挥瘫痪肢体残存的功能,可利用辅助器、自助具以提高日常生活及活动能力,配置矫形器、假肢、轮椅等代偿功能装备;对社会活动发生障碍的对策是改善环境,对家属、单位、社区进行教育及指导工作,确保对残障者进行照顾,改造公共设施(如房屋、街道、交通等)和社会环境,使残障者能方便、平等地参与活动。

康复医学发展初期以骨科和神经系统的伤病为主,随着康复医学的不断发展,心肺疾病、癌症、慢性疼痛的康复也逐渐展开。随着康复概念的更新、全面康复思想的传播,康复医学范围逐渐扩大,有与临床工作融合的趋势。21世纪的康复医学不仅注意功能恢复或重建的康复处理,还必须对引起功能改变的病理变化进行干预,使其逆转或终止。

三、康复医学的工作方式

(一)工作方式

康复医疗是需要多种专业服务的,所以常采用多专业合作的方式,共同组成康复治疗团队,由康复医师(physiatrist)领导,成员包括物理治疗师(physiotherapist,PT)、作业治疗师(occupational therapist,OT)、言语治疗师(speech therapist,ST)、心理治疗师(psychological therapist)、假肢与矫形器师(prosthetist and orthosis,P&O)、文体治疗师(recreation therapist,RT)、康复护士、社会工作者(social worker,SW)等。各种专业人员对病人进行检查评定,讨论病人功能障碍的性质、部位、严重程度、发展趋势、预后、转归等,提出各自方案(包括近期、中期、远期治疗方法与目标),形成完整的治疗计划,由各专业人员分头付诸实施。治疗中治疗团队定期对治疗计划的执行结果进行评价、修改、补充。治疗结束时,对康复效果进行总结,并为下阶段治疗或出院后的康复提出意见。

(二)康复流程

病伤痊愈往往不能马上恢复工作,因为痊愈出院不等于康复,康复工作必须从伤病的早期进行,直至回归社会或家庭。急性期的康复一般1~2周,其后需要经过相对长时间的慢性阶段康复治疗,时间可能为数周至数月,使病人能达到生活、行动自理,进一步可以回归原来家庭或社区,直至恢复工作。而在回归家庭或社区之前,往往还需要一个过渡阶段。

有些病伤者可能只经历某一阶段即可恢复工作,而有些伤残者虽经努力仍不能生活自理,终生需要他人帮助。所以,整个流程中的各种机构均应设置良好的康复服务设施,以满足伤病者的需要。从医疗和社会结构方面,应该有相应的机构来解决伤病者的问题。

四、残疾

(一)定义

1. **残疾(disability)** 是指因外伤、疾病、发育缺陷或精神因素造成明显的身心功能障碍,以致不同程度地丧失正常生活、工作和学习的一种状态。广义的残疾包括病损、残障在内,成为人体身心功能障碍的总称。

2. **残疾者或称为失能者(person with disability)** 早年人们常使用"残疾人"(disabled person)一词来指心理、生理、人体结构上某种组织缺失、功能丧失或者异常,使得部分或全部失去以正常方式从事个人或社会生活能力的人,包括视力障碍(残疾)、听力障碍(残疾)、语言障碍(残疾)、肢体障碍(残疾)、智力障碍(残疾)、精神障碍(残疾)、内脏障碍(残疾)、多重障碍(残疾)和其他障碍(残疾)的人。其后国际社会认为 disabled person 带有一定的贬义,从 20 世纪 90 年代中期以来,联合国相关文件中就改用了 person with disability(残疾者或失能者)来代替 disabled person(残疾人)。

3. **残疾学** 研究残疾的各种原因、流行、表现特点、发展规律、后果及评定、康复与预防的学科,是自然科学与社会科学结合的产物。

(二)致残原因

2011 年世界卫生组织在《世界残疾报告》中指出,全世界带有各类功能障碍的残疾人数占总人口的 15% 左右,80% 在发展中国家。常见致残原因如下。

1. **疾病** ①传染病:如脊髓灰质炎、乙型脑炎、脊椎结核等;②孕期疾病:如风疹、宫内感染、妊娠高血压综合征等;③慢性病和老年病:如心脑血管疾病、慢性阻塞性肺疾病、类风湿关节炎、肿瘤等。

2. **营养不良** 如蛋白质严重缺乏可引起智力发育迟缓,维生素 A 严重缺乏可引起角膜软化而致盲,维生素 D 严重缺乏可引起骨畸形等。

3. **遗传** 可致畸形、精神发育迟滞、精神病等。

4. **意外事故** 如交通事故、工伤事故、运动损伤、产伤等,可致颅脑损伤、脊髓损伤、骨骼肌肉系统损伤等。

5. **物理、化学因素** 如噪声、烧伤、链霉素或庆大霉素中毒、酒精中毒等。

6. **社会、心理因素** 可致精神病等。

(三)残疾预防

残疾预防应在国家、地方、社区、家庭等不同层次进行,应在胎儿、儿童、青年、成年、老年等不同时期进行。

1. **一级预防** 应放在首位。目的:减少各种病损的发生。效果:最为有效,可降低残疾发生率 70%。措施:预防各种致残因素。优生优育、严禁近亲结婚、加强遗传咨询、产前检查、孕期及围产期保健;预防接种,积极防治老年病、慢性病;合理营养;合理用药;防止意外事故;加强卫生宣传教育、注意精神卫生。

2. **二级预防** 目的:限制或逆转由身体结构损伤造成的活动受限或残疾。效果:可降低残疾发生率 10%~20%。措施:早期发现、早期治疗。适当的药物治疗:如治疗结核、高血压等;基本的手术治疗:如创伤、骨折、白内障手术等。

3. **三级预防** 目的:防止活动受限或残疾转化为参与受限或残障。效果:减少残疾残障给个人、家庭和社会所造成的影响。措施:康复医疗。如运动治疗、作业治疗、心理治疗、语言治疗以及假肢、支具、辅助器、轮椅等;教育康复;职业康复;社会康复;还包括应有的社会教育。

五、社区康复

社区康复是世界卫生组织在 20 世纪 70 年代所倡导的一种行之有效的康复服务形式,1994 年由联合国三大机构:世界卫生组织(WHO)、国际劳工组织(ILO)和联合国教科文组织(UNESCO)共同制定了关于社区康复的联合意见书,书中对社区康复的定义是:"社区康复是社区发展的一项策略,使所有残疾者得到康复、具有平等的机会和达到社会一体化。"其目标为"确保残疾者能充分发挥其身心能力,能够获得正常的服务与机会,能够完全融入所在社区与社会之中"。所以,社区康复应该纳入社区发展的计划之中,社区康复应该是社区所有、由社区的力量进行、为了社区。我国在 1987 年开始引入并推行社区康复项目,在卫生部、民政部和中国残疾人联合会领导下,已经进行了多个地区、不同规模的实践,也建立了一些相应的机构。1999 年我国 10 个部委联合制定城区"社区卫生服务"文件,将康复纳入其中。卫生健康主管部门为社区卫生服务的主体,发布了一系列的社区卫生服务规范,明确规定了康复服务的内容、方法、措施、方针、政策、步骤。

第二节 | 康复医学的发展与作用

一、康复与康复医学的形成与发展

现代康复与康复医学的形成与发展经历了漫长的历史过程,20 世纪 20 年代以前为初创期,20—40 年代末是建立期,50—80 年代是成熟期,80 年代以后是发展壮大时期。

1949 年,我国成立了一些荣军疗养院、荣军康复院,开办了盲、聋哑学校和残疾人工厂及福利院。综合医院中成立了物理治疗科、针灸按摩科等,许多医学院校开设了理疗学、物理医学课程等。现代康复医学引进我国是在 20 世纪 80 年代初期,卫生部规定二级以上医院必须建立康复医学科。此外,还批准建立了一些独立的康复医院。

康复医学的发展是人们在医学观念上的一大进步,从单纯的生物学观点,只注意器官与系统的病理变化,研究其消除、治疗技术,进步到对病人局部和整体功能的恢复与提高,从而为病人的伤病痊愈后回归社会和工作打下良好的基础。这符合生物-心理-社会医学新模式。

二、康复医学发展的基础

(一) 社会和病人的迫切需要

在医学取得巨大进展的今天,目前人类的死因主要是心肌梗死、脑卒中、癌症和创伤。这些病人除急性死亡外,还有很大部分可以长时期存活,对于存活病人生存质量的提高,就有待于康复医学的发展。

(二) 经济发展的必然结果

1. 人类平均寿命延长,老年人的比重明显增多,60% 的老年人患有多种老年病或慢性病,迫切需要进行康复,因而近年来老年人康复问题越来越突出。

2. 工业和交通日益发达,工伤和车祸致残的绝对人数比以往增多。这部分残疾者同样迫切需要积极的康复治疗,使其残而不废。

3. 文体活动日益发展,杂技、体操、跳水、赛车、摔跤、攀岩等难度较高或危险性大的文体活动,无论在训练还是竞赛过程中,每时每刻都有可能出现受伤致残的危险,同样需要康复医学为这些参与者进行康复治疗。

(三) 应对巨大自然灾害和战争

目前人类还不能完全控制自然灾害和战争根源,飓风、地震、水火灾害和战争都是难以避免的,地震造成大量的残疾者,战争也产生许多伤残者。这也是必须重视发展康复医学的主要原因之一。

(四) 医学愈进步康复需求愈大

随着科技的不断进步,医学能早期识别、诊断、治疗许多原来认为不可能治疗的疾病,存活率不断提高,存活者往往需要进一步的康复治疗。

(五) 慢性疾病增加

随着疾病谱的变化,慢性病的比例增加,许多慢性病伴随着各种程度的功能减退或丧失,更加需要康复服务。

三、康复医学的作用

康复医学是医学的第四方面,在整个医学体系中占有十分重要的地位。随着经济、文化的发展,人们对生活质量的要求不断提高,不仅要治好病,疾病治愈后整体功能也应达到尽可能高的水平,在社会上发挥应有的作用。

(一) 康复医学与临床医学

康复医学不是医疗的延续,也不是临床医疗的重复,应该从治疗的第一阶段就开始进行。康复医学除应用一般的医疗技术外,还要实施综合的治疗。康复医学非常重视人的整体,不仅关心躯体病变,还关心其心理、社会、经济等方面,运用专门技术进行综合服务,加速恢复功能。在伤病的抢救期后应立即得到康复医师的诊治,及时地实施物理疗法、作业疗法、康复护理等。

(二)临床医师与康复

临床医师在病人的全面康复中起着非常重要的作用,应该掌握康复医学理论与实践,为病人提供及时有效的康复服务。

1. 观念更新　作为现代临床医师应该逐步具有:①完整的医学体系概念。医学是由预防、临床、康复、保健四个方面构成的完整体系。如果病人的功能不能很好地发挥,不能正常地生活和工作,这意味着医疗工作并没有结束。康复的观点和技术,应成为医疗计划的一个组成部分,应当是所有临床医师医疗手段的一个组成部分。②康复不仅是康复医学专科医师的责任,而且也应该是每位临床医师的责任。③临床医师的工作处在一个最有利、有效的康复阶段。康复工作进行得愈早,效果愈好,可以节省以后的许多精力、经费。④临床医师是二级预防的组织者和执行者。⑤合格的临床医师不仅应对住院、门诊病人负责,还应为出院后的病人负责。不仅是治病救人,还要为病人功能恢复负责。

2. 临床医师的康复职责　临床医师既应是临床专科医师,也应是该专科的康复医师,临床阶段是康复的最佳时期,康复是所有医师的责任。

(三)医学生与康复

21世纪医学生应该掌握康复医学的基本概念与技能。随着医学科技的进步,人们伤病后的存活率不断提高,康复的人数必然增加。而对愈来愈多的伤病、慢性病和老年病病人,他们不仅要生存,而且要高质量地生活下去。所以未来医师将面临社会与病人的全面且更加强烈的康复需求,康复医学必将成为医学的前沿学科。未来的医师必须识别、了解及解决这些问题,医学生要尽快、尽可能多地掌握康复知识,以便能为将来工作积累知识和能力,所有的毕业生都应该成为病人康复过程中的积极且有成效的专家。

医学生经过学习以后应了解康复治疗方法,应能:①选择适当的疾病、恰当的时机进行或送诊康复;②采用恰当的方法在床边早期开始康复治疗;③能早期进行二级预防;④能选用适当的矫形器。

第三节 ｜ 康复医学评定与康复治疗技术

一、康复医学评定

康复医学评定又称康复评定(rehabilitation evaluation,assessment),是用客观、量化的方法有效和准确地评定残疾者功能障碍的原因、性质、部位、范围、严重程度、发展趋势、预后和转归,为制定有效的康复治疗计划打下牢固的科学基础。康复评定是康复医学的重要组成部分,是正确的康复治疗的基础。康复医疗过程中可能多次进行康复评定,且往往以康复评定开始,又以康复评定结束。

康复评定的内容包括躯体功能、精神状态、言语功能和社会功能等,涉及器官或系统水平、个体水平和社会水平等不同层次的功能评定,也可以是以上各层次功能综合评定。

康复评定的目的和作用:①了解残疾所致功能障碍的性质、部位、范围、严重程度、发展趋势、预后和结局;②为制订康复治疗计划提供客观的依据;③动态观察残疾的发展变化;④评定康复治疗的效果;⑤开发新的更有效的康复治疗手段。

康复评定的方法包括:①运动功能评定,如肌张力评定、肌力评定、关节活动范围测定、步态分析、平衡与协调功能评定、感觉功能评定、心肺运动功能试验;②言语与吞咽功能评定,如言语功能评定、吞咽障碍评定;③心理与认知功能评定,如心理功能评定、认知功能评定;④电诊断,如肌电图、神经传导速度测定、神经反射检查、诱发电位;⑤活动能力与生存质量评定,如日常生活活动能力评定、生存质量评定。具体举例简述如下。

NOTES

（一）肌力评定

肌力评定是测定受试者在主动运动时肌肉或肌群的力量,以评定肌肉的功能状态。肌力测定的主要目的是评价各种原因引起的肌肉功能损害的范围及程度,评定康复治疗的疗效。

（二）关节活动范围测定

关节活动范围测定的主要目的:发现关节活动范围障碍的程度;根据整体的临床表现大致分析可能的原因;为选择治疗方法提供参考;作为治疗效果的评定手段。

（三）平衡与协调功能评定

1. 平衡　评定平衡主要是了解有无平衡障碍,找出引起平衡障碍的环节,确定是否需要治疗,重复评定以了解治疗是否有效,预测病人可能发生跌倒的危险性。评定方法包括主观评定(以观察和量表为主)和客观评定(通过平衡测试仪测试)。

2. 协调　评定协调主要是判断有无协调障碍,为制订治疗方案提供客观依据。评定方法主要是观察被测试对象在完成指定的动作中有无异常,如果有异常即为共济失调。

（四）言语功能评定

言语功能评定主要是通过交流、观察或使用通用的量表(必要时还可以通过仪器对发音器官进行检查)来评定病人有无言语-语言功能障碍并确定是否需要给予言语-语言治疗,以及采取何种有效的治疗方法;治疗前、后评定以了解治疗效果,以及预测言语-语言功能恢复的可能性。

（五）心理与认知功能评定

康复心理学(rehabilitation psychology)是医学心理的一个分支,随着康复医学的发展而形成。康复心理学将医学心理学知识与技术运用于康复医学的评定与治疗中,治疗对象主要是残疾者与一些心身疾病病人。常用的心理功能评定方法包括智力测验、认知功能测验、人格测验、情绪测验。

（六）电诊断

电诊断是一种神经生理学诊断,一般来说生理学的变化远早于形态学改变。电诊断为临床神经肌肉疾病功能障碍评定提供指标,并且能够对病人预后进行评价,方法包括肌电图、神经传导速度测定、神经反射检查、诱发电位等。

（七）日常生活活动能力评定

日常生活活动能力反映了人们在家庭(或医疗机构内)和社区中的最基本能力,因此在康复医学中是最基本、最重要的内容。日常生活活动包括运动、自理、交流及家务活动等。日常生活活动能力的评定对确定病人能否独立及独立的程度、判定预后、制订和修订治疗计划、评定治疗效果、安排返家或就业都十分重要。

（八）生存质量评定

在医学领域,生存质量是指个体生存的水平和体验,这种水平和体验反映了病、伤、残者在不同程度的伤残情况下,维持自身身体、精神和社会活动处于良好状态的能力和素质,即与健康相关的生存质量。生存质量评定至少包括六大方面:身体功能、心理状况、独立能力、社会关系、生活环境、宗教信仰与精神寄托。

二、康复治疗技术

康复治疗(rehabilitation treatment,rehabilitation care)是康复医学的重要内容,是使病、伤、残者身心健康与功能恢复的重要手段,也是病、伤、残综合治疗的一个组成部分。康复治疗常与药物疗法、手术疗法等临床治疗综合进行。康复治疗前应先对病、伤、残者进行康复评定,然后根据其康复需要与客观条件,制订一个切实可行的综合康复方案(rehabilitation program)。康复治疗以团队方式进行工作,贯彻早期介入、综合实施、主动参与、全程干预的原则。

康复治疗的内容丰富,包括物理疗法、作业疗法、言语与吞咽障碍治疗、心理治疗、文体治疗、中国传统医学治疗、康复工程、康复护理、社会服务等多种疗法。本节着重概述 5 种基本的康复疗法。

（一）物理疗法

应用物理因子治疗病、伤、残的方法称为物理疗法（physical therapy, physiotherapy, PT）。物理疗法既包括利用力、电、光、声、磁、热、冷等人工物理能进行治疗的方法，也包括利用空气、日光、气候、海水、矿泉水、泥、沙等自然因素进行治疗的方法。

物理疗法包括运动治疗、物理因子治疗（电疗法、光疗法、超声波疗法、磁疗法、水疗法、冷疗法、生物反馈疗法、压力疗法、石蜡疗法等）、手法治疗（西方关节松动技术、传统手法治疗）等。

（二）作业疗法

作业疗法（occupational therapy, OT）是采取生活、工作或生产劳动、休闲游戏、社会交往等活动形式，使用工具/设备来进行作业训练，以增强躯体、心理、社会功能，促进发育，使病人达到最大的生活自理，恢复工作学习和适应社会，提高其生存质量。随着治疗技术的发展，近年来有许多新技术应用在作业疗法中，包括虚拟现实（virtual reality, VR）技术、上肢机器人技术及远程认知康复技术。

（三）言语与吞咽障碍治疗

言语治疗（speech therapy）又称为言语训练或言语再学习，是指通过各种手段对有言语障碍的病人进行针对性治疗。言语治疗的目的主要是改善言语功能，使其获得最大的沟通与交流能力，手段是言语训练，或借助于交流替代设备如交流板、交流手册、手势语等。吞咽障碍治疗的目的是恢复或提高病人的吞咽功能，改善身体的营养状况；改善因不能经口进食所产生的心理恐惧与抑郁；增加进食的安全，减少食物的误咽、误吸入肺的机会，减少吸入性肺炎等并发症发生的机会。

（四）心理治疗

心理治疗（psychotherapy）又称精神治疗，是应用心理学的原则和方法，通过治疗者与被治疗者的相互作用，医治病人的心理、情绪、认知行为等问题。心理治疗作用是通过语言、表情动作、行为来向病人施加心理上的影响，解决心理上的矛盾达到治疗疾病的目的。

本章思维导图

（五）康复工程

康复工程是现代科技与工程学在康复医学领域中的应用，利用工程学的原理和手段，通过对所丧失的功能进行代偿或补偿来弥补功能缺陷，使病人能最大限度地实现生活自理和回归社会。随着康复工程的不断发展，矫形器、假肢、助行器、轮椅、自助具、升降运输系统、环境控制系统及机器人等在康复医学范畴得到广泛应用。

本章目标测试

（马建辉）

第十五章 | 中国卫生国情

本章主要介绍我国卫生健康事业改革和发展的基本情况。通过学习,医学生可掌握我国医药卫生体制改革的进展及成效,熟悉推进健康中国建设的目标任务和重要举措,了解我国卫生健康事业所取得的重大成就、卫生健康服务现状及相关方针政策。

第一节 | 卫生与健康工作方针

一、卫生工作方针的形成和发展

(一) 中华人民共和国成立后卫生工作方针

1950 年 8 月,中央人民政府卫生部和军委卫生部在北京召开第一届全国卫生工作会议,确定"面向工农兵""预防为主""团结中西医"为卫生工作的三大原则。1952 年 12 月,全国第二届卫生工作会议总结了爱国卫生运动的经验,在"面向工农兵、预防为主、团结中西医"基础上增加了"卫生工作与群众运动相结合"这一重要方针,从而形成我国卫生工作方针。

(二) 新时期卫生工作方针

1991 年 4 月,第七届全国人民代表大会第四次会议批准《中华人民共和国国民经济和社会发展十年规划和第八个五年计划纲要》,明确卫生保健事业要贯彻预防为主、依靠科技进步、动员全社会参与、中西医并重、为人民健康服务的方针,同时把医疗卫生工作的重点放在农村。

1996 年 3 月,第八届全国人民代表大会第四次会议批准《中华人民共和国国民经济和社会发展"九五"计划和 2010 年远景目标纲要》,明确要坚持以农村为重点、预防为主、中西医并重、依靠科技进步、为人民健康和经济建设服务的方针,积极发展卫生保健事业,实现人人享有初级卫生保健的目标。

1997年1月,《中共中央 国务院关于卫生改革与发展的决定》中,明确新时期卫生工作的方针是:以农村为重点,预防为主,中西医并重,依靠科技与教育,动员全社会参与,为人民健康服务,为社会主义现代化建设服务。

二、新时代卫生与健康工作方针

2016 年 8 月,习近平总书记在全国卫生与健康大会上作重要讲话,强调指出要坚持正确的卫生与健康工作方针,以基层为重点,以改革创新为动力,预防为主,中西医并重,将健康融入所有政策,人民共建共享。新时代卫生与健康工作方针既与党在不同历史时期的卫生工作方针一脉相承,又体现了新发展理念的科学内涵,具有鲜明的时代特征,是对新时代卫生与健康工作的总要求,是推进健康中国建设和制定相关政策的基本遵循。

新时代卫生与健康工作方针中的"以基层为重点",进一步强调基层卫生是深化医药卫生体制改革和推进卫生与健康工作的重点,有利于健全完善基层医疗卫生服务体系,有利于推动建立基层卫生运行新机制,有利于提升基层医疗卫生服务能力。"以改革创新为动力"更加凸显深化医药卫生体制改革的重要性和必要性,只有不断改革和持续创新,才能破解医疗卫生和医学科技领域的诸多难题。"预防为主"不仅是我国卫生与健康工作宝贵经验的总结和继承,也是世界卫生与健康工作发展的潮流,必须坚定不移贯彻,创新医防协同、医防融合机制,健全公共卫生体系,提高重大疫情早发现能力,有效遏制重大传染性疾病传播。"中西医并重"是我国卫生与健康工作的独特之处,长期坚持有利于促进中医药传承创新发展,有利于推动中医药和西医药有机结合、协同发展。"将健康融入所有政策"是推进健康中国建设的重大举措,各级人民政府应当把保障人民健康放在优先发展的战略位置,完善人民健康促进政策,组织实施健康促进行动,努力为人民群众提供全方位全生命周期的健康服务。"人民共建共享"强调卫生健康事业应当坚持以人民为中心、为人民健康服务,同时卫生健康事业高质量发展需要全社会和人民群众广泛参与。

第二节 | 卫生资源与卫生健康服务

一、卫生资源

(一) 卫生机构

1. **医疗卫生机构** 2022年末,全国医疗卫生机构总数1 032 918个。

(1)公立医院:指经济类型为国有和集体办的医院(含政府办医院),共11 746个。

(2)民营医院:指公立医院以外的其他医院,包括联营、股份合作、私营、港澳台投资和外国投资等医院,共25 230个。

(3)基层医疗卫生机构:包括社区卫生服务中心(站)、乡镇(街道)卫生院、村卫生室、诊所(医务室、护理站),共979 768个。

(4)专业公共卫生机构:包括疾病预防控制中心、专科疾病防治机构、妇幼保健机构、卫生监督机构、生育技术服务机构,共12 436个。

(5)其他机构:共3 738个。

2. **卫生健康行政组织** 一般指行使国家行政权力、管理卫生健康行政事务的机构体系,包括国家和地方各级政府卫生健康行政部门,及其直属的行使部分卫生健康管理职能的事业单位及社会团体。我国卫生健康行政组织体系主要有以下几种。

(1)国家卫生健康委员会为国务院组成部门:国家医疗保障局为国务院直属机构。国家中医药管理局、国家疾病预防控制局均为国家卫生健康委员会管理的国家局。

(2)地方卫生健康行政部门:一般指地方各级政府中负责卫生健康行政工作的部门,如省(自治区、直辖市)卫生健康委员会、市(自治州)卫生健康委员会、县(自治县、区)卫生健康委(局)等。另外,县(市)以上地方政府单独设立医疗保障部门,中医药管理、疾病预防控制等部门或单独设立,或设在卫生健康部门内。

(3)其他卫生健康行政组织:包括各级党委、政府的议事协调机构,其工作机构有的单独设置,有的作为地方卫生健康行政部门的内设机构,如干部保健委员会办公室、爱国卫生运动委员会办公室等。

3. **卫生健康社会组织** 一般指经卫生健康行政部门审查同意成立,并经民政部门登记的具有法人资格的卫生健康行业社会团体、基金会、民办非企业等民间组织。

(1)社会团体:由医学科学技术工作者自愿组成并依法登记成立的学术性、公益性、非营利性法人社会团体,如医学会、预防医学会、药学会等;由卫生健康工作者自愿组成的并依法登记成立的行业性、学术性、非营利性法人社会团体,如医师协会、基层卫生协会等。

(2)基金会:指利用自然人、法人或者其他组织捐赠的财产,以从事卫生健康公益事业为目的,依法成立的非营利性法人,如癌症基金会、预防性病艾滋病基金会等。

(3)民办非企业:卫生健康类民办非企业主要指各类民办医疗机构、护理机构和疗养机构等。

4. **其他相关机构** 指除卫生机构、卫生健康行政组织和卫生健康社会组织之外的与卫生健康事业密切相关的各类机构,主要包括各级各类医学教育机构、医学研究机构、医药企业和医学类教材、报刊、媒体等专业机构。

(二) 卫生人员

卫生人员包括卫生技术人员、持乡村医生证的人员和卫生员、其他技术人员、管理人员、工勤技能人员。卫生技术人员包括执业(助理)医师、注册护士、药师(士)、技师(士)、卫生监督员、其他卫生技术人员。执业(助理)医师指取得医师执业证书且实际从事临床工作的人员。注册护士指取得注册护士证书且实际从事护理工作的人员。2022 年末,全国卫生人员(包括在编、合同制、返聘和临聘半年以上人员)总数 1 441.1 万人。其中卫生技术人员 1 165.8 万人,包括执业(助理)医师 443.5 万人、注册护士 522.4 万人、药师(士)53.1 万人、技师(士)75.1 万人。2022 年末,全国每千人口执业(助理)医师 3.15 人、每千人口注册护士 3.71 人、每万人口专业公共卫生机构人员 6.94 人、每万人口全科医生 3.28 人。

(三) 医疗床位

2022 年末,全国医疗卫生机构床位 975.0 万张,其中:医院 766.3 万张(占 78.6%),基层医疗卫生机构 174.4 万张(占 17.9%),专业公共卫生机构 31.4 万张(占 3.2%)。医院中,公立医院床位占 70.0%,民营医院床位占 30.0%。每千人口医疗卫生机构床位数 6.92 张。

(四) 卫生费用

2022 年,全国卫生总费用初步推算为 84 846.7 亿元,其中:政府卫生支出 23 916.4 亿元(占 28.2%);社会卫生支出 38 015.8 亿元(占 44.8%);个人卫生支出 22 914.5 亿元(占 27.0%)。人均卫生总费用 6 010.0 元,卫生总费用占 GDP 的比重为 7.0%。

二、卫生健康服务

我国卫生健康服务具有提供全方位全生命周期服务的特点和安全、有效、方便、价廉的特征。以《2022年我国卫生健康事业发展统计公报》有关数据为例,我国卫生健康服务的主要内容及基本状况如下。

(一) 医疗服务

1. 门诊和住院量

(1) 2022 年,全国医疗卫生机构总诊疗人次 84.2 亿。在总诊疗量中,医院 38.2 亿人次(占 45.4%),基层医疗卫生机构 42.7 亿人次(占 50.7%),其他医疗卫生机构 3.3 亿人次(占 3.9%)。

(2) 2022 年,全国医疗卫生机构入院人次 24 686 万。在入院中,医院 20 099 万人次(占 81.4%),基层医疗卫生机构 3 619 万人次(占 14.7%),其他医疗卫生机构 969 万人次(占 3.9%)。

2. 病床使用 2022 年,全国医院病床使用率 71.0%,医院出院者平均住院日为 9.2 日。

3. 改善医疗服务 截至 2022 年底,二级及以上公立医院中,55.5% 开展了预约诊疗,90.8% 开展临床路径管理,65.8% 开展远程医疗服务,88.2% 参与同级检查结果互认,92.2% 开展优质护理服务。

4. 血液保障 2022 年,全年无偿献血人次数达到 1 603.5 万人次,采血量达到 2 760.2 万单位,千人口献血率 11.5‰。

(二) 基层医疗卫生服务

1. 农村卫生服务

(1) 2022 年,全国县级(含县级市)医院诊疗人次 13.5 亿,入院人次数 8 445.6 万,病床使用率 69.4%。

(2) 2022 年,全国乡镇卫生院诊疗人次 12.1 亿,入院人次 3 239.0 万,病床使用率 46.9%,出院者平均住院日 6.5 日。

(3) 2022 年,全国村卫生室诊疗人次 12.8 亿,平均每个村卫生室年诊疗量 2 181 人次。

2. 社区卫生服务

(1) 2022 年,全国社区卫生服务中心诊疗人次 6.9 亿,入院人次 333.8 万;全国社区卫生服务站诊疗人次 1.4 亿。

（2）2022 年,全国基本公共卫生服务项目人均财政补助标准为 84 元。年内在基层医疗卫生机构接受健康管理的 65 岁及以上老年人数 12 708.3 万,接受健康管理的高血压病人人数 11 236.3 万,接受健康管理的 2 型糖尿病病人人数 3 791.5 万。

（三）中医医疗服务

1. 2022 年,全国中医类医疗卫生机构总诊疗人次 12.3 亿。其中:中医类医院 6.9 亿人次(占 56.5%),中医类门诊部及诊所 2.1 亿人次(占 17.3%),非中医类医疗机构中医类临床科室 3.2 亿人次(占 26.2%)。

2. 2022 年,全国中医类医疗卫生机构出院人次 3 861.3 万。其中:中医类医院 3 178.9 万人次(占 82.3%),中医类门诊部 0.4 万人次,非中医类医疗卫生机构中医类临床科室 681.9 万人次(占 17.7%)。

（四）疾病控制与公共卫生服务

1. 传染病报告发病和死亡

（1）2022 年,全国甲、乙类传染病报告发病 243.1 万例,报告死亡 2.2 万人。报告发病数居前 5 位的是病毒性肝炎、肺结核、梅毒、淋病和布鲁氏菌病,占甲乙类传染病报告发病总数 93.4%。报告死亡数居前 5 位的是艾滋病、肺结核、病毒性肝炎、狂犬病、流行性出血热,占甲乙类传染病报告死亡总数的 99.8%。全国甲乙类传染病报告发病率为 172.4/10 万,死亡率为 1.5/10 万。

（2）2022 年,全国 11 种丙类传染病共报告发病 421.0 万例,死亡 27 人。报告发病数居前 5 位的病种依次为流行性感冒、其他感染性腹泻病、手足口病、流行性腮腺炎和急性出血性结膜炎,占丙类传染病报告发病总数的 99.9%。报告死亡数较多的病种依次为流行性感冒、其他感染性腹泻病和手足口病,占丙类传染病报告死亡总数的 92.6%。全国丙类传染病报告发病率为 298.5/10 万,死亡率为 0.001 9/10 万。

2. 血吸虫病防治　2022 年末,全国血吸虫病流行县(市、区)452 个,达到消除、传播阻断、传播控制的县(市、区)分别为 343 个、106 个、3 个;2022 年,全国晚期血吸虫病病人 28 565 人。

3. 地方病防治　2022 年末,全国克山病病区县(市、区)数 330 个,已消除 330 个,现症病人 0.4 万人;大骨节病病区县(市、区)数 379 个,已消除 379 个,现症病人 17.1 万人。

4. 慢性病综合防治　截至 2022 年末,全国建立 605 个死因监测点,肿瘤登记工作覆盖全国 2 806 个区县。对 353.9 万高危人群开展食管癌、胃癌、肝癌等重点癌症早诊早治工作,心脑血管疾病筛查干预项目筛查 146.2 万人,儿童口腔疾病综合干预项目年度免费口腔检查 191.3 万人。

5. 重大疾病与健康危害因素控制　2022 年,在全国所有县区开展城乡饮用水水质监测;在 87 个城市设置 167 个监测点,开展空气污染(雾霾)对人群健康影响监测;在 140 个城市设置公共场所监测点,开展健康危害因素监测。

6. 职业病防治　2022 年,全国共报告各类职业病新病例 11 108 例,其中职业性尘肺病及其他呼吸系统疾病 7 615 例(其中职业性尘肺病 7 577 例),职业性耳鼻喉口腔疾病 1 879 例,物理因素所致职业病 749 例,职业性化学中毒 399 例。

（五）妇幼卫生服务

1. 妇幼保健　2022 年,全国孕产妇产前检查率 97.9%,产后访视率 96.5%,住院分娩率为 99.94%;3 岁以下儿童系统管理率达 93.3%;孕产妇系统管理率达 93.6%。5 岁以下儿童死亡率 6.8‰(城市 4.2‰,农村 8.0‰);婴儿死亡率 4.9‰(城市 3.1‰,农村 5.7‰);孕产妇死亡率为 15.7/10 万(城市 14.3/10 万,农村 16.6/10 万)。

2. 国家免费孕前优生检查项目　全国所有县(市、区)普遍开展免费孕前优生健康检查,为农村计划怀孕夫妇免费提供健康教育、健康检查、风险评估和咨询指导等孕前优生服务。2022 年,全国共为 816.2 万名计划怀孕夫妇提供免费检查,目标人群覆盖率平均达 91.8%。

（六）卫生监督

1. 食品安全风险监测 截至2022年末,全国设置食品安全风险监测点2 802个,对27大类10.1万份样品开展污染物及有害因素进行监测;在47 715个医疗卫生机构和3 600个疾控机构开展食源性疾病监测。

2. 公共卫生监督 2022年,全国对公共场所监督检查175.7万户次;对生活饮用水卫生(供水)监督检查12.4万户次,对涉及饮用水卫生安全产品监督检查7 338户次;对消毒产品监督检查3.3万户次,对餐具饮具集中消毒服务单位监督检查8 386户次;对学校卫生监督检查20.4万户次;对职业健康检查、职业病诊断、放射卫生技术机构监督检查6 390户次,对放射诊疗单位监督检查8.4万户次;对妇幼健康单位监督检查2.7万户次;对用人单位职业卫生监督检查15.7万户次,对职业卫生技术服务机构监督检查1 384户次;对医疗卫生、血液安全和传染病防治开展经常性卫生监督。在各类监督检查中,依法查处违法案件。

（七）人口家庭发展

2022年,全国出生人口956万人,二孩占比为38.9%,三孩及以上占比为15.0%,出生人口性别比为111.1。2022年全国托育服务机构总数7.57万家,提供的托位数362.4万个,全国千人口托位数2.57个。

（八）老年健康服务

截至2022年末,全国设有老年医学科的二级及以上综合性医院5 909个,建成老年友善医疗机构的综合性医院8 627个、基层医疗卫生机构19 494个,设有临终关怀(安宁疗护)科的医疗卫生机构4 259个。全国医疗卫生机构与养老服务机构建立签约合作关系的达8.4万对;两证齐全(指具备医疗机构执业许可或备案,并进行养老机构备案)的医养结合机构共有6 986家。

第三节 │ 党的十八大以来我国卫生健康事业发展成就

党的十八大以来,以习近平同志为核心的党中央坚持把保障人民健康放在优先发展的战略位置,坚持"人民至上、生命至上"的执政理念,把人民群众的生命安全和身体健康放在第一位,确立了新时代卫生与健康工作方针,把建设健康中国和积极应对人口老龄化上升为国家战略,不断深化医药卫生体制改革,走出了一条中国特色卫生健康事业改革发展之路。我国人均预期寿命从74.8岁(2011年)增长到78.2岁(2021年),主要健康指标居于中高收入国家前列,人民群众健康权益得到充分保障。党的十八大以来我国卫生健康事业发展成就概括如下。

（一）健康中国战略全面实施,人民健康得到全方位保障

政策法规体系建立健全,制定修订《中华人民共和国基本医疗卫生与健康促进法》等法律,编制和实施《"健康中国2030"规划纲要》,健康中国行动深入实施,健康扶贫工程累计帮助近1 000万个因病致贫返贫家庭成功摆脱贫困,促进健康的政策体系基本建立。健康维护能力明显提升,人均基本公共卫生服务经费补助标准提高到89元(2023年),为高血压、糖尿病、肺结核病等重点疾病病人和0~6岁儿童、孕产妇、65岁以上老年人等重点人群提供健康管理服务,青少年体质健康状况逐步提升,重大慢性病过早死亡率低于全球平均水平。爱国卫生运动融入社会健康治理,文明健康、绿色环保的生活方式日益普及,居民健康素养水平提高到25.4%(2021年),经常参加体育锻炼人数的比例达到37.2%(2021年),城市空气质量优良天数比例持续提升,农村卫生面貌焕然一新,自来水普及率、卫生厕所普及率逐步提高。

（二）促进人口长期均衡发展,"一老一幼"健康水平进一步提高

生育政策不断优化,先后实施单独两孩政策、全面两孩政策和三孩生育政策,取消社会抚养费等制约措施,推出一系列配套支持政策。出生人口中二孩及以上占比由政策调整前的35%左右提高到55%以上,出生人口性别比逐步趋于正常水平,优生优育水平不断提升。母婴安全得到有力

保障,我国孕产妇死亡率、婴儿死亡率和 5 岁以下儿童死亡率远低于中高收入国家平均水平。普惠托育服务的政策法规、标准规范及服务供给体系基本形成,配套支持措施不断完善,切实减轻家庭生育养育负担。实施积极应对人口老龄化国家战略,深入推进医养结合,积极推进老年友好型社会建设。

(三) 医药卫生体制改革持续深化,人民群众"看病难、看病贵"问题加速破解

历史性地全面破除以药补医的旧体制,持续推进"以治病为中心"向"以人民健康为中心"转变,总结推广以三明市为代表的典型地区的医改经验。设置 12 个专业类别的国家医学中心,建设 50 个国家区域医疗中心,组建各种形式的医联体 1.5 万个,推动优质医疗资源下沉,就医秩序日趋合理。覆盖城乡的医疗卫生服务三级网络不断健全,90% 的家庭 15 分钟内能够到达最近的医疗点。国家基本药物目录品种增加到 685 种,公立医院全部取消药品和耗材加成,推进国家组织药品耗材集中采购和使用。基本医疗保险参保人数超过 13.6 亿人,覆盖率稳定在 95% 以上,职工和城乡居民基本医疗保险政策范围内住院费用基金支付比例分别稳定在 80% 左右和 70% 左右,居民个人卫生支出占卫生总费用比例降至 27.7%(2021 年)。

(四) 公共卫生防护网筑牢织密,传染病、慢性病、职业病、地方病防控更有效有力

我国消除了疟疾,实现了乙型肝炎控制目标,艾滋病疫情得到有效控制。尘肺病等重点职业病高发势头得到初步遏制。血吸虫病疫情降至历史最低水平,如期实现地方病防治 3 年攻坚行动目标。初步建立卫生应急体系,卫生应急核心能力达到国际先进水平,重特大疫情得到有效控制,成功处置 H7N9 等新发传染病、中东呼吸综合征等境外输入疫情,为埃博拉出血热疫情防控作出了国际贡献,新型冠状病毒肺炎疫情防控取得了重大战略性成果。

(五) 基层卫生网底不断夯实,基层防病治病和健康管理能力持续提高

基层医疗卫生网络基本实现全覆盖,截至 2022 年,全国有基层医疗卫生机构近 98 万个。服务能力持续增强,居民认可度逐步提高,2022 年基层医疗卫生机构诊疗服务 42.7 亿人次,占全国医疗卫生机构总诊疗量的 50.7%。基层卫生人员数量大幅增加,结构不断优化,基层医疗卫生机构人员总数增加到 455.1 万人(2022 年),村医队伍中执业医师、执业助理医师的比例上升到 41.5%(2021 年),家庭医生签约服务稳步推进。基本公共卫生服务提质扩面,促进公平享有,基层机构开展的项目从 10 类扩展到 12 类,每年为高血压、糖尿病、肺结核等重点疾病的病人和 0~6 岁儿童、孕产妇、65 岁及以上老年人等重点人群提供 10 多亿人次的健康管理服务。

(六) 中医药守正创新、传承发展,让更多群众方便看中医、放心用中药

优质高效的中医药服务体系加快建设,基层中医药服务能力显著提升,中医药服务更公平、更可及、更便利,中医药已传播至 196 个国家和地区。基层中医药服务网络不断完善,2021 年全国提供中医服务的社区卫生服务中心占同类机构的 99.6%,社区卫生服务站占 93.0%,乡镇卫生院占 99.1%,村卫生室占 79.9%。基层中医药人才队伍建设持续加强,2020 年底城乡每万居民拥有 0.66 名中医类别全科医生,82.4% 的社区卫生服务站和 58.92% 的村卫生室至少配备了 1 名能够提供中医药服务的医生。基层中医适宜技术广泛推广,2020 年底 86.04% 的社区卫生服务中心和 81.03% 的乡镇卫生院能够提供 6 类以上中医药技术方法。中药产业快速发展,中药工业主营收入由 2012 年的 5 156 亿元增长到 2021 年的近 7 000 亿元。中药质量不断提升,中药饮片抽检总合格率达到 98%。中药科技创新不断深入,中药的科技投入持续加大,道地药材、中药炮制、质量保障、新药研发等方面的研究不断加强。

(七) 卫生科技发展日新月异,参与全球卫生治理更深更广

新药专项推动我国新药研发由"仿"到"创"、医药产业由"大"到"强"的跨越式发展,传染病专项提升我国及时有效应对新发突发传染病的综合防控、应急处置和科学研究能力。深入参与全球卫生治理,扎实推进"健康丝绸之路"建设,持续开展卫生援外工作,体现了构建人类卫生健康共同体的大国担当。

第四节 | 医药卫生体制改革

一、概述

2009 年 3 月，中共中央、国务院颁布《关于深化医药卫生体制改革的意见》，正式启动实施新一轮医药卫生体制改革（以下简称"医改"）。将建立健全覆盖城乡居民的基本医疗卫生制度，为群众提供安全、有效、方便、价廉的医疗卫生服务，明确为深化医改的总体目标；提出建立公共卫生、医疗服务、医疗保障、药品供应"四大体系"和医药卫生管理、运行、投入、价格、监管、科技和人才、信息、法制等"八项支撑"等改革任务。

2009 年 3 月，国务院印发《医药卫生体制改革近期重点实施方案（2009—2011 年）》，进一步明确医改前三年重点抓好五项改革，即加快推进基本医疗保障制度建设；初步建立国家基本药物制度；健全基层医疗卫生服务体系；促进基本公共卫生服务逐步均等化；推进公立医院改革试点。

2012 年 3 月，国务院印发《"十二五"期间深化医药卫生体制改革规划暨实施方案》，提出要加快健全全民医保体系；巩固完善基本药物制度和基层医疗卫生机构运行新机制；积极推进公立医院改革；统筹推进基本公共卫生服务均等化，优化卫生资源配置，加快人才培养和信息化建设，加强药品生产流通和医药卫生监管体制改革等重点改革任务。

2012 年 11 月，党的十八大报告指出，坚持为人民健康服务的方向，按照保基本、强基层、建机制要求，重点推进医疗保障、医疗服务、公共卫生、药品供应、监管体制综合改革，健全全民医保体系，建立重特大疾病保障和救助机制，巩固基本药物制度，深化公立医院改革，改革和完善食品药品安全监管体制机制。

2013 年 11 月，党的十八届三中全会通过的《中共中央关于全面深化改革若干重大问题的决定》指出，统筹推进医疗保障、医疗服务、公共卫生、药品供应、监管体制综合改革。深化基层医疗卫生机构综合改革，健全网络化城乡基层医疗卫生服务运行机制。加快公立医院改革，落实政府责任，建立科学的医疗绩效评价机制和适应行业特点的人才培养、人事薪酬制度。完善合理分级诊疗模式，建立社区医生和居民契约服务关系。充分利用信息化手段，促进优质医疗资源纵向流动。加强区域公共卫生服务资源整合。取消以药补医，理顺医药价格，建立科学补偿机制。改革医保支付方式，健全全民医保体系。加快健全重特大疾病医疗保险和救助制度。完善中医药事业发展政策和机制。

2016 年 12 月，国务院印发《"十三五"深化医药卫生体制改革规划》，提出要在分级诊疗、现代医院管理、全民医保、药品供应保障、综合监管等五项制度建设上取得新突破。

2017 年 10 月，党的十九大报告指出，深化医药卫生体制改革，全面建立中国特色基本医疗卫生制度、医疗保障制度和优质高效的医疗卫生服务体系，健全现代医院管理制度。全面取消以药养医，健全药品供应保障制度。

2022 年 10 月，党的二十大报告指出，深化医药卫生体制改革，促进医保、医疗、医药协同发展和治理。深化以公益性为导向的公立医院改革。

二、医改进展

我国医改涉及方方面面，本节重点述及分级诊疗制度建设、国家区域医疗中心建设、药品集中带量采购、医保支付方式改革、药品审评审批制度改革、公立医院薪酬制度改革等重点工作进展及成效。

（一）分级诊疗制度建设

2015 年 9 月，国务院办公厅印发《关于推进分级诊疗制度建设的指导意见》，提出全面提升分级诊疗服务能力，逐步形成基层首诊、双向转诊、急慢分治、上下联动的分级诊疗模式，基本建立符合国情的分级诊疗制度。通过改革，分级诊疗制度建设取得积极进展。

1. 基层医疗服务能力不断增强　全国达到服务能力标准的基层医疗卫生机构占比达到 53%，累计建成社区卫生服务中心(社区医院)2 600 余家,县域内常见病多发病就诊率超过 90%。

2. **分工协作机制不断健全** 各类医联体超过 1.5 万个,医联体为提供一体化、同质化医疗服务发挥了有力支撑作用,在上下联动上不断增强。

3. **服务模式不断优化** 发展远程医疗和互联网诊疗,构建线上线下一体化服务模式。日间手术量不断增长。建设急诊急救领域五大中心累计超过 1.4 万个,居家医疗服务不断发展,不断满足危急重症与慢性病病人的医疗服务需求。

(二)国家区域医疗中心建设

国家区域医疗中心建设是对我国医疗卫生服务体系建设经验的深入总结和提炼创新,是减少病人跨省就医、解决看病难问题的一项重要举措。2019 年以来,围绕大病不出省的目标,扎实推进工作试点和有序扩围,目前取得初步成效,达到预期目标。

1. **优质医疗资源均衡布局取得突破** 截至 2023 年 7 月,我国已确定五批 125 个国家区域医疗中心建设项目,覆盖所有医疗资源薄弱省份。这些项目都是由国内排名靠前的综合医院、专科医院或中医医院牵头主导,有效缓解了优质医疗资源紧缺局面,填补了有关地方在肿瘤、心血管、呼吸、儿科等专科能力方面的短板弱项。

2. **先进医疗技术实现快速平移** 在 2021 年底前启动的前两批 26 个国家区域医疗中心的项目医院,2022 年 1—5 月住院服务超过 30 万人次,开展手术超过 10 万例,同比增幅超过 45%。其中,高难度的 4 级手术比例平均都超过 35%,多项全国领先的医疗新技术填补省域空白。

3. **跨省就医的流向得到初步改善** 2020 年,首批 8 个试点省份开展国家区域医疗中心建设之后,带动全省 2021 年相关专科跨省就医数量较 2019 年平均减少 9%。

(三)药品集中带量采购

2018 年以来,以带量采购为核心,推进药品和高值医用耗材集采改革向深度和广度拓展。集采通过量价挂钩,以量换价,从机制上破解了医药价格虚高问题,净化了医药流通渠道,改善了行业生态,为医药产业高质量发展提供了良好生态环境。

1. 密集推进 7 批国家组织药品集采,共覆盖 294 个药品,大部分是常见病、慢性病的用药,涉及金额占公立医疗机构化学药和生物药年采购金额的 35%。国家组织药品的集采平均降价超过 50%。

2. 聚焦心内科和骨科开展国家组织高值医用耗材的集采,心脏支架的集采平稳运行,中选支架首年的使用量达到协议采购量的 1.6 倍。人工关节的集采中选结果在各地顺利实施,中选的产品供应总体稳定。心脏支架、人工关节的集采平均降价超过 80%。

3. 积极推进省级和省际联盟采购,涉及有化学药、生物药、中成药三大领域。冠脉球囊、人工晶状体的集采已覆盖所有省份,药物球囊和骨科创伤耗材等已被大部分省份纳入集采,形成了上下联动、协同推进的常态化招采格局。

(四)医保支付方式改革

深化医保支付方式改革,是党中央、国务院作出的重大决策部署。2017 年,国务院办公厅印发《关于进一步深化基本医疗保险支付方式改革的指导意见》。2019 年,全国 30 个城市开展按疾病诊断相关分组付费国家试点,即 CHS-DRG 付费试点。2020 年,71 个城市启动区域点数法总额预算和按病种分值付费试点,即 DIP 付费试点。2021 年底,101 个城市全部进入实际付费阶段。

1. 推动统筹地区、医疗机构、病种分组和医保基金四个方面的全覆盖。截至 2022 年 6 月,全国共有 200 多个地区正在推进住院费用 DRG/DIP 支付方式改革。

2. 建立完善核心要素管理与调整机制,健全绩效管理与运行监测机制,形成多方参与的评价与争议处理机制,建立相关改革的协同推进机制。

3. 加强专业能力、信息系统、标准规范和示范点的建设,夯实基础,确保支付方式改革行稳致远。

4. 引导和协调医疗机构重点推进编码管理、信息传输、病案质控和内部运营机制建设四个方面的协同。

（五）药品审评审批制度改革

药品关乎广大人民群众的身体健康、生命安全。深化药品审评审批制度改革,是鼓励药品创新、全面提升药品质量、增加有效供给、保障广大人民群众用药安全的重要举措。

1. 完善药品审评审批体系　实施药物临床试验机构备案管理,截至 2022 年 6 月,已备案 1 218 家药物临床试验机构。全面深化实施药物临床试验的 60 日到期默示许可制,提高了临床试验申请的审批效率。

2. 加速药物上市注册通道　将《中华人民共和国药品管理法》《中华人民共和国疫苗管理法》等明确列出的临床急需的短缺药、儿童用药、罕见病用药、重大传染病用药、疾病防控急需疫苗,以及创新疫苗等纳入加快上市注册范围。2019 年至 2022 年 6 月,批准药品上市注册申请 2 000 余个,进一步满足公众用药需求。

3. 促进中药传承创新发展　组织制定多个技术审评要求和指导原则。在标准不降低、程序不减少的前提下,应急批准"三方"(清肺排毒颗粒、化湿败毒颗粒、宣肺败毒颗粒)紧急上市,全力推进"三方"成果转化。

（六）公立医院薪酬制度改革

公立医院薪酬制度改革是提升公立医院运行效率和调动医务人员积极性的一项重要举措。为建立适应医疗行业特点的薪酬制度,自 2017 年起,国家启动公立医院薪酬制度改革试点。2021 年 7 月,人力资源和社会保障部、国家卫生健康委员会等 5 部门联合印发《关于深化公立医院薪酬制度改革的指导意见》,此项改革重点解决以下问题。

1. 重点解决水平问题　合理确定、动态调整公立医院薪酬水平,按照"两个允许"要求,根据当年医疗服务收入扣除成本,并按规定提取各项基金以后,合理追加薪酬总量,不计入总量核定基数,让薪酬的核定机制更加灵活、更加符合实际。通过改革,逐步提高了公立医院人员支出占业务支出的比例。

2. 重点解决结构问题　更加注重发挥薪酬制度的保障功能,逐步提高人员薪酬中固定部分的比例,稳定医务人员收入预期,避免绩效部分的比例过大带来的逐利倾向,维护了公立医院的公益性。

3. 重点解决来源问题　完善公立医院外部经济政策,按照腾空间、调结构、保衔接的路径,常态化、制度化推进药品和耗材集中带量采购,腾出的空间用于动态调整医疗服务价格,支持医院优化收入结构,为薪酬制度改革拓宽了经费来源渠道。

4. 重点解决分配方式问题　在核定的薪酬总量内,公立医院可自主设立薪酬项目、自主分配,实行以岗定责、以岗定薪、责薪相适、考核兑现,逐步建立体现岗位职责和知识价值的薪酬体系。适当提高低年资医生的薪酬水平,合理确定不同岗位人员的收入差别,充分调动了医院医务人员积极性。

三、"十四五"期间医改任务

（一）加快建设分级诊疗体系

加强城市医疗集团网格化布局管理,整合医疗机构和专业公共卫生机构,为网格内居民提供一体化、连续性医疗卫生服务。加快推动县域综合医改,推进紧密型县域医共体建设,推进专科联盟和远程医疗协作网发展。稳步扩大家庭医生签约服务覆盖范围,加强基本公共卫生服务与家庭医生签约服务的衔接,提高签约服务质量。明确各级医疗卫生机构在相关疾病诊疗中的职责分工、转诊标准和转诊程序,形成连续通畅的双向转诊服务路径。推动三级医院提高疑难危重症和复杂手术占比,缩短平均住院日。

（二）推动公立医院高质量发展

健全现代医院管理制度,充分发挥公立医院党委把方向、管大局、作决策、促改革、保落实的领导作用,健全全面预算管理、成本管理、预算绩效管理、内部审计和信息公开机制,推动医院管理科学化、精细化、规范化。全面开展公立医院绩效考核,持续优化绩效考核指标体系和方法。大力弘扬伟大抗疫精神和崇高职业精神,在全社会营造尊医重卫的良好氛围。推进优抚医院改革发展。提高监管场所医疗机构专业化水平。

(三) 深化相关领域联动改革

发挥好福建省三明市作为全国医改经验推广基地的作用,加大经验推广力度,按照"腾空间、调结构、保衔接"的路径,加快推进综合改革。健全全民医保制度,开展按疾病诊断相关分组、按病种分值付费,对于精神病、安宁疗护和医疗康复等需要长期住院治疗且日均费用较稳定的疾病推进按床日付费,将符合条件的互联网医疗服务按程序纳入医保支付范围。稳步建立长期护理保险制度。完善药品供应保障体系,扩大药品和高值医用耗材集中采购范围,落实集中采购医保资金结余留用政策,完善短缺药品监测网络和信息直报制度,保障儿童等特殊人群用药。深化医疗服务价格改革,规范管理医疗服务价格项目,建立灵敏有度的价格动态调整机制,优化中医医疗服务价格政策。深化人事薪酬制度改革,落实医疗卫生机构内部分配自主权,建立主要体现岗位职责和知识价值的薪酬体系。

(四) 健全医疗卫生综合监管制度

建立健全机构自治、行业自律、政府监管、社会监督相结合的医疗卫生综合监督管理体系,加强对服务要素准入、质量安全、公共卫生、机构运行、医疗保障基金、健康养老、托育服务和健康产业等的监管。积极培育医疗卫生行业组织,在制定行业管理规范和技术标准、规范执业行为、维护行业信誉、调解处理服务纠纷等方面更好发挥作用。提升卫生健康监督执法能力。构建更为严密的医疗卫生机构安全生产责任体系,加强医疗卫生机构危险化学品使用管理,落实医疗卫生机构消防安全管理责任,深入开展从业人员消防安全教育培训。

第五节 ｜ 健康中国建设

一、概述

2015 年 10 月,健康中国建设正式写入党的十八届五中全会公报。2016 年 8 月,全国卫生与健康大会在京召开,习近平总书记对推进健康中国建设发表重要讲话。2016 年 10 月,中共中央、国务院印发《"健康中国 2030" 规划纲要》,本规划纲要是推进健康中国建设的宏伟蓝图和行动纲领。《"健康中国 2030" 规划纲要》指出,推进健康中国建设,是全面建成小康社会、基本实现社会主义现代化的重要基础,是全面提升中华民族健康素质、实现人民健康与经济社会协调发展的国家战略,是积极参与全球健康治理、履行 2030 年可持续发展议程国际承诺的重大举措。2017 年 10 月,党的十九大就实施健康中国战略进行总体部署。2019 年 7 月,《健康中国行动 (2019—2030 年)》等相关文件出台。2020 年 6 月,《中华人民共和国基本医疗卫生与健康促进法》实施,"国家实施健康中国战略" 写入法律。2021 年 3 月,《中华人民共和国国民经济和社会发展第十四个五年规划和 2035 年远景目标纲要》对全面推进健康中国建设作出安排部署。2022 年 10 月,党的二十大就推进健康中国建设进行决策部署。

二、健康中国战略

(一) 战略主题

1. **战略主题**　建设健康中国的战略主题是共建共享、全民健康,核心是以人民健康为中心,坚持新时代卫生与健康工作方针,针对生活行为方式、生产生活环境、医疗卫生服务等健康影响因素,坚持政府主导与调动社会、个人的积极性相结合,推动人人参与、人人尽力、人人享有,落实预防为主,推行健康生活方式,减少疾病发生,强化早诊断、早治疗、早康复,实现全民健康。

2. **基本路径**　建设健康中国的基本路径是共建共享。从供给侧和需求侧两端发力,统筹社会、行业和个人三个层面,形成维护和促进健康的强大合力。促进全社会广泛参与,强化跨部门协作,形成多层次、多元化的社会共治格局。推动健康服务供给侧结构性改革,优化要素配置和服务供给,推动健康产业转型升级,满足人民群众不断增长的健康需求。强化个人健康责任,提高全民健康素养,引导形成自主自律、符合自身特点的健康生活方式,形成热爱健康、追求健康、促进健康的社会氛围。

3. **根本目的** 建设健康中国的根本目的是全民健康。立足全人群和全生命周期两个着力点,提供公平可及、系统连续的健康服务,实现更高水平的全民健康。惠及全人群,使全体人民享有所需要的、有质量的、可负担的预防、治疗、康复、健康促进等健康服务,突出解决好妇女儿童、老年人、残疾人、低收入人群等重点人群的健康问题。覆盖全生命周期,针对生命不同阶段的主要健康问题及主要影响因素,确定若干优先领域,强化干预,实现从胎儿到生命终点的全程健康服务和健康保障,全面维护人民健康。

(二) 战略目标

到 2020 年,建立覆盖城乡居民的中国特色基本医疗卫生制度,健康素养水平持续提高,健康服务体系完善高效,人人享有基本医疗卫生服务和基本体育健身服务,基本形成内涵丰富、结构合理的健康产业体系,主要健康指标居于中高收入国家前列。

到 2030 年,促进全民健康的制度体系更加完善,健康领域发展更加协调,健康生活方式得到普及,健康服务质量和健康保障水平不断提高,健康产业繁荣发展,基本实现健康公平,主要健康指标进入高收入国家行列。到 2050 年,建成与社会主义现代化国家相适应的健康国家。具体实现以下目标。

1. **人民健康水平持续提升** 人民身体素质明显增强,2030 年人均预期寿命达到 79.0 岁,人均健康预期寿命显著提高。

2. **主要健康危险因素得到有效控制** 全民健康素养大幅提高,健康生活方式得到全面普及,有利于健康的生产生活环境基本形成,食品药品安全得到有效保障,消除一批重大疾病危害。

3. **健康服务能力大幅提升** 优质高效的整合型医疗卫生服务体系和完善的全民健身公共服务体系全面建立,健康保障体系进一步完善,健康科技创新整体实力位居世界前列,健康服务质量和水平明显提高。

4. **健康产业规模显著扩大** 建立起体系完整、结构优化的健康产业体系,形成一批具有较强创新能力和国际竞争力的大型企业,成为国民经济支柱性产业。

5. **促进健康的制度体系更加完善** 有利于健康的政策法律法规体系进一步健全,健康领域治理体系和治理能力基本实现现代化。

(三) 重点任务

普及健康生活、优化健康服务、完善健康保障、建设健康环境、发展健康产业是实施健康中国战略的重点,其主要任务概述如下。

1. **普及健康生活** 从健康促进的源头入手,强调个人健康责任,通过加强健康教育,提高全民健康素养,广泛开展全民健身运动,塑造自主自律的健康行为,引导群众形成合理膳食、适量运动、戒烟限酒、心理平衡的健康生活方式。

2. **优化健康服务** 以妇女儿童、老年人、贫困人口、残疾人等人群为重点,从疾病的预防和治疗两个层面采取措施,强化覆盖全民的公共卫生服务,加大慢性病和重大传染病防控力度,实施健康扶贫工程,创新医疗卫生服务供给模式,发挥"中医治未病"的独特优势,为群众提供更优质的健康服务。

3. **完善健康保障** 通过健全全民医疗保障体系,深化公立医院、药品、医疗器械流通体制改革,降低虚高价格,切实减轻群众看病负担,改善就医感受。加强各类医保制度整合衔接,改进医保管理服务体系,实现保障能力长期可持续。

4. **建设健康环境** 针对影响健康的环境问题,开展大气、水、土壤等污染防治,加强食品药品安全监管,强化安全生产和职业病防治,促进道路交通安全,深入开展爱国卫生运动,建设健康城市和健康村镇,提高突发事件应急能力,最大限度减少外界因素对健康的影响。

5. **发展健康产业**　区分基本和非基本,优化多元办医格局,推动非公立医疗机构向高水平、规模化方向发展。加强供给侧结构性改革,支持发展健康医疗旅游等健康服务新业态,积极发展健身休闲运动产业,提升医药产业发展水平,不断满足人民群众日益增长的多层次多样化健康需求。

三、健康中国行动

2019 年,国务院印发的《关于实施健康中国行动的意见》以及相关的配套文件中提出了健康中国行动到 2022 年和 2030 年的总体目标,明确实施 15 项专项行动,简称"三个板块"。第一个板块有六项行动,从健康知识普及、合理膳食、全民健身、控制烟草危害、心理健康、健康环境促进等方面综合施策,全方位地干预健康的影响因素。第二个板块有四项行动,关注妇幼、中小学生、职业人群以及老年人群等重点人群,维护全生命周期的健康。第三个板块有五项行动,主要针对心脑血管疾病、癌症、慢性呼吸系统疾病、糖尿病四类主要慢性病以及传染病、地方病,加大重大疾病的防控。每一项专项行动都有明确的目标、具体的指标和详细的路径,主要内容概述如下。

1. **健康知识普及行动**　面向家庭和个人普及预防疾病、早期发现、紧急救援、及时就医、合理用药等维护健康的知识与技能。建立并完善健康科普专家库和资源库,构建健康科普知识发布和传播机制。

2. **合理膳食行动**　针对一般人群、特定人群和家庭,聚焦食堂、餐厅等场所,加强营养和膳食指导。鼓励全社会参与减盐、减油、减糖。实施贫困地区重点人群营养干预。

3. **全民健身行动**　为不同人群提供针对性的运动健身方案或运动指导服务。努力打造百姓身边健身组织和"15 分钟健身圈"。推动形成体医结合的疾病管理和健康服务模式。

4. **控烟行动**　推动个人和家庭充分了解吸烟和二手烟暴露的严重危害。鼓励领导干部、医务人员和教师发挥控烟引领作用。研究利用税收、价格调节等综合手段,提高控烟成效。

5. **心理健康促进行动**　通过心理健康教育、咨询、治疗、危机干预等方式,引导公众正确认识和应对常见精神障碍及心理行为问题。健全社会心理服务网络。建立精神卫生综合管理机制。

6. **健康环境促进行动**　普及环境与健康相关的防护和应对知识。推进大气、水、土壤污染防治。推进健康城市、健康村镇建设。采取有效措施预防控制环境污染相关疾病、道路交通伤害、消费品质量安全事故等。

7. **妇幼健康促进行动**　积极引导家庭科学孕育和养育健康新生命,健全出生缺陷防治体系。加强儿童早期发展服务,完善婴幼儿照护服务和残疾儿童康复救助制度。促进生殖健康,推进农村妇女宫颈癌和乳腺癌检查。

8. **中小学健康促进行动**　动员家庭、学校和社会共同维护中小学生身心健康。引导学生从小养成健康生活习惯,锻炼健康体魄,预防近视、肥胖等疾病。

9. **职业健康保护行动**　针对不同职业人群,倡导健康工作方式,预防和控制职业病危害。完善职业病防治法规标准体系。鼓励用人单位开展职工健康管理。加强尘肺病等职业病救治保障。

10. **实施老年健康促进行动**　面向老年人普及膳食营养、体育锻炼、定期体检、健康管理、心理健康以及合理用药等知识。健全老年健康服务体系,完善居家和社区养老政策,推进医养结合。

11. **心脑血管疾病防治行动**　引导居民学习掌握心肺复苏等自救互救知识技能。对高危人群和病人开展生活方式指导。全面落实 35 岁以上人群首诊测血压制度,加强高血压、高血糖、血脂异常的规范管理。提高院前急救、静脉溶栓、动脉取栓等应急处置能力。

12. **癌症防治行动**　倡导积极预防癌症,推进早筛查、早诊断、早治疗,降低癌症发病率和死亡率,提高病人生存质量。有序扩大癌症筛查范围。推广应用常见癌症诊疗规范。加强癌症防治科技攻关。加快临床急需药物审评审批。

13. 慢性呼吸系统疾病防治行动 引导重点人群早期发现疾病,控制危险因素,预防疾病发生发展。探索高危人群首诊测量肺功能、40 岁及以上人群体检检测肺功能。加强慢性阻塞性肺疾病病人健康管理,提高基层医疗卫生机构肺功能检查能力。

本章思维导图

本章目标测试

14. 糖尿病防治行动 提示居民关注血糖水平,引导糖尿病前期人群科学降低发病风险,指导糖尿病病人加强健康管理,延迟或预防糖尿病的发生发展。加强对糖尿病病人和高危人群的健康管理,促进基层糖尿病及并发症筛查标准化和诊疗规范化。

15. 传染病及地方病防控行动 引导居民提高自我防范意识,讲究个人卫生,预防疾病。倡导高危人群在流行性感冒流行季节前接种流行性感冒疫苗。加强艾滋病、病毒性肝炎、结核病等重大传染病防控。强化寄生虫病、饮水型燃煤型氟砷中毒、大骨节病、氟骨症等地方病防治,控制和消除重点地方病。

(彭厚鹏)

附录　诺贝尔与诺贝尔生理学或医学奖

　　瑞典化学家诺贝尔一生有不少重要发明,尤以炸药发明最为著名,他本人也因此积累了巨大财富。在诺贝尔去世的前一年,即 1895 年 11 月 27 日,他在巴黎用瑞典文写下遗嘱,将其一生积蓄大约 800 万美金作为奖励基金,要求遗嘱执行人对这笔遗产进行安全可靠的投资,以每年的利息作奖金,奖励本年度全世界在物理学、化学、生理学或医学、文学及人类和平事业上作出了巨大贡献的人士。1896 年 12 月 10 日,诺贝尔在意大利去世。为了纪念这位先哲,诺贝尔奖便在每年的 12 月 10 日颁发。瑞典皇家科学院和皇家卡罗琳医学研究所将在斯德哥尔摩分别为本年度杰出的物理学家、化学家及生理学或医学家戴上这一领域最为荣耀的桂冠。瑞典国王也会出席这一盛大典礼。

　　诺贝尔奖从 1901 年开始颁发至今,先后有近千名科学家获得了物理学、化学和生理学或医学奖。时至今日,诺贝尔奖仍是这三个领域最权威也是奖额最高的奖项,激励着一代又一代科学家为了人类的美好未来发奋创造。同时,诺贝尔奖也推进了科学事业的国际合作和交流。1969 年,又增设了诺贝尔经济学奖。迄今为止,有多位华裔科学家获得了诺贝尔奖,他们分别是杨振宁、李政道、丁肇中、李远哲、朱棣文、崔琦、钱永健和高锟,中国科学家屠呦呦于 2015 年获得诺贝尔生理学或医学奖。

1901—2023 年诺贝尔生理学或医学奖获奖者一览表
Nobel Prize in Physiology or Medicine Winner 1901—2023

年份	获奖者	获奖成果
1901 年	E. A. V. 贝林(德国人)	制成白喉抗毒素
1902 年	R. 罗斯(英国人)	从事有关疟疾的研究
1903 年	N. R. 芬森(丹麦人)	发现利用光辐射治疗狼疮
1904 年	I. P. 巴甫洛夫(俄国人)	从事有关消化系统生理学方面的研究
1905 年	R. 柯赫(德国人)	从事有关结核的研究
1906 年	C. 高尔基(意大利人) S. 拉蒙·卡哈尔(西班牙人)	从事有关神经系统精细结构的研究
1907 年	C. L. A. 拉韦朗(法国人)	发现并阐明了原生动物在引起疾病中的作用
1908 年	P. 埃尔利希(德国人) I. 梅奇尼科夫(俄国人)	从事有关免疫学方面的研究
1909 年	T. 科赫(瑞士人)	从事有关甲状腺的生理学、病理学以及外科学的研究
1910 年	A. 科塞尔(德国人)	从事有关蛋白质、核酸方面的研究
1911 年	A. 古尔斯特兰德(瑞典人)	从事有关眼睛屈光学方面的研究
1912 年	A. 卡雷尔(法国人)	从事有关血管缝合以及脏器移植方面的研究
1913 年	C. R. 里歇(法国人)	从事有关抗原过敏的研究
1914 年	R. 巴拉尼(奥地利人)	从事有关内耳前庭装置生理学与病理学方面的研究
1915—1918 年	未颁奖	
1919 年	J. 博尔德特(比利时人)	作出了有关免疫方面的一系列发现

续表

年份	获奖者	获奖成果
1920 年	S. A. S. 克劳(丹麦人)	发现了有关体液和神经因素对毛细血管运动调节的机制
1921 年	未颁奖	
1922 年	A. V. 希尔(英国人)	
	迈尔霍夫(德国人)	从事有关肌肉能量代谢和物质代谢问题的研究
1923 年	F. G. 班廷(加拿大人)	
	J. J. R. 麦克劳德(加拿大人)	发现胰岛素
1924 年	W. 爱因托文(荷兰人)	发现心电特性
1925 年	未颁奖	
1926 年	J. A. G. 菲比格(丹麦人)	发现菲比格氏鼠癌(鼠实验性胃癌)
1927 年	J. 瓦格纳-姚雷格(奥地利人)	发现治疗麻痹的发热疗法
1928 年	C. J. H. 尼科尔(法国人)	从事有关斑疹伤寒的研究
1929 年	C. 艾克曼(荷兰人)	发现可以抗神经炎的维生素
	F. G. 霍普金斯(英国人)	发现刺激生长的维生素
1930 年	K. 兰德斯坦纳(奥地利人)	发现血型
1931 年	O. H. 瓦尔堡(德国人)	发现呼吸酶的性质和作用方式
1932 年	C. S. 谢林顿(英国人)	
	E. D. 艾德里安(英国人)	发现神经细胞活动的机制
1933 年	T. H. 摩尔根(美国人)	发现染色体的遗传机制,创立染色体遗传理论
1934 年	G. R. 迈诺特(美国人)	
	W. P. 墨菲(美国人)	
	G. H. 惠普尔(美国人)	发现贫血病的肝脏疗法
1935 年	H. 施佩曼(德国人)	发现胚胎发育中背唇的诱导作用
1936 年	H. H. 戴尔(英国人)	
	O. 洛维(奥地利人)	发现神经冲动的化学传递
1937 年	A. 森特·焦尔季(匈牙利人)	发现在生物燃烧过程中,特别是维生素 C 和富马酸的催化作用
1938 年	C. 海曼斯(比利时人)	发现呼吸调节中颈动脉窦和主动脉的作用机制
1939 年	G. 多马克(德国人)	研究和发现磺胺药
1940—1942 年	未颁奖	
1943 年	C. P. H. 达姆(丹麦人)	
	E. A. 多伊西(美国人)	发现维生素 K 的化学性质
1944 年	J. 厄兰格(美国人)	
	H. S. 加塞(美国人)	从事有关神经纤维机制的研究
1945 年	A. 弗莱明(英国人)	
	E. B. 钱恩(英国人)	
	H. W. 弗洛里(英国人)	发现青霉素以及青霉素对传染病的治疗效果
1946 年	H. J. 马勒(美国人)	发现用 X 射线可以使基因突变
1947 年	C. F. 科里(美国人)	
	G. T. 科里(美国人)	发现糖代谢中的酶促反应
	贝尔纳多·奥赛(阿根廷人)	发现脑下垂体前叶激素对糖代谢的作用

续表

年份	获奖者	获奖成果
1948 年	P. H. 米勒（瑞士人）	发现并合成了高效有机杀虫剂 DDT
1949 年	W. R. 赫斯（瑞士人）	发现动物间脑的下丘脑对内脏的调节功能
1950 年	E. C. 肯德尔（美国人）	
	P. S. 亨奇（美国人）	
	T. 赖希施泰因（瑞士人）	发现肾上腺皮质激素及其结构和生物效应
1951 年	M. 蒂勒（南非人）	发现黄热病疫苗
1952 年	S. A. 瓦克斯曼（美国人）	发现链霉素
1953 年	F. A. 李普曼（美国人）	
	H. A. 克雷布斯（英国人）	发现高能磷酸结合在代谢中的重要性，发现辅酶 A，发现三羧酸循环
1954 年	J. F. 恩德斯（美国人）	
	T. H. 韦勒（美国人）	
	F. C. 罗宾斯（美国人）	研究脊髓灰质炎病毒的组织培养与组织技术的应用
1955 年	A. H. 西奥雷尔（瑞典人）	发现氧化酶的性质和作用方式
1956 年	A. F. 库南德（美国人）	
	D. W. 理查兹（美国人）	
	W. 福斯曼（德国人）	开发了心脏导管术
1957 年	D. 博维特（意大利人）	从事合成类箭毒化合物的研究
1958 年	G. W. 比德乐（美国人）	
	E. L. 塔特姆（美国人）	发现生物体内的生化反应都是由基因逐步控制的
	J. 莱德伯格（美国人）	从事基因重组以及细菌遗传物质方面的研究
1959 年	S. 奥乔亚（美国人）	
	A. 科恩伯格（美国人）	从事合成 RNA 和 DNA 的研究
1960 年	F. M. 伯内特（澳大利亚人）	
	P. B. 梅达沃（英国人）	证实了获得性免疫耐受性
1961 年	G. V. 贝凯西（美国人）	确立"行波学说"，发现耳蜗感音的物理机制
1962 年	J. D. 沃森（美国人）	
	F. H. C. 克里克（英国人）	揭示了 DNA 双螺旋结构
1963 年	J. C. 艾克尔斯（澳大利亚人）	
	A. L. 霍金奇（英国人）	
	A. F. 赫克斯利（英国人）	发现与神经的兴奋和抑制有关的离子机制
1964 年	K. E. 布洛赫（美国人）	
	F. 吕南（德国人）	从事有关胆固醇和脂肪酸生物合成方面的研究
1965 年	F. 雅各布（法国人）	
	J. L. 莫诺（法国人）	
	A. M. 雷沃夫（法国人）	研究有关酶和病毒合成中的遗传调节机制

续表

年份	获奖者	获奖成果
1966 年	F. P. 劳斯(美国人)	发现肿瘤诱导病毒
	C. B. 哈金斯(美国人)	发现内分泌对于癌的干扰作用
1967 年	R. A. 格拉尼特(瑞典人)	
	H. K. 哈特兰(美国人)	
	G. 沃尔德(美国人)	发现眼睛的生理和化学的视觉处理过程
1968 年	R. W. 霍利(美国人)	
	H. G. 霍拉纳(美国人)	
	M. W. 尼伦伯格(美国人)	研究遗传信息的破译及其在蛋白质合成中的作用
1969 年	M. 德尔布吕克(美国人)	
	A. D. 赫尔(美国人)	
	S. E. 卢里亚(美国人)	发现病毒的复制机制和遗传结构
1970 年	B. 卡茨(英国人)	
	U. S. V. 奥伊勒(瑞典人)	
	J. 阿克塞尔罗行(美国人)	发现神经末梢部位的传递物质以及该物质的贮藏、释放、受抑制机制
1971 年	E. W. 萨瑟兰(美国人)	发现激素的作用机制
1972 年	G. M. 埃德尔曼(美国人)	
	R. R. 波特(英国人)	从事抗体的化学结构和功能的研究
1973 年	K. V. 弗里施(奥地利人)	
	K. 洛伦兹(奥地利人)	
	N. 廷伯根(英国人)	发现个体及社会性行为模式(比较行为动物学)
1974 年	A. 克劳德(比利时人)	
	C. R. 德·迪夫(比利时人)	
	G. E. 帕拉德(美国人)	从事细胞结构和功能的研究
1975 年	D. 巴尔摩(美国人)	
	H. M. 特明(美国人)	
	R. 杜尔贝科(美国人)	从事肿瘤病毒与细胞遗传物质相互作用的研究
1976 年	B. S. 布隆伯格(美国人)	
	D. C. 盖达塞克(美国人)	对传染病的起源及传播的研究
1977 年	R. C. L. 吉尔曼(美国人)	
	A. V. 沙里(美国人)	发现下丘脑激素开发放射免疫分析法
	R. S. 耶洛(美国人)	开发放射免疫分析法
1978 年	W. 阿尔伯(瑞士人)	
	H. O. 史密斯(美国人)	
	D. 内森斯(美国人)	发现限制性内切酶及其在分子遗传学方面的应用
1979 年	A. M. 科马克(美国人)	
	G. N. 蒙斯菲尔德(英国人)	发明电子计算机 X 射线断层扫描仪

续表

年份	获奖者	获奖成果
1980 年	B. 贝纳塞拉夫（美国人）	
	G. D. 斯内尔（美国人）	
	J. 多塞（法国人）	从事细胞表面调节免疫反应的遗传结构的研究
1981 年	R. W. 斯佩里（美国人）	从事大脑半球职能分工的研究
	D. H. 休伯尔（美国人）	
	T. N. 威塞尔（瑞典人）	从事视觉系统的信息加工研究
1982 年	S. K. 贝里斯德伦（瑞典人）	
	B. I. 萨米埃尔松（瑞典人）	
	J. R. 范恩（英国人）	发现前列腺素及其相关的生物活性物质
1983 年	B. 麦克林托克（美国人）	发现移动的基因
1984 年	N. K. 杰尼（丹麦人）	
	G. J. F. 克勒（德国人）	
	C. 米尔斯坦（英国人）	确立有关免疫抑制机制的理论，研制出了单克隆抗体
1985 年	M. S. 布朗（美国人）	
	J. L. 戈德斯坦（美国人）	从事胆固醇代谢及与此有关的疾病的研究
1986 年	R. L. 蒙塔尔西尼（意大利人）	
	S. 科恩（美国人）	发现神经生长因子以及上皮细胞生长因子
1987 年	利根川进（日本人）	阐明与抗体生成有关的遗传性原理
1988 年	J. W. 布莱克（英国人）	
	G. B. 埃利昂（美国人）	
	G. H. 希钦斯（美国人）	对药物治疗原理作出重要贡献
1989 年	J. M. 毕晓普（美国人）	
	H. E. 瓦慕斯（美国人）	发现了原癌基因
1990 年	J. E. 默里（美国人）	
	E. D. 托马斯（美国人）	从事对人类器官移植、细胞移植技术的研究
1991 年	E. 内尔、B. 萨克曼（德国人）	发明了膜片钳技术
1992 年	E. H. 费希尔（美国人）	
	E. G. 克雷布斯（美国人）	发现蛋白质可逆磷酸化作用
1993 年	P. A. 夏普（美国人）	
	R. J. 罗伯茨（英国人）	发现断裂基因
1994 年	A. G. 吉尔曼（美国人）	
	M. 罗德贝尔（美国人）	发现 G 蛋白及其在细胞中转导信息的作用
1995 年	E. B. 刘易斯（美国人）	
	E. F. 维绍斯（美国人）	
	C. N. 福尔哈德（德国人）	发现了控制早期胚胎发育的重要遗传机制
1996 年	P. C. 多尔蒂（澳大利亚人）	
	R. M. 青克纳格尔（瑞士人）	发现细胞的中介免疫保护特征
1997 年	S. B. 布鲁西纳（美国人）	发现朊蛋白（prion）及其致病机制

续表

年份	获奖者	获奖成果
1998 年	R. F. 佛契哥特(美国人)	
	L. J. 路伊格纳洛(美国人)	
	F. 慕拉德(美国人)	发现一氧化氮在心血管系统中作为信号分子
1999 年	布洛贝尔(美国人)	发现控制细胞运输和定位的内在信号蛋白质
2000 年	阿尔维德·卡尔松(瑞典人)	
	保罗·格林加德(美国人)	
	埃里克·坎德尔(奥地利人)	在"人类脑神经细胞间信号的相互传递"方面获得重要发现
2001 年	利兰·哈特韦尔(美国人)	
	蒂莫西·亨特(英国人)	
	保罗·纳斯(英国人)	发现了细胞周期的关键分子调节机制
2002 年	悉尼·布雷内(英国人)	
	罗伯特·霍维茨(美国人)	
	约翰·苏尔斯顿(英国人)	发现了控制程序性细胞死亡的关键基因
2003 年	保罗·劳特布尔(美国人)	
	彼得·曼斯菲尔德(英国人)	磁共振成像技术领域的突破性成就
2004 年	理查德·阿克塞尔(美国人)	
	琳达·巴克(美国人)	揭示了人类嗅觉系统的奥秘
2005 年	巴里·马歇尔(澳大利亚人)	
	罗宾·沃伦(澳大利亚人)	发现了导致人类罹患胃炎、胃溃疡和十二指肠溃疡的罪魁——幽门螺杆菌
2006 年	安德鲁·法尔(美国人)	
	克雷格·梅洛(美国人)	发现了核糖核酸(RNA)干扰机制
2007 年	马里奥·R. 卡佩奇(美国人)	
	奥利弗·史密斯(美国人)	
	马丁·J. 伊文思(英国人)	在胚胎干细胞和哺乳动物的 DNA 重组方面的开创性研究,基因打靶技术问世
2008 年	哈拉尔德·楚尔·豪森(德国人)	发现人乳头状瘤病毒引发子宫颈癌
	弗朗索瓦丝·巴尔·西诺西(法国人)	
	吕克·蒙塔尼(法国人)	发现人类免疫缺陷病毒
2009 年	伊丽莎白·布莱克本(美国人)	
	卡罗尔·格雷德(美国人)	
	杰克·绍斯塔克(美国人)	发现了端粒和端粒酶保护染色体的机制
2010 年	罗伯特·爱德华兹(英国人)	创立了体外受精技术
2011 年	布鲁斯·博伊特勒(美国人)	
	朱尔斯·霍夫曼(法国人)	
	拉尔夫·斯坦曼(加拿大人)	发现免疫系统激活的关键原理,革命性地改变了人们对免疫系统的理解

续表

年份	获奖者	获奖成果
2012 年	约翰·格登（英国人）	
	山中伸弥（日本人）	发现"体细胞重新编程"，即成熟细胞可被重写成多功能细胞
2013 年	詹姆斯·E.罗斯曼（美国人）	
	兰迪·W.谢克曼（美国人）	
	托马斯·C.苏德霍夫（德国人）	发现细胞内部囊泡运输调控机制
2014 年	约翰·欧基夫（美国人）	
	迈·布里特·莫泽（挪威人）	
	爱德华·莫索尔（挪威人）	发现构建大脑定位系统的细胞——GPS 细胞
2015 年	屠呦呦（中国人）	发现治疗疟疾的新疗法
	大村智（日本人）	
	威廉·C.坎贝尔（爱尔兰人）	发现治疗丝虫寄生虫新疗法
2016 年	大隅良典（日本人）	发现了细胞自噬的机制
2017 年	杰弗里·霍尔（美国人）	
	迈克尔·罗斯巴什（美国人）	
	迈克尔·杨（美国人）	发现了控制昼夜节律的分子机制
2018 年	詹姆斯·P.艾利森（美国人）	
	本庶佑（日本人）	发现负性免疫调节治疗癌症的疗法
2019 年	W.J.凯林（美国人）	
	S.P.J.拉特克利夫（英国人）	
	G.L.塞门扎（美国人）	发现了细胞如何感知和适应氧气的可用性
2020 年	哈维·奥尔特（美国人）	
	查尔斯·赖斯（美国人）	
	迈克尔·霍顿（英国人）	发现丙型肝炎病毒
2021 年	戴维·朱利叶斯（美国人）	
	雅顿·帕塔普蒂安（美国人）	在温度和压力感受器领域的独立发现
2022 年	斯万特·帕博（瑞典人）	在已灭绝人种的基因组和人类进化上的重大发现
2023 年	卡塔林·卡里科（美国人）	
	德鲁·韦斯曼（美国人）	发现了核苷酸基修饰，从而开发出有效的抗 COVID-19 mRNA 疫苗

推荐阅读

［1］施耐德.外科的诞生：从文艺复兴到移植手术革命.张宁,译.北京：中信出版社,2021.

［2］卡斯蒂廖尼.医学史.程之范,译.桂林：广西师范大学出版社,2003.

［3］王明旭,赵明杰.医学伦理学.5 版.北京：人民卫生出版社,2018.

［4］左伋.医学遗传学.7 版.北京：人民卫生出版社,2018.

［5］孙宝志.实用医学教育学.北京：人民卫生出版社,2011.

［6］任应秋.中医基础理论.上海：上海科学技术出版社,1989.

［7］蔡荣.中医骨伤科学.上海：上海科学技术出版社,1986.

［8］陈金水.中医学.9 版.北京：人民卫生出版社,2018.

［9］孟群.医学教育学.北京：中国协和医科大学出版社,2018.

［10］杨棉华.医学课程整合：汕头大学新教学模式 20 年.北京：人民卫生出版社,2023.

［11］董卫国.临床医学 PBL 教程.2 版.北京：人民卫生出版社,2015.

［12］教育部临床医学专业认证委员会.中国本科医学教育标准：临床医学专业（2022 版）.北京：北京大学医学出版社,2023.

［13］陈琦,刘儒德.当代教育心理学.3 版.北京：北京师范大学出版社,2019.

［14］刘启珍,彭恋婷.学与教的心理学：原理与应用.2 版.武汉：华中科技大学出版社,2021.

［15］国家卫生健康委员会.2022 中国卫生健康统计年鉴.北京：中国协和医科大学出版社,2022.

［16］刘学政,周文敬.全科医学概论.2 版.北京：科学出版社,2016.

［17］陈熙,唐志晗.临床医学导论.北京：科学出版社,2017.

［18］张新华,唐志晗.医学人文素质教育导论.2 版.北京：人民卫生出版社,2021.

［19］闻德亮.临床医学导论.5 版.北京：高等教育出版社,2020.

［20］王锦帆,尹梅.医患沟通.2 版.北京：人民卫生出版社,2018.

［21］尹梅,王锦帆.医患沟通.2 版.北京：人民卫生出版社,2020.

［22］刘江华,贺军.医学生医患沟通教程.北京：人民卫生出版社,2010.

［23］李幼平,李静.循证医学.4 版.北京：高等教育出版社,2020.

［24］费勤福.病历书写规范：最新版.合肥：安徽科学技术出版社,2015.

［25］傅华.预防医学.7 版.北京：人民卫生出版社,2018.

［26］凌文华,孙志伟.预防医学.3 版.北京：人民卫生出版社,2015.

［27］朱启星.卫生学.9 版.北京：人民卫生出版社,2018.

［28］吕姿之.健康教育与健康促进.2 版.北京：北京大学医学出版社,2002.

［29］刘莉.健康中国战略的四川实践.成都：西南财经大学出版社,2022.

［30］郝元涛.预防医学.4 版.北京：人民卫生出版社,2023.

中英文名词对照索引